JJ Smith

ABNEHMEN
ohne Diät und Sport

Bis zu
7 Kilo
in den
ersten
3 Wochen!

JJ Smith

ABNEHMEN
ohne Diät und Sport

Entgiften und den Stoffwechsel beschleunigen

riva

Bibliografische Information der Deutschen Nationalbibliothek:
Die Deutsche Nationalbibliothek verzeichnet diese Publikation in der Deutschen Nationalbibliografie; detaillierte bibliografische Daten sind im Internet über http://d-nb.de abrufbar.

Für Fragen und Anregungen:
info@rivaverlag.de

Wichtiger Hinweis
Sämtliche Inhalte dieses Buchs wurden – auf Basis von Quellen, die die Autorin und der Verlag für vertrauenswürdig erachten – nach bestem Wissen und Gewissen recherchiert und sorgfältig geprüft. Trotzdem stellt dieses Buch keinen Ersatz für eine individuelle Fitness- und Ernährungsberatung und medizinische Beratung dar. Wenn Sie medizinischen Rat einholen wollen, konsultieren Sie bitte einen qualifizierten Arzt. Der Verlag und die Autorin haften für keine nachteiligen Auswirkungen, die in einem direkten oder indirekten Zusammenhang mit den Informationen stehen, die in diesem Buch enthalten sind.

2. Auflage 2017

Nymphenburger Straße 86
D-80636 München
Tel.: 089 651285-0
Fax: 089 652096

Übersetzung: Christian Gonsa
Redaktion: Birgit Bramlage
Umschlaggestaltung: Karen Schmidt, Manuela Amode
Umschlagabbildungen: iko/Shutterstock.com, Africa Studio/Shutterstock.com
Satz: Carsten Klein, München
Druck: GGP Media GmbH, Pößneck
Printed in Germany

ISBN Print 978-3-7423-0045-4
ISBN E-Book (PDF) 978-3-95971-427-3
ISBN E-Book (EPUB, Mobi) 978-3-95971-426-6

Inhalt

Wichtiger Hinweis für den Leser

Das Material, das Sie in diesem Buch finden, dient ausschließlich Ihrer Information. Es besteht keinerlei Absicht, Diagnosen zu stellen, Erkrankungen zu behandeln oder zu heilen beziehungsweise medizinische Ratschläge zu geben. Wenn Sie meinem Programm folgen wollen, sollten Sie parallel dazu den Rat und Beistand Ihres Hausarztes oder eines anderen Arztes Ihres Vertrauens suchen, um sich ein unabhängiges Urteil bilden zu können.

Es ist wichtig, vor jeder Entscheidung, die die Ernährung, Nahrungsergänzungsmittel oder andere in diesem Buch diskutierte Gesundheitsthemen betrifft, ärztlichen Rat einzuholen. Weder die Autorin noch der Herausgeber sind qualifiziert, medizinische, finanzielle oder psychologische Ratschläge und Dienste anzubieten. Der Leser sollte darüber hinaus einen geeigneten Gesundheitsberater hinzuziehen, bevor er die Empfehlungen befolgt, die in diesem Buch erteilt werden.

Vorwort

Ich bin Ernährungsberaterin und diplomierter Gewichtscoach. Aus eigener Erfahrung weiß ich, dass das, was wir essen, entscheidend für die Kontrolle unseres Gewichts ist, nicht die vielfältigen Diäten und Sport. Ich schrieb dieses Buch, weil ich es als meine Aufgabe sehe, anderen dabei zu helfen, schlanker, sexy und gesund zu werden. Ich will Ihnen alles zeigen, was Sie wissen müssen, um Gewicht zu verlieren und gesünder zu leben. Dabei werde ich Ihnen Wissen, Werkzeuge und Anweisungen an die Hand geben, die Sie nicht nur Gewicht verlieren und damit schlanker aussehen lassen, sondern Ihnen auch helfen, Ihre Gesundheit und Energie wiederzugewinnen.

Als ich zwanzig Jahre alt war, konnte ich essen, was ich wollte, und blieb trotzdem dünn. Unglücklicherweise hatte ich schlechte Essgewohnheiten. Ich aß ausschließlich Lebensmittel, die industriell hergestellt werden und hohe Anteile an Fett, Salz und Zucker haben. In meinen Dreißigern begann sich meine Gesundheit zu verschlechtern, und mit der Verlangsamung des Stoffwechsels legte ich Gewicht zu. Schließlich hatte ich zwanzig Kilogramm zugenommen, so dass sich meine Kleidergröße um vier Nummern veränderte. Noch schlimmer waren die verschiedenen Beschwerden und Krankheiten, die sich bemerkbar machten.

Ich versuchte verschiedenste populäre Diäten, aber sie erforderten ein Maß an Disziplin, das ich auf Dauer nicht aufbringen konnte, außerdem konnte ich das Gewicht nur so lange halten, wie ich sie anwandte. Aber wer will schon dauerhaft auf Diät leben? Ich musste am eigenen Leib erfahren, dass man das Gewicht, das man bei einer Diät verliert, schnell wieder zulegt, wenn sie vorbei ist. Wenn man auf Diät ist, hat man Hunger und sehnt sich nach Essen, und sobald man aufhört, isst man wieder genau die Speisen, die ursprünglich zum Zunehmen führten.

Um erfolgreich zu sein, müssen Sie die Abhängigkeit von Nahrungsmitteln überwinden, die Gewichtszunahme zur Folge haben. Wenn Sie sich weiter nach ihnen sehnen, werden Diäten immer erfolglos bleiben … die Abhängigkeit muss ein für alle Mal gebrochen werden. So gab ich es auf, Diäten zu versuchen, und änderte meinen Lebensstil, um Gewicht zu verlieren und meine Energie und Gesundheit wiederzugewinnen.

In meinen Dreißigern gaben mir meine Ärzte über einen Zeitraum von mehreren Monaten Antibiotika gegen meine Akne. Erst Jahre später fand ich heraus, dass diese lange Einnahme mein inneres System aus dem Gleichgewicht gebracht hatte: Die Darmbakterien hatten sich stark vermehrt, es wurde Kandidose (infektiöse Pilzerkrankung) diagnostiziert. Über Jahre kämpfte ich mit verschiedensten Beschwerden und Krankheiten. Ich hatte Nebenhöhlenentzündungen, Pilzinfektionen, Arthritis, chronische Übermüdung, Prädiabetes/Insulinresistenz, Leistenbrüche, Polypen und Eierstockzysten. In vielen Fällen machte mein Zustand Operationen notwendig. Manchmal fühlte ich mich einfach allgemein ausgelaugt und erschöpft, ich hatte wenig oder gar keine Energie. Das war unglaublich frustrierend! Die Therapien meiner Ärzte machten mich nicht gesünder. So erforschte ich auf eigene Faust alle Möglichkeiten, meinen Körper zu heilen und gesund zu werden. Je mehr ich mich bemühte, desto besser sah ich aus und desto gesünder fühlte ich mich. Ein spannender Prozess kam in Gang: Je mehr natürliche Methoden ich anwendete, desto dünner wurde ich und desto jünger sah ich aus. Es war, als drehte ich das Rad der Zeit zurück. Da wusste ich, dass ich auf dem richtigen Weg war. Ich blieb schlank und gesund und bekam mein Leben wieder in den Griff!

Ende dreißig begann ich ernsthaft, Informationen über die Heilung meines Körpers und über das Abnehmen zu sammeln, zu studieren und anzuwenden. Ich vertiefte mich in die Wissenschaft, wie der Körper auf verschiedene Nahrungsmittel reagiert, welche Rolle die Hormone bei der Gewichtszunahme spielen und wie man den Stoffwechsel beschleunigen kann, um seine natürliche Verlangsamung, die der Alterungsprozess verursacht, zu stoppen. Bald hatte ich erstaunliche Ergebnisse. Ich erwarb sogar einige Diplome – als zertifizierte Ernährungsberaterin und als zertifizierter Gewichtscoach. Aktuell vermittle ich meinen zahlreichen Kunden die Kunst, schlank zu sein und zu bleiben, die Gesundheit wiederzuerlangen und auch wieder sexy zu sein!

Ich erkannte, dass ich durch eine gesunde Ernährung und einen gesunden Lebensstil – der regelmäßige Reinigung und Entgiftung des Körpers erforderlich macht – wieder die Kontrolle über meinen Körper und mein Wohlbefinden erlangen konnte. Deshalb ist es mir zur Leidenschaft geworden, anderen zu vermitteln, was mir selbst zu bester Gesundheit verhalf. Ich habe meine Existenz völlig dem gesunden Essen und Leben verschrieben und dafür viele Gesundheitsphilosophien und natürliche Heilmethoden studiert sowie von einigen der besten Lehrer unserer Zeit gelernt.

Viele Frauen über vierzig haben das Problem, dass sich der Körper verändert. Mein Körper hingegen ist mehr oder weniger fettresistent, obwohl auch ich über vierzig bin und die Perimenopause eingesetzt hat. Ich habe einen völlig neuen Weg gefunden, mein Gewicht zu kontrollieren, einen Weg, der die verborgenen Ursachen für die Gewichtszunahme bekämpft. Es geht nicht einfach darum, weniger zu essen und mehr zu trainieren. In diesem Buch spreche ich die wahren Ursachen für Übergewicht oder Fettleibigkeit an. Die meisten Diätpläne bekämpfen nur ein oder zwei dieser Faktoren. Mein System – dem ich den Namen DHEMM-System gab – bekämpft alle.

Ich glaube fest daran, dass wir selbst für unsere Gesundheit und unser Wohlbefinden verantwortlich sind. Wenn Sie gesund, voller Energie und dynamisch sein wollen, müssen Sie lernen, was dafür getan werden muss, und es auch anwenden. Sie müssen darauf achten, was Sie essen, wie viel Sie sich bewegen und was Sie denken. Sie müssen Ihren Körper säubern und entgiften sowie saubere und ausgewogene Nahrung zu sich nehmen, die die Nährstoffe enthält, die Ihrem Körper den ganzen Tag Energie geben. Ich habe es mir zur Aufgabe gemacht, stets den Überblick über die neuesten wertvollen Informationen zu behalten. Auch Sie können das! Es ist leicht, denn dieses Wissen ist auch für Sie zugänglich. Natürlich können Gesundheitsprofis wertvolle Informationen geben und Ihre Beschwerden und Krankheiten behandeln, aber letztlich sind Sie selbst für sich verantwortlich.

Die Studien, die die Grundannahmen des DHEMM-Systems stützen, das Sie in diesem Buch studieren, gehen in die Tausende. Ich habe an mir selbst, aber auch bei Tausenden anderen Menschen, die optimale Gesundheit und Vitalität erlangten, sehen können, dass die Techniken des Systems funktionieren. Ich wende diese Techniken nun schon länger als zehn Jahre an, aktuell bringe ich Menschen in Form von Fernseminaren die Erfahrung näher, die auch Sie machen werden. Die Ergebnisse, die in wenigen Wochen erzielt werden können, sind beeindruckend.

Auch Sie können nun die Vorteile des DHEMM-Systems nutzen, damit Sie schnell und nachhaltig Gewicht verlieren und zu einer neuen Lebensführung mit gesundem Essen und Leben finden. Es ist an der Zeit, dass Sie mit Ihrer Diät aufhören und zu leben beginnen!

Einleitung

Der Kampf gegen Übergewicht ist häufig eine frustrierende, schwierige und emotional belastende Erfahrung. Trotz der zahlreichen Diäten, Übungspläne und Zauberpillen, die Gewichtsverlust versprechen, werden die Amerikaner immer dicker und dicker. Über zwei Drittel der erwachsenen Bevölkerung und ein Drittel unserer Kinder haben Übergewicht. Der Anteil der Fettleibigen hat sich seit den sechziger Jahren verdreifacht.

Es gibt Diäten im Überfluss, die Diätindustrie ist gewaltig. Aber es ist eine traurige Tatsache, dass 95 Prozent der Menschen, die bei einer Diät Gewicht verlieren, dieses Gewicht innerhalb von drei bis fünf Jahren wieder zunehmen. Man kann nicht dauerhaft Gewicht verlieren, indem man einer strikten Diät folgt, Schlankheitspillen schluckt oder einem bestimmten Trainingsplan folgt.

Das Positive ist, dass alle Menschen Gewicht verlieren und schlank bleiben können, wenn sie nur die verborgenen Ursachen für die Gewichtszunahme verstehen, sich mit ihnen auseinandersetzen und sie verändern. Um den Kampf gegen den Bauch zu gewinnen, müssen Sie realisieren, dass die Gewichtsabnahme eine ernsthafte Änderung Ihres Lebensstils notwendig macht.

Damit Sie verstehen, was ich mit »Änderung des Lebensstils« meine, möchte ich es Ihnen kurz erklären. Wie schon der Titel *Abnehmen ohne Diät und Sport* nahelegt, müssen Sie zwei Dinge tun, damit Ihnen die Änderung des Lebensstils gelingt. Zunächst müssen Sie den Begriff »Diät beginnen« vergessen. Denn wenn Sie eine Diät »beginnen«, legt das nahe, dass Sie wieder »aufhören« werden. Eine typische Diät halten Sie einen bestimmten Zeitraum ein. Was aber passiert, wenn Sie wieder »aufhören«

mit ihr? Sie werden das ganze Gewicht wieder zulegen. Wir werden daher Ihre Essgewohnheiten so weit ändern, dass Sie von sich aus den Wunsch verspüren, gesündere Nahrung zu essen, und nie wieder auf Diäten zurückgreifen müssen. In Kapitel 1 erklären wir, warum Diäten nicht der richtige Weg für dauerhaften Gewichtsverlust sind. Zweitens müssen Sie kein striktes Sportprogramm einhalten, um Gewicht zu verlieren. Wie wir in Kapitel 2 erklären, belegen Studien, dass intensiver Sport beziehungsweise Training im Fitnesscenter für Gewichtsverlust nicht von Bedeutung sind. Stattdessen werden wir Sie lehren, sich zu bewegen, indem Sie im Lauf des Tages körperlich aktiver werden, auch wenn Sie keinem Trainingsplan im Fitnesscenter folgen. Wie auch schon der Titel des Buches sagt, können Sie von diesem Moment an das Wort »Diät« vergessen, mit dem Trainingsstress aufhören und sich auf eine wirkliche Änderung des Lebensstils einstellen.

Das Ziel meines Buches ist einfach erklärt: Ich will Ihnen zeigen, wie Sie *langfristig* Gewicht verlieren und optimale Gesundheit erlangen können. Das ist ohne Kalorienzählen oder Abwiegen der Essensportionen beziehungsweise das Essen von Fertigprodukten zu erreichen. Stattdessen werden Sie frische, köstliche und gesunde Speisen genießen, die alle Zellen in Ihrem Körper erreichen, sodass Sie nicht nur schlank, sondern auch gesund und energiegeladen sein werden. Ihre Haut wird glänzen, Ihre Augen werden funkeln, Ihre Haare werden voller, Ihr Aussehen insgesamt strahlender und schöner sein!

Der Inhalt dieses Buches unterscheidet sich wesentlich von anderen Büchern über Diäten oder Entgiftungskuren. Es ist die Quintessenz der Dinge, die ich als diplomierte Ernährungsberaterin und Gewichtscoach gelernt habe. Ich eignete mir dieses Wissen mit Hilfe vieler Lehrer, Heilpraktiker, Lehrgänge, Mentoren und Freunde an. Die Konzepte gründen auf solider Forschung und der Arbeit von Ärzten, Wissenschaftlern und Forschungsinstituten. Einige der Themen, die in diesem Buch diskutiert werden, sind in Medizin und Ernährungswissenschaft noch nicht weit verbreitet. Tatsache ist, dass sich meine Forschung, mein Studium und ihre praktische Anwendung nicht nur für mich, sondern auch für meine zahlreichen Kunden bezahlt gemacht haben: Sie haben Gewicht verloren und nicht wieder zugelegt!

Dieses Buch erklärt die wirkungsvollsten, überzeugendsten und am besten fundierten Prinzipien des dauerhaften Gewichtsverlustes, die alle anwenden können, gleichgültig, welche Kleidergröße, welches Einkommen und Bildungsniveau sie haben. Das Resultat ist ein sexy, gesunder und schöner Körper. Wenn Sie bei Diäten bisher ein Wechselbad der Gefühle durchmachten, wird das nun ein Ende für Sie haben und Sie werden trotzdem ein gesundes Idealgewicht bekommen.

Wenn Sie abgenommen und alles wieder zugelegt haben; wenn Sie hungern und trainieren, aber niemals abnehmen, dann kommen Ihnen folgende Aussagen bestimmt bekannt vor:

- Den ganzen Tag über Kalorien gezählt
- Mit all Ihrer Willenskraft Süßigkeiten und Junkfood widerstanden
- Vier- bis fünfmal in der Woche wie eine Verrückte im Fitnesscenter trainiert
- Bei allem, was Sie essen, Fette und Kohlenhydrate reduziert sowie die Portionen abgemessen

Traditionelle Diäten sind eine kostspielige Angelegenheit und vor allem bringen sie unsichere Ergebnisse. Ständig müssen Sie Ihre Lust zügeln, langweilig schmeckende Speisen essen und andauernd hungrig sein, nur um am Ende alles wieder zuzunehmen, was Sie verloren hatten. Kommt Ihnen das bekannt vor? Keine Angst, Sie sind nicht alleine mit dieser Erfahrung.

Gehen wir davon aus, dass Sie dieses Buch gekauft haben, um ein paar Kilos für einen besonderen Anlass zu verlieren. Sie haben vielleicht herausgefunden, dass es relativ einfach ist, kurzfristig Gewicht zu verlieren, aber dass es eine lebenslange Herausforderung ist, es niedrig zu halten. Vielleicht waren Sie auch einfach zu lange Single und wollen einen Versuch starten, attraktiver auf das andere Geschlecht zu wirken. Vielleicht sind Sie Eltern, die ihrem übergewichtigen Kind helfen wollen, Kontrolle über seine oder ihre Essgewohnheiten zu erlangen. Es gibt einfach definitiv keine falschen Motive, um diese Reise zum Gewichtsverlust, zur Heilung des Körpers und der Erlangung Ihrer zweiten Jugend zu beginnen.

Das DHEMM-System ist die Methode für den dauerhaften Gewichtsverlust, das Ihnen helfen wird, Ihr Wunschgewicht zu erreichen.

Das DHEMM-System steht für:

- DETOX (ENTGIFTUNG): Wenden Sie eine der vielen Entgiftungsmethoden an, die in diesem Buch beschrieben sind.
- HORMONAL BALANCE (HORMONELLE AUSGEWOGENHEIT): Optimieren Sie Ihren Hormonhaushalt, um Gewicht zu verlieren.
- EAT CLEAN (GESUNDES ESSEN): Essen Sie gesunde Vollwert- und Rohkost.
- MENTAL MASTERY (MENTALE STÄRKE): Erlangen Sie die mentale Stärke, um motiviert zu bleiben.
- MOVE (BEWEGUNG): Setzen Sie sich in Bewegung und erhöhen Sie Ihre körperliche Aktivität.

Das DHEMM-System ist eine bahnbrechende Lösung für den langfristigen Gewichtsverlust, die das Fett von Ihrem Körper schmelzen lässt, insbesondere an schwierigen Zonen wie Hüften, Taille und Bauch, indem es den Körper entgiftet, säubert und mit gesunder nährstoffreicher Kost versorgt, die Sie schlank hält. Selbst wenn Fettleibigkeit in Ihrer Familie weitervererbt wird, können Sie das Erbe mit diesem neuen Ansatz zur Gewichtskontrolle überwinden. Sie können nicht Ihre Gene ändern, aber wenn Sie überlegt essen, steuern Sie die Funktionen Ihres Körpers, um Ihre Gesundheit zu optimieren.

Das DHEMM-System kann viel mehr leisten als traditionelle Diäten. Es ist ein vollständiges System zur Gewichtskontrolle, das entworfen wurde, um Ihrem Körper zu helfen, alte Körpergifte zu entfernen, die zu überschüssigem Fett im Körper beitragen. Wenn Sie dem DHEMM-System folgen, erfahren Sie, was viele Menschen gerne wissen würden und wofür Stars berühmten Ärzten Tausende an Euros zahlen. Sie werden lernen, wie Ihr Körper auf die verschiedenen Speisen reagiert, wie Sie exzellente Gesundheit erlangen und Ihr Idealgewicht halten werden.

Mit dem DHEMM-System werden Sie niemals wieder Kalorien zählen, komplizierten Speiseplänen folgen und Nahrung wiegen müssen. Nach der

Entgiftungsphase zu Beginn werden Sie nicht nur richtig essen, sondern sogar Sehnsucht nach gesunder, natürlicher Nahrung haben.

Das Beste am DHEMM-System ist: Sie werden gute Resultate haben, auch wenn Sie keinem strikten Trainingsprogramm folgen. Wenn Sie bereits trainieren, können Sie natürlich weitermachen, Sie werden damit den Fortschritt beschleunigen und den allgemeinen Nutzen körperlicher Bewegung für sich nutzen. Wir alle wissen, dass körperliche Aktivität allgemein gut für die Gesundheit ist, daher will ich Ihnen einige einfache Wege zeigen, sich in Bewegung zu setzen. Wie auch immer, selbst wenn Sie nicht trainieren, werden Sie gute Ergebnisse haben.

Wenn Sie jetzt glauben, dass ich Sie drei- oder viermal die Woche zum Training ins Fitnesscenter schicke, werden Sie angenehm überrascht sein. Sie können mit dem DHEMM-System Ihr Idealgewicht ohne jedes strikte Trainingsprogramm erreichen. Sie werden aber auch großzügig bemessene Mengen von köstlichen, sättigenden Nahrungsmitteln zu sich nehmen, inklusive grüner Smoothies. Ich bin der Auffassung, dass Essen dazu da ist, um es zu genießen, und das es uns gleichzeitig helfen soll, gesund und gertenschlank zu bleiben.

Wenn Sie dem DHEMM-System folgen, werden Sie Ihrem Körper die hochwertige Nahrung geben, die er braucht, um Ihre Zellen fortwährend zu reinigen. Vitamine, Mineralstoffe und andere Nährstoffe werden von unserem Körper besser absorbiert, die Zellen werden wie neu sein und Sie werden immer jünger aussehen und sich auch danach fühlen. Ihre Haut wird jugendlicher aussehen, weil Ihre Zellen dichter und gesünder sind.

Selbst wenn Sie wegen Ihres Alters oder Ihres hektischen Lebensstils resigniert haben, können Sie mit diesem Programm sehr einfach übermäßiges Fett loswerden. Mit der Aussicht, einen schlanken, gesunden Körper für Ihr weiteres Leben zu bekommen.

Was finden Sie in diesem Buch?

Die Strategien, die in diesem Buch vorgestellt werden, haben größeren langfristigen Erfolg als jede andere Diät und jedes andere Übungsprogramm, die Sie in der Vergangenheit versuchten. Dieses Buch bekämpft alle Ursachen, die zur Gewichtszunahme oder zu schlechter Gesundheit führen, mit einem umfassenden System, das dauerhaften Gewichtsverlust zur Folge hat. Sie werden Körperfett verlieren und sehen, dass Ihre Kleidergröße schrumpft, während Ihre allgemeine Gesundheit und Ihr Wohlbefinden in einem Ausmaß steigen, das Sie nie für möglich gehalten hätten.

In Teil 1 diskutieren wir, was die Menschen übergewichtig und krank macht. Sie werden verstehen, was in Ihrem Körper die Gewichtszunahme verursachte. Sie werden sehen, warum Sie ein Bedürfnis nach bestimmten Speisen haben, und lernen, welche Speisen das Fett zum Schmelzen bringen. Anfänglich werden wir die falschen Theorien über Gewichtsverlust aufdecken. Mein Ziel ist es, dass Sie selbst merken, wie ineffektiv oder ungesund herkömmliche Diäten sind.

In Teil 2 gebe ich Ihnen die Werkzeuge an die Hand, die Ihren Körper in eine Fettverbrennungsmaschine verwandeln, um ohne Mühe Gewicht zu verlieren. Sie werden die Techniken und Methoden kennenlernen, wie man ohne körperliches Training einen Körper formt, der Fett verbrennt. Sie werden ein praktisches Verständnis für die Prinzipien bekommen, die dauerhaften Gewichtsverlust verursachen, unter anderem die Reinigung von Toxinen, der Aufbau eines hormonellen Gleichgewichts und die Beschleunigung des Stoffwechsels. Sie werden lernen, welche Nahrung Ihnen dabei hilft, dünn zu bleiben, aber auch welche Sie dick macht.

In Teil 3 stelle ich Ihnen das DHEMM-System im Detail vor und begleite Sie durch jede Stufe Ihres Planes für den Gewichtsverlust. Sie werden lernen, wie Sie den Körper entgiften, »saubere und ausgewogene« Nahrung essen und sich ohne »Training« bewegen können. Ich werde Sie mit einer Fülle von Informationen versorgen, unter anderem einer detaillierten Auflistung von köstlichen Speisen, Nahrungsergänzungsmitteln und anderen Entgiftungsmethoden, um Sie durch Ihr Programm zu führen. Überrascht werden Sie feststellen, dass Ihr Körper beginnt, gesunde Nahrung zu fordern, was Ihnen hilft, das Programm leicht einzuhalten. Sie müssen nur den Anleitungen in jeder Phase des Programms folgen, auf Ihren Körper hören und die köstlichen Rezepte umsetzen, um überflüssiges Gewicht abzuwerfen. Ich bin der festen Überzeugung, dass das System effektiver als jedes andere heute am Markt befindliche Programm zum Gewichtsverlust ist.

In Teil 4 spreche ich Gewichtsprobleme speziell von Frauen an. Ich zeige Ihnen Wege auf, wie Sie Gesundheit, Schönheit und Strahlkraft gewinnen können. Ich diskutiere Problemzonen von Frauen über vierzig wie alternde Haut, Falten, Cellulite und Bauchfett, aber auch die unerklärliche Gewichtszunahme während der Perimenopause und der Menopause – und ich spreche über ungewöhnliche Methoden, fit zu bleiben, ohne klassischen Trainingsprogrammen zu folgen. Ich werde Ihnen auch helfen, Ihr Selbstbewusstsein und Ihre Selbstachtung wiederzufinden, damit Sie während des Programms nicht die Motivation verlieren.

In »Ihr Blitzstart zum Abnehmen durch die 10-Tage-Detox-Kur mit grünen Smoothies« erkläre ich, wie die Toxine den Gewichtsverlust behindern, und schlage die Verwendung von grünen Smoothies vor, um den Körper zu entgiften, bevor Sie ein Programm beginnen.

Gewichtsverlust: Die Reise beginnt!

Mein Ziel ist es, meinen Leserinnen und Lesern verständlich zu machen, dass die Verfolgung herkömmlicher Diäten, die nur vorübergehenden Erfolg haben, wenig nachhaltig ist. Wenn Sie sich nicht länger um Ihr Gewicht Sorgen machen, können Sie sich auf Ihre Lebensträume und Ihre Ziele konzentrieren.

Da Sie einmalig sind, ist das Abenteuer Gewichtsverlust ein ganz persönliches Erlebnis für Sie. Sie werden entdecken, welche Tricks bei Ihnen funktionieren, welche Blockaden Sie überwinden müssen und wie Sie sich selbst motivieren können. Ich habe die Stufen des DHEMM-Systems so einfach wie möglich erklärt, damit Sie sich nicht überfordert fühlen und trotzdem das Gefühl haben, dass sich Veränderungen einstellen. Das DHEMM-System ist Ihre ganz persönliche Reise zum Ziel Gewichtsverlust.

Ich empfehle, dieses Buch einmal ganz zu lesen, um das Konzept zu verstehen, und in der Folge ein zweites Mal, um aktiv zu werden und die Reise zu beginnen. Kaufen Sie ein Exemplar für einen Verwandten oder eine Freundin, damit Sie sich gegenseitig ermutigen und stützen können bei diesem Transformationsprozess, der Ihr Leben verändern wird. Ihre Familie, Ihre Freunde und ich werden zur Stelle sein, um Sie zu führen und zu unterstützen. Sie sind nicht alleine. Wir werden das zusammen schaffen. Machen wir uns noch heute auf den Weg!

Schließlich möchte ich Ihnen noch meine Gratulation aussprechen für den Mut, den Sie aufbringen, um Ihr Gewicht und Ihre Gesundheit unter Kontrolle zu bringen. Wir sind von vielen verlockenden Speisen umgeben, die uns süchtig machen. Aber mit der richtigen Führung und Motivation können Sie die alten Essgewohnheiten hinter sich lassen und sich auf gesünderes Essen einstellen. Seien Sie sich bewusst, dass das Entschlossenheit, Disziplin und die Fähigkeit zu Überwindung von kurzfristigen Versuchungen erfordert, aber diese Versuchungen werden nach dem ersten Monat im DHEMM-System weniger werden. Ich weiß, wie viel Mut notwendig ist, ein neues Leben und eine neue Beziehung zum Essen aufzubauen. Sie können immer mit meinem Beistand rechnen.

Ihre
JJ Smith

Teil I:

Was uns übergewichtig und krank macht

Ich glaube, dass die meisten übergewichtigen Menschen von ihrer Veranlagung her dünn sind. Der menschliche Körper ist komplex, und er ist dazu da, uns gesund zu halten. Der Körper ist intelligenter als jede Diätpille oder gerade angesagte Diät auf dem Markt. Sie müssen sich nur durch die Änderung Ihrer Essgewohnheiten an seine natürliche Fähigkeit anpassen, zu heilen, schlank zu bleiben und Energie zu produzieren, und Sie werden nie wieder Probleme mit Ihrem Gewicht haben. Wir werden daher in diesem Buch Ihre Ansichten über Gewichtsverlust und Essen ein für alle Mal verändern.

Menschen, die keine Gewichtsprobleme haben, glauben, dass der Grund für Fettleibigkeit einfach Faulheit und Maßlosigkeit sind. Ich kann es nicht mehr hören, wenn die Leute sagen, dass übergewichtige oder fettleibige Menschen nur weniger essen und mehr trainieren sollten. Denn das ist eine sehr einseitige Sicht des Problems. Das Mantra »Iss weniger und trainiere mehr« kann die komplexen Faktoren, die die Gewichtszunahme bei den meisten Menschen auslösen, nicht ausschalten. Sie müssen verstehen, dass dieses Schema der Komplexität des menschlichen Körpers in Bezug auf den Gewichtsverlust nicht gerecht wird. Vielfach hörte ich so Sätze wie »Hör auf, so viel zu essen« über »Gehe der Küche aus dem Weg« bis »Dicke Menschen sind faul und haben keine Willenskraft«. Es ist ein falsches Signal an übergewichtige Menschen, wenn man ihnen sagt, dass sie allein schuld daran sind, dass sie dick sind. Oft sagen Übergewichtige: »Ich esse wirklich nicht viel, aber ich verliere einfach kein Gewicht.« In vielen Fällen sagen sie die Wahrheit. Wir alle kennen Leute, die übergewichtig sind und sehr hart an sich arbeiten, um abzunehmen. Sie zählen Kalorien, essen weniger und trainieren, aber die langfristigen Resultate sind bescheiden.

Tatsache ist, dass niemand gerne dick ist. Die Ursache von Übergewicht ist eine Kombination aus nicht steuerbaren Faktoren wie Erbanlage, hormonellen Ungleichgewichten oder der schlechten Qualität der amerikanischen Standardkost (SAD). Es ist nicht Ihre Schuld, dass Sie Gewichtsprobleme haben. Selbst wenn Sie die Willenskraft aufbringen, nicht zu essen, obwohl eine innere Stimme sagt, dass Sie hungrig sind, ist der Gewichtsverlust nicht garantiert. Es gibt viel zu viele Faktoren, die bei der Gewichtszunahme eine Rolle spielen. Wenn Sie nicht die wahren Gründe verstehen, warum Sie zunehmen, werden Sie niemals in der Lage sein, dauerhaft Gewicht zu verlieren. Der Schlüssel zum Erfolg liegt darin, zu lernen, wie Sie die Fettverbrennung durch Ihren Körper beschleunigen können, um Gewicht zu verlieren und gesund zu werden.

Es hat in der Regel nicht einen einzigen Grund, wenn ein Mensch Gewichtsprobleme hat. Ich werde Ihnen alle zeigen, damit Sie lernen, Ihren Körper so weit zu stützen, um auf natürlichem Weg schlank und gesund werden.

Kapitel 1:

Warum Diäten uns im Stich lassen

Diäten sind nicht der effektivste Weg zu dauerhaftem Gewichtsverlust. Ihr Ziel sollte es sein, durch richtige Ernährung und körperliche Aktivität Ihren Lebensstil zu ändern, um Ihr angestrebtes Gewicht zu erreichen. Wenn die Menschen an Diäten denken, stellen sie sich unvermeidlich vor, dass es darum geht, weniger zu essen, was in Wahrheit der falsche Ansatz ist, weil es zu kurzfristig gedacht ist.

Das Problem besteht darin, dass sie eine Diät »beginnen«, was zur Folge hat, dass sie nach einem kurzen Zeitraum wieder »aufhören« mit ihr. Das ist der Grund dafür, dass 95 Prozent der Menschen, die abnehmen, auch wieder zunehmen. Wenn mir die Leute erzählen, dass sie mit einer großartigen neuen Diät zehn bis fünfzehn Kilogramm abgenommen haben, sage ich ihnen meist, sie sollen in einem halben Jahr wiederkommen. Erst wenn sie dann immer noch das neue Gewicht haben, bin ich bereit, mir von der neuen Diät erzählen zu lassen.

Bei den meisten Diäten nehmen Sie fade, verpackte, geschmacklose Nahrung zu sich oder trinken Milchshakes, die wie Kreide schmecken. Das treibt Sie noch mehr dazu, sich nach all den Köstlichkeiten zu sehnen, die Sie nicht essen dürfen. Diese Sehnsüchte oder Fantasien testen Ihre Willenskraft. Wenn Sie vorzeitig schwach werden und genau jene Gerichte essen, die Ihnen abgehen, stellt sich das Gefühl ein, dass Ihre Diät wieder einmal ein Misserfolg war. Mein Plan erlaubt Ihnen, vollwertige Naturkost zu essen, die gesund und schmackhaft ist, ohne dass sie leere Kalorien beinhaltet.

Das Schöne an frischer, vollwertiger Nahrung ist, dass Sie reichlich von ihr essen können und dennoch Gewicht verlieren. Wenn Sie Nahrung mit hohem Zucker- und Fettanteil essen, können Sie nicht mehr aufhören, denn Zucker und Fett sättigen uns nicht und bringen uns dazu, dass wir noch mehr Zucker und Fett haben wollen. Vollwertige Naturkost hingegen (Obst, Gemüse, Vollkornkost) ist nährstoffreich, reich an Ballaststoffen und gibt uns ein Gefühl der Fülle und Sattheit, das uns daran hindert, zu viel zu essen.

Diäten zwingen uns, weniger zu essen und die Kalorienzufuhr zu drosseln, aber wenn wir unseren Körper nicht mit genügend Nährstoffen versorgen, wird er auf Hungermodus umstellen, das heißt, er wird gespeichertes Fett nicht abbauen, sondern für eine künftige Verwendung aufheben. Fettzellen reagieren auf Hunger mit der Aktivierung eines Überlebensmechanismus, der darin besteht, Fett, über das sie verfügen, zu erhalten, was den Abbau von Fett langfristig schwieriger macht. Wenn wir aber dem Körper die nötigen Nährstoffe zuführen, wird er Fett abbauen, denn das Gehirn glaubt nicht mehr, dass der Körper auf Diät ist, »entspannt« sich und gibt nicht mehr das Kommando an den Körper, Fett zu speichern. Wenn Sie beispielsweise das Frühstück auslassen, um Kalorien zu sparen und Gewicht zu verlieren, wird Ihr Magen zu grummeln beginnen und die Nachricht an das Gehirn senden, dass er hungert. Die Folge ist, dass Ihr Körper sofort beginnt, Fett als Reserve zu speichern, für den Fall, dass der Körper keine Nahrung mehr erhält.

Eine Diät, die uns Nährstoffe entzieht, torpediert unsere Bemühungen um Gewichtsverlust. Auch wenn Sie sich dafür entscheiden, die Kalorieneinnahme zu reduzieren, müssen Sie stets hochwertige Kost zu sich nehmen, die viele Nährstoffe und Vitamine enthält. Das ist der Schlüssel zum Gewichtsverlust.

Warum Kalorienzählen sinnlos ist

Die meisten Diäten konzentrieren sich auf die Drosselung der Kalorien durch die Reduzierung der zu sich genommenen Nahrung. Aber diese Reduzierung funktioniert nicht von selbst; beim Abnehmen geht es nicht nur darum, weniger zu essen. Im Gegenteil, wenn Sie zu wenig essen, werden chemische Ungleichgewichte in den Hormonen und im Gehirn hervorgerufen, die letztlich sogar Gewichtszunahme zur Folge haben.

Ja, Kalorien sind wichtig. Aber es ist nicht die Zahl der Kalorien, die wir einnehmen, sondern der Typ von Kalorien, der entscheidend ist, wie viel Gewicht Sie verlieren und wie gesund Sie sind.

Tatsächlich ist die Zahl der Kalorien möglicherweise dieselbe, egal, ob Sie zuckerhaltige Speisen (wie z. B. einen Cupcake) oder fettarme Proteine (Putenbrust) essen, aber die Stoffwechselaktivität wird völlig unterschiedlich sein. Die Nährstoffe in zuckerhaltiger Nahrung sind verschieden von den Nährstoffen in fettarmen Proteinen, daher lösen sie jeweils unterschiedliche hormonelle Reaktionen aus; diese Reaktionen legen fest, was aus den Kalorien wird, das heißt, ob sie als Fett im Körper gespeichert werden. Das ist der Grund, warum Kalorienzählen beim Abnehmen nicht funktioniert.

Was ist eine Kalorie? Eine Kalorie ist eine Energieeinheit. Die wissenschaftliche Definition besagt, dass sie die Energieeinheit ist, die notwendig ist, um unter Standardtestbedingungen ein Gramm Wasser um ein Grad Celsius zu erhitzen. Einfach gesagt handelt es sich um Energieeinheiten, die unserem Körper Energie geben, genauso wie Benzin unsere Autos antreibt. Kalorien erhalten wir über das Essen, das wir zu uns nehmen. Wenn wir Nahrung aufnehmen, zersetzt der Körper das Essen und wandelt es in Energie um. Wir konsumieren Kalorien, um Brennstoff zu haben. Der Körper eines durchschnittlichen Erwachsenen benötigt zumindest 1000 bis 1400 Kalorien, um seine Organe, wie Herz, Gehirn und Lungen, zu speisen und somit die Basisfunktionen des Körpers aufrechtzuerhalten. Diese Mindestanzahl an Kalorien wird Grundumsatz (GU) genannt, sie variiert abhängig von Geschlecht, Alter, Gewicht und Muskelmasse. Außerdem benötigen wir zusätzliche Kalorien (400 bis 600), um uns bewegen und aktiv sein zu können. Wenn Sie den Kalorien-Input drastisch einschränken, senken Sie die Zahl der eingenommenen Kalorien unter den Grundumsatz. Dieser wird um jenen Mindestwert an Energie oder Kalorien gesenkt, den Sie an einem Tag benötigen, um ihrem Körper Treibstoff zu geben.

Allgemein wird der Logik gefolgt, dass das Körpergewicht gleich bleibt, wenn man dieselbe Zahl von Kalorien isst, die man verbrennt; wenn man mehr Kalorien isst, als man verbrennt, nimmt man zu. Das scheint Sinn zu machen, aber es ist eben nicht die ganze Wahrheit. Sehen wir uns beispielsweise den Unterschied zwischen 1000 Kalorien in Form von Limabohnen und 1000 Kalorien in Form eines Zimt-Rosinen-Bagels an. Beide haben 1000 Kalorien. Da jedoch jedes Nahrungsmittel unterschiedlich viele Proteine, Fette, Kohlenhydrate und Ballaststoffe enthält, werden die Nährstoffe unterschiedlich vom Körper aufgenommen, wobei Stoffwechselsignale ausgelöst werden, die letztlich unser Körpergewicht steuern. Die Kohlenhydrate (Zucker) der Limabohnen treten nur sehr langsam in den Blutkreislauf ein, die Kohlenhydrate der fettarmen Zimt-Rosinen-Bagels treten sofort in den Blutkreislauf ein. Die Kalorien der Limabohnen werden im Lauf der Zeit absorbiert und daher lange Zeit als Energiequelle verwendet. Die Kalorien der Zimt-Rosinen-Bagels, die nicht unmittelbar zur Energieerzeugung benutzt werden können, werden als Fett abgespeichert. Das bedeutet, dass der fettarme Zimt-Rosinen-Bagel zur Abspeicherung von mehr Fett im Körper führt, obwohl er dieselbe Kalorienzahl wie die Limabohnen hat. Die Faustregel lautet: Speisen, deren Kalorien schnell in Ihren Blutkreislauf eintreten, begünstigen eine schnelle Gewichtszunahme, während Speisen, deren Kalorien langsam in Ihren Blutkreislauf eintreten, eine Gewichtsabnahme begünstigen. Daran können Sie erkennen, dass Kalorienzählen alleine nicht ausreicht, um die Gewichtsabnahme zu steuern.

Beim DHEMM-System werden wir keine Kalorien zählen. Ganze Generationen blieben schlank und gesund, ohne jemals Kalorien zu zählen. Noch vor einigen Jahrzehnten konzentrierten sich die Menschen nicht auf Kalorienzählen, allerdings war Fettleibigkeit kein so häufiges Phänomen wie heute. Das ist teilweise damit zu erklären, dass sie nicht all die verarbeiteten Speisen und fettarme »Diätkost« mit niedrigem Kalorienanteil aßen, die wir heute zu uns nehmen. Sie können sogar mit 2000 Kalorien täglich abnehmen, wenn Sie reine, nährstoffreiche Kost zu sich nehmen, und mit 1500 Kalorien Junkfood täglich zunehmen.

Wenn Sie daran gewöhnt sind, Kalorien zu zählen, und mit diesem System bislang erfolgreich Ihr Gewicht kontrollieren, dann sollten Sie in jedem Fall auch weiterhin Kalorien zählen. Wenn Sie aber mit dem Zählen keinen Erfolg hatten, dann sollten Sie mehr darauf achten, welche Art von Nahrung Sie zu sich nehmen und welche Auswirkungen das auf den Gewichtsverlust hat.

Die Bedeutung der Entgiftung für das Abnehmen

Ein weiterer Grund für das Scheitern herkömmlicher Diäten ist die Tatsache, dass sie nicht den Giftmüll in unserem Körper bekämpfen. Kalorienzählen kann den Körper nicht entgiften und reinigen. Der Gewichtsverlust wird nicht dauerhaft sein, wenn die körpereigenen Systeme träge arbeiten, mit Abfallstoffen durchsetzt oder toxisch überlastet sind. Beim DHEMM-System stellen wir sicher, dass Sie zunächst die Toxine, Schlacken und Abfallprodukte loswerden, damit Ihr Körper das Essen, das Sie zu sich nehmen, optimal nutzen und verdauen kann.

Es ist von höchster Wichtigkeit, dass Sie Ihren Körper entgiften, um Ihre Abhängigkeit von jenen Nahrungsmitteln zu überwinden, die Sie übergewichtig und krank machen, und um abnehmen und das Gewicht halten zu können. Diätmethoden, die auf dem Entzug von Nahrung für einen bestimmten Zeitraum und der anschließenden Rückkehr zu alten Essgewohnheiten beruhen, werden immer die Wiederzunahme des verlorenen Gewichts zur Folge haben. Es geht daher darum, Ihre Abhängigkeit von Nahrung zu brechen, die Sie übergewichtig macht, damit Sie sich nicht mehr nach ihr sehnen. Die meisten traditionellen Diäten beschäftigen sich nicht mit der Entgiftung des Körpers als Voraussetzung für den dauerhaften Gewichtsverlust.

Warum populäre Diäten scheitern

Es gibt viele Menschen, die populäre Diäten versucht haben, aber immer noch um dauerhaften Gewichtsverlust kämpfen. Der Hauptgrund liegt darin, dass die meisten populären Diäten nicht die Menge an Nährstoffen sicherstellen, die es dem Körper erlauben, das Gewicht beziehungsweise die Gewichtsabnahme auf natürliche Art und Weise zu steuern. Die Diäten haben oft kurzfristig Erfolg, aber sie können auch Gesundheitsprobleme auslösen, wie etwa Magenaufblähung, Verstopfung, Erschöpfung, Hautprobleme, oder bereits bestehende Gesundheitsprobleme aufgrund unausgewogener Ernährung vergrößern. Darüber hinaus bekämpfen diese Diäten nicht die zugrundeliegenden hormonellen Ungleichgewichte und den trägen Stoffwechsel, die Gewichtszunahme verursachen. In der Folge sehen wir uns einige der zurzeit populären Diäten an und erklären, warum sie nicht für dauerhaften Gewichtsverlust geeignet sind.

Proteinreiche/kohlenhydratarme Diäten

Einige der populärsten Diäten propagieren die Reduzierung oder völlige Eliminierung von Kohlenhydraten. Wenn Sie das tun, werden Sie zwar Gewicht verlieren, aber eine ganze Nahrungsgruppe zu eliminieren heißt, dem Körper Nährstoffe zu entziehen, die er für sein reibungsloses Funktionieren braucht. Bei diesen Diäten können Sie große Mengen von Proteinen und Fett essen und trotzdem Gewicht verlieren.

Kohlenhydrate wie Getreide, Obst und Gemüse geben uns Energie. Wenn Sie aufhören, Kohlenhydrate zu essen, wird Ihr Körper sehr schnell Fett abbauen, um Ersatz für die Kohlenhydrate, die er nicht mehr bekommt, zu finden. Das verursacht anfänglich Fettverlust. Aber Ihr Körper verbrennt nur eine kleine Menge Fett, bevor er aufhört, Fett als Energiequelle zu nutzen. Er wird dazu übergehen, Wasser zu verbrennen und in der Folge Muskelgewebe. In ernsten Fällen werden Bindegewebe und in der Folge Organgewebe angegriffen. Dieser Prozess heißt Katabolismus (Stoffabbau) und kann höchst gefährlich, ja sogar tödlich sein. Schließlich setzt die Produktion von Melatonin und Serotonin aus, was unsere Fähigkeit einschränkt, normal zu funktionieren und Energie zu bewahren. Proteinreiche/kohlenhydratarme Diäten können Energielosigkeit, Erschöpfung, Schlafstörungen, Benommenheit, Ohnmacht und Erbrechen verursachen. Sie verlieren Gewicht, aber unglücklicherweise nehmen Sie es wieder zu, wenn Sie mit der Diät aufhören.

Fettarme Diäten

Fettarme Diäten gehören zu den wirkungslosesten Diäten. Viel zu viele Menschen konzentrieren sich darauf, alles Fett in ihrer Nahrung zu reduzieren. Wir wissen heute, dass gesunde Fette ein wesentlicher Bestandteil für das Überleben und das Gleichgewicht des Körpers sind. Der Fettverbrauch steuert den Grad der Befriedigung eines Menschen durch sein Essen. Es hilft bei der Produktion von Schlüsselhormonen für das richtige Funktionieren des Gehirns.

Als die fettarmen Diäten modern wurden, boten viele Firmen fettarme Versionen ihrer Produkte an. Aber wenn Sie die Etiketten lesen, werden Sie feststellen, dass viele dieser fettarmen Nahrungsmittel tatsächlich mehr Kalorien als die vollwertige Version enthalten. Das ist dem Zucker zu verdanken, der hinzugefügt wurde, um den Geschmacksverlust auszugleichen, der durch die Eliminierung des Fettes aus den Produkten verursacht wurde. Wenn Sie diese Produkte essen, machen Sie wirklich kaum Fortschritte in Richtung Gewichtsverlust. Viele Menschen, die fettarme Speisen oder Snacks essen, glauben, dass sie etwas für den Gewichtsverlust tun, während sie in Wahrheit mehr Zucker und Kalorien als zuvor zu sich nehmen.

Kohlenhydratreiche Diäten

Eine kohlenhydratreiche Diät umfasst viele Kartoffeln, Brot, Pasta, Getreide und Reis – die sogenannten Energiespender. Obwohl sie in Maßen für eine ausgewogene Diät notwendig sind, können zu viele Kohlenhydrate negative Auswirkungen auf den Blutzuckerspiegel haben, was die Stimmung und die Gehirnfunktion negativ beeinflusst. Darüber hinaus können zu viele Kohlenhydrate Insulinresistenz zur Folge haben, einen Zustand, den wir später diskutieren werden. Obwohl es in der Öffentlichkeit kaum bekannt ist, ist gerade Insulinresistenz ein häufiger Grund für schnelle Gewichtszunahme.

Dauerhafter Gewichtsverlust muss durch Fettverbrennung bei gleichzeitigem Erhalt von möglichst viel magerer Muskelmasse erreicht werden. Sie müssen toxische Überlastung eliminieren, um Fettzellen zu verkleinern. Vergewissern Sie sich auch, dass die Hormone im richtigen Gleichgewicht sind und dass sie Sie nicht am Gewichtsverlust hindern. Dauerhafte Gewichtsabnahme (oder Fettabbau) wird mit Wissen und persönlichem Einsatz zur Realität, wenn Sie sich nur daran erinnern, dass nicht die Menschen an Diäten scheitern, sondern die Diäten die Menschen im Stich lassen.

Kapitel 2:

Warum Sport nicht dünn macht

Ist Sport gut für die Gesundheit? Natürlich! Ist er der Schlüssel zum Gewichtsverlust? Ganz sicher nicht! Doch sehr viele Menschen glauben, dass er es doch ist. Wir alle kennen das Mantra »Essen Sie weniger und betreiben Sie mehr Sport, wenn Sie Gewicht verlieren wollen«. An die fünfzig Millionen US-Bürger sind Mitglieder in Fitnesscentern oder Wellnessclubs. In den USA werden 20 Milliarden Euro für die Mitgliedsbeiträge in Fitnesscentern ausgegeben, aber der Anteil der fettleibigen US-Bürger steigt Jahr für Jahr dramatisch an.

Es gibt viele gute Gründe, um Sport zu treiben, beispielsweise um das Herz-Kreislauf-System zu stärken, aber Gewichtsverlust gehört nicht dazu. In Wahrheit verhält es sich so, dass Training zwar wichtig für eine gute Gesundheit ist, dass aber die Nahrung, die Sie zu sich nehmen, dreimal so wichtig ist. Ich erinnere mich an eine Titelgeschichte im *Time*-Magazin (»Why Exercise Won't Make You Thin«, 9. August 2009), in der der prominente Trainingsforscher und Professor Eric Ravussin einräumte, dass »Sport für Gewichtsverlust im Allgemeinen ziemlich wertlos ist«.

Um durch körperliches Training ein halbes Kilogramm Fett abzubauen, müssen 3500 Kalorien verbrannt werden. Das entspricht einem Lauf von 56 Kilometern oder siebeneinhalb Stunden Gehen auf dem Laufband (bei einer Geschwindigkeit von über 6,4 Kilometern pro Stunde). Wie Sie sehen, wäre also ein beträchtlicher Trainingsaufwand nötig, um Einfluss auf Ihre Gewichtsziele zu haben.

Ich glaube, es ist wichtig festzuhalten, dass Sport unabhängig vom Gewichtsverlust viel Positives leistet. Die meisten Menschen, die beginnen, Sport zu treiben, werden durch die Steigerung ihrer aeroben Aktivität gesünder, was niedrigeren Blutdruck und ganz allgemein ein besseres Befinden für Körper und Geist zur Folge hat. Ich gehe davon aus, dass viele Gesundheitsfachleute die Tatsache, dass Sport einen vernachlässigbaren Einfluss auf die Gewichtsabnahme hat, herunterspielen, weil Training für die Gesundheit allgemein gut ist. Mit anderen Worten: Training ist zwar nicht wichtig für den Gewichtsverlust, aber sehr wichtig für das allgemeine Wohlbefinden.

Sie müssen Kalorien verbrennen, wenn Sie Gewicht verlieren wollen, aber Sport hat zudem einen anderen Effekt, der die Wirkung der Kalorienverbrennung aufhebt: Er macht hungrig, was bedeutet, dass Sie mehr essen, was wiederum jeglichen Gewichtsverlust unmöglich macht. Sport lässt Sie nicht zwangsläufig Gewicht verlieren; im Gegenteil, er kann dazu führen, dass Sie zunehmen. Das einzige Mal in meinem Leben, als ich einige Monate unter Beaufsichtigung eines Trainers einem Trainingsprogramm folgte, nahm ich sieben Kilogramm zu. Als ich mich bei meinem Trainer beschwerte, sagte er, dass das ganze Gewicht, das ich zugenommen hatte, aus Muskelmasse bestehe. Doch ich hatte das Gefühl: *Wen interessiert das schon? Ich passe nicht mehr in meine Kleider*. Und ich hasste meine neue Figur – nicht kurvig und wohlgeformt, sondern groß und massig.

Obwohl ich es als persönliche Schwäche empfinde, bin ich ehrlich mit Ihnen: Ich trainiere nicht. Ich habe schon seit Jahren nicht mehr trainiert. Ich versuchte es in der Vergangenheit, aber ich schaffte es nie länger als vier Monate dabeizubleiben. Ich weiß, dass Sport gut für mich ist und dass wir alle uns bewegen sollten, aber unglücklicherweise bringe ich nicht die Disziplin für ein Trainingsprogramm auf. Wie auch immer, ich habe große Sehnsucht danach, gut auszusehen und mich gut zu fühlen. So musste ich mir überlegen, wie ich Gewicht verlieren und das Gewicht halten konnte, ohne Diäten zu machen und den ganzen Tag im Fitnesscenter zu verbringen. Glücklicherweise fand ich mein System für ein gesundes Leben, das erstaunliche Resultate hat: dauerhaften Gewichtsverlust, mehr Energie und ganz allgemein eine großartige Gesundheit! Deswegen bin ich zu dem Schluss gekommen, dass es beim Schlanksein darum geht, richtig zu essen, und beim Training darum, fit zu sein. Wenn ich mich also auf gesundes Essen konzentriere, werde ich weiterhin schlank bleiben. Aber wenn ich eine gute Fitness haben will, muss ich mehr Training in mein Leben einbauen.

Konzentrieren Sie sich auf körperliche Bewegung im Alltag

Eine wesentliche Frage lautet, wie viel körperliche Aktivität wir brauchen, um gesund und fit zu bleiben. Bei körperlicher Aktivität geht es um Bewegung – Dinge, die Sie untertags in Bewegung bringen und fernhalten vom Computer, vom Fernseher, vom Bett und vom Sofa. Training ist eine Art von körperlicher Aktivität, bei der wir eine bestimmte Zeitspanne einbringen, um uns zu bewegen. Aber wir können im Laufe des Tages auch körperlich aktiv sein, ohne ein einziges Mal ein Fitnesscenter zu betreten.

Die Menschen überschätzen stark die Zahl der Kalorien, die sie beim »Training« verbrennen. In der Realität sind es nur 350 bis 400 Kalorien, wenn wir eine Stunde auf dem Laufband gehen, eine Zahl, die mit einem Donut mit Marmelade oder ein, zwei Gläsern Wein neutralisiert wird. Wir verbrennen in einer durchschnittlichen 30 Minuten langen Aerobic-Trainingseinheit 200 bis 300 Kalorien, aber wenn Sie danach eine Flasche Gatorade trinken, nehmen Sie alle soeben verlorenen Kalorien wieder zu sich. Man müsste in jedem Fall viel mehr trainieren, als ein Durchschnittsmensch in einer einstündigen Trainingsstunde schafft, um 500 Kalorien zu verbrennen. Um ein Beispiel zu nennen: Um zwei Donuts zu verbrennen, müsste man ungefähr zwei Stunden Fahrrad fahren. Wenn Sie zwei Stück Pizza verdrücken, müssten Sie eineinhalb Stunden schwimmen.

Seit geraumer Zeit schon kommen Forscher zum Ergebnis, dass Menschen, die trainieren, nicht unbedingt Gewicht verlieren. Sport ist nachweislich ziemlich ineffektiv, wenn es darum geht, Gewicht zu verlieren, wenn sich nicht parallel dazu die Essgewohnheiten verändern. Machen wir uns nichts vor: Wenn Sie nicht das Trainingsprogramm eines Olympiateilnehmers oder Sportprofis verfolgen, wird es schwierig, nachhaltig abzunehmen.

Mir geht es nicht darum, Menschen von einem effektiven Training abzuhalten, sondern welche Art von Bewegung den Gewichtszielen förderlich ist und welche nicht. Wenn Sie trainieren, sollten Sie stolz auf sich sein, und ich kann Sie nur dazu ermutigen weiterzumachen, weil sie sich so wohler fühlen.

Bei einem beachtenswerten Experiment unter der Leitung von Dr. Timothy Church von der Louisiana State University, dessen Ergebnisse im renommierten *Journal of the American Medical Association* veröffentlicht wurden, wurden Hunderte übergewichtige Frauen einem sechsmonatigem Trainingsprogramm unterworfen, um den gesundheitlichen Nutzen des Sports zu bestimmen. Eine Gruppe trainierte 70 Minuten pro Woche, eine andere 135 Minuten, eine dritte 190 Minuten und eine vierte Gruppe beschränkte sich auf ihre gewohnte tägliche Routine ohne zusätzliches Training. Alle Frauen des Experiments hatten ihre Menopause hinter sich, eine vorwiegend sitzende Lebensweise, einen erhöhten Blutdruck und waren übergewichtig. Um die vollständige Befolgung des Trainingsplans zu gewährleisten, wurde das Training der Frauen beaufsichtigt, um die Ergebnisse exakt vergleichen zu können.

Man fand heraus, dass es keine signifikanten Gewichtsunterschiede gab zwischen denjenigen, die – zum Teil mehrere Stunden pro Woche – trainierten, und jenen, die nicht trainierten. Im Gegenteil, einige der Frauen, die trainierten, nahmen Gewicht zu. Eine mögliche Erklärung dafür ist ein Phänomen, das »Kompensation« genannt wird. Die Frauen, die trainiert hatten, nahmen die Kalorien, die sie gerade beim Training verbrannt hatten, durch mehr Essen sofort wieder auf, meist als eine Art Belohnung für das Training oder um den durch das Training gestiegenen Appetit zu stillen. Wenn Sie sich also einem effektiven Training verschrieben haben, was wirklich eine gute Sache ist, sollten Sie sicherstellen, dass sie sich dafür nicht mit Essen belohnen.

Ein positives Ergebnis der Studie war, dass alle Trainingsgruppen eine Verbesserung der Lebensqualität feststellten, auch die Gruppe, die nur zehn Minuten täglich trainierte. Das heißt, dass schon zehn Minuten Training täglich positive Auswirkungen hat. Das sind sehr gute Neuigkeiten für

Menschen, die zehn bis fünfzehn Minuten am Tag Zeit für Sport haben, aber unter keinen Umständen dreimal die Woche jeweils eine ganze Stunde trainieren können.

Barry Braun, außerordentlicher Professor für Kinesiologie an der University of Massachusetts, legte dar, dass nach den Ergebnissen seines Forschungsteams »Bewegung geringer Intensität« (zum Beispiel Gehen) Kalorien verbrennt, »ohne einen Kompensationseffekt für die verlorenen Kalorien anzustoßen«, was bedeutet, dass Sie nicht sofort nach Ihrem Training das Bedürfnis haben werden, einen Snack zu sich zu nehmen, weil sie erhöhte Appetithormonwerte in Ihrem Blut haben. Das bedeutet, dass das intensive Training in einem Fitnesscenter tatsächlich für Gewichtsverlust weniger effektiv ist als leichte Bewegung wie beispielsweise Gehen, weil Sie danach keinen größeren Appetit haben als nach einem intensiven Training.

Wenn man die zahlreichen Studien, die im Laufe der Jahre zum Thema veröffentlicht wurden, verfolgt, ist völlig klar, dass Training alleine nicht dünn macht; körperliche Aktivität ist dennoch ein Schlüsselfaktor für den Gewichtsverlust. Im DHEMM-System konzentrieren wir uns auf Methoden, den ganzen Tag über körperlich aktiv zu sein, anstatt lediglich einige Male in der Woche gezielt zu trainieren. Auch wenn Sie nur leicht trainieren – etwa einen flotten Spaziergang nach dem Mittagessen machen oder die Treppe nehmen, anstatt den Aufzug zu benutzen –, werden Sie viele der positiven Effekte von Training spüren. Die Ursache ist, dass leichtes Training Ihren Puls erhöht und Ihre Herzkranzgefäße stärkt.

Eine andere Überlegung, die berücksichtigt werden muss, ist die Tatsache, dass es schwieriger ist, sich sportlich zu betätigen oder ins Fitnesscenter zum Training zu gehen, wenn man übergewichtig ist. In jedem Fall ist es leichter, sich den Tag über einfach »zu bewegen«. Wenn Sie erst einmal beginnen, Gewicht zu verlieren und gesünder zu werden, wird es leichter sein, auch intensivere körperliche Aktivität in Ihr tägliches Programm einzubauen.

Ich glaube fest daran, dass das Verhältnis zur richtigen Ernährung Vorrang haben muss. Den Menschen mangelt es nicht an Willensstärke; es fehlt ihnen am Wissen über die richtige Ernährung. Zuerst müssen sich die Essgewohnheiten ändern mit Konzentration auf nährstoffreiche Nahrung, die den Körper nicht dazu bringt, Fett zuzulegen und zu speichern. Wenn wir ändern, was wir essen und wie wir es essen, verlieren wir Gewicht. Körperliche Aktivität hilft Ihnen dabei, das Gewicht zu halten, deshalb sind zwei Schlüsselelemente des DHEMM-Systems das ESSEN und die BEWEGUNG. Da wir wissen, dass es gut ist für unsere Gesundheit insgesamt, wenn wir körperlich aktiv sind, ist es sinnvoll, sich sowohl darauf als auch auf die Änderung der Essgewohnheiten zu konzentrieren.

Kapitel 3:

Warum Zuckerabhängigkeit schlimmer als Drogenabhängigkeit ist

Viele Menschen sind abhängig von Zucker und wissen es nicht einmal. Ich glaube, diese Abhängigkeit ist der entscheidende Grund dafür, dass Menschen dick werden. Das Problem ist, dass Zucker in vielen Speisen versteckt ist, unter anderen in Brot, Muffins und sogar in getrockneten Früchten. Wenn Sie glauben, dass Sie nicht viel Zucker essen, weil Sie wenig Süßigkeiten, Kuchen und Torten zu sich nehmen, sind Sie auf dem Holzweg. Meiner Meinung nach ist Zucker Gift für den Körper. Er hat keinen Nährwert, er macht abhängig, krank und dick.

Industriell verarbeitete Nahrungsmittel und einfache Kohlenhydrate (Süßigkeiten, Zucker, Naschereien) haben einen hohen Zuckeranteil, sind Gift für unser Verdauungssystem und bringen uns dazu, langfristig zuzunehmen. Industriell verarbeitete Speisen und einfache Kohlenhydrate haben einen geringen Nährstoffanteil und viele Kalorien. Wir alle wissen, dass übermäßiger Zuckerkonsum zu starkem Appetit, Esssucht und vor allem zu Zuckerabhängigkeit führt. Zucker stimuliert die Dopamin- und Opioidrezeptoren des Gehirns, das sind dieselben Rezeptoren, die auch von Kokain und Morphinen stimuliert werden. Genau wie diese Drogen kann auch Zucker abhängig machen. Wenn Sie versuchen, Ihre Abhängigkeit von Zucker zu verringern oder ganz zu brechen, werden Sie Entzugserscheinungen haben, genauso wie auch Drogenabhängige. Im Übermaß genossener raffinierter Zucker führt auf lange Sicht nicht nur zu Gewichtszunahme, sondern auch zu ernsten Schädigungen wie Herzerkrankungen, Schlaganfall oder Typ-2-Diabetes.

Die Ernährungswissenschaftlerin Dr. Judith Wurtman zeigte, dass das Essen von raffinierten Kohlenhydraten wie Cookies, Kuchen, Süßigkeiten, Pasta oder weißem Brot zur vermehrten Ausschüttung von Serotoninen und Endorphinen im Gehirn führt, was zunächst einen glücklichen, angenehmen und friedlichen Zustand auslöst. Deshalb verspüren wir Lust auf diese Kohlenhydrate, wenn wir Angst oder Stress haben. Man fühlt sich aber nur kurze Zeit gut, dann bekommt man mehr Lust darauf, um den glücklichen Zustand beizubehalten. Wir beginnen, uns Essen als Medizin zu verabreichen – wir essen Süßigkeiten, um ausgeglichen und ruhig zu bleiben. Gleichgültig, ob Sie Lust auf Süßigkeiten, Brot oder Pasta haben, das alles hat den gleichen Effekt, weil alle diese Speisen sich in unserem Körper schnell in Zucker umwandeln und Sie dazu bringen, noch mehr davon zu wollen.

Wie Zucker dick macht

Wenn Sie Zucker essen, wird er in Form von Glykogen in der Leber gespeichert. Wenn die Leber überladen mit Zucker ist, beginnt sie sich zu dehnen, und wenn das Fassungsvermögen überschritten ist, wird das Glykogen in Form von fettigen Säuren ausgestoßen. Dieses überschüssige Fett – Fettsäure genannt – lagert sich in Bereichen wie Bauch, Gesäß, Oberschenkeln und Hüfte ab. Am gefährlichsten ist es, wenn überschüssige Fettsäure unsere Hauptorgane, inklusive Herz und Nieren, erreicht.

Zuckerhaltige Nahrungsmittel und andere raffinierte, stärkehaltige Kohlenhydrate verursachen einen rapiden Anstieg des Insulinspiegels, was überschüssiges Fett im Körper zur Folge hat. Nahrung wird nach ihrer Einnahme zu Glucose zerlegt, die verwendet wird, um dem Körper Energie zu geben. Insulin ist das Hormon, das Glucose aus dem Blut in die Gewebezellen transportiert, um es als Energie zu verwenden. Wenn überschüssige Glucose im Blut ist, bleibt der Insulinspiegel hoch. Ein chronisch erhöhter

Insulinspiegel kann sowohl Fettspeicherung als auch verstärkte Entzündungen im Körper zur Folge haben. Ein hoher Insulinspiegel ist ein Signal für den Körper, mehr Kalorien in Form von Fett zu speichern und kein weiteres Fett zu verbrennen. Es bedeutet aber auch, dass Sie mehr Körperfett haben, während ein niedriger Insulinspiegel aussagt, dass Sie weniger Körperfett haben.

Die Forschungen haben gezeigt, dass eine Ernährung mit viel Zucker die rasche Vermehrung von Krebszellen zur Folge hat. Eine wichtige Studie, die in der medizinischen Fachzeitschrift *Cancer Research* veröffentlicht wurde, führte ein Team der University of California, Los Angeles, durch. Die Forscher fanden heraus, dass zwar jegliche Art von Zucker Nahrung für Krebszellen darstellte, insbesondere aber Fructose die Ausbreitung von Krebszellen förderte. Das bedeutet, dass sich Krebs durch eine Diät mit hohem Zuckeranteil schneller ausbreitet.

Die Nahrungsmittelindustrie war extrem erfolgreich bei der Erfindung von Lebensmitteln, die Herz und Verstand der Menschen ansprechen, die das Essen lieben. Lebensmittelhersteller und Restaurantbesitzer wissen mittlerweile, warum sich Zucker, Salz und Fett so gut verkaufen. Wenn eine Speise unsere Geschmacksnerven anspricht, dann bezeichnen wir sie als schmackhaft. In diesem Zustand wird unser Appetit angeregt und Gier nach Essen ausgelöst. Wir gehen dazu über, das Geschmackserlebnis immer wieder zu wiederholen. Das Essen von Speisen mit viel Zucker und Salz bringt uns dazu, noch mehr Speisen mit viel Zucker und Salz zu essen.

Der Durchschnittsamerikaner nimmt etwa 50 Kilogramm Zucker pro Jahr zu sich. Wir sind körperlich abhängig von einfachen Kohlenhydraten (Süßigkeiten, Zucker, Naschereien) geworden. In einer Studie aus dem Jahr 2007, die in Frankreich durchgeführt wurde, wurde kokainabhängigen Ratten Zuckerwasser, das aus einer Mischung von Zucker und künstlichen Süßstoffen bestand, verabreicht. Innerhalb von drei Tagen änderten die kokainabhängigen Ratten ihr Verhaltensmuster: Sie waren nun abhängig vom süßen Zuckerwasser. Die Erkenntnis daraus war, dass Zucker genauso wie Kokain Dopaminrezeptoren aktiviert. Aber anders als Kokain hat Zucker keine negativen Auswirkungen auf das Nervensystem. Wenn die Ratten eine Dosis Zucker erhielten, waren sie zwar so berauscht wie von Kokain, zeigten aber keine gesteigerte Nervosität. Da Kokain zu den stärksten abhängig machenden Substanzen auf der Welt gehört, können Sie sich nun vorstellen, warum Menschen so leicht abhängig von Zucker werden. Menschen leiden unter Entzugserscheinungen, wenn sie keinen schnellen Zugang zu Zucker haben.

Sind Sie abhängig von Zucker?

Wenn Sie mehr als zehn der folgenden Fragen positiv beantworten, dann ist die Wahrscheinlichkeit hoch, dass Sie *abhängig von Zucker* sind.

- Zuckern Sie Kaffee oder Tee?
- Trinken Sie zumindest einmal am Tag eine Limo?
- Trinken Sie Früchtebowle, Sportgetränke oder Obstsäfte?
- Nehmen Sie mehrmals die Woche Sirup, Marmelade oder Gelee zu sich?
- Aßen Sie als Kind viele Süßigkeiten?
- Haben Sie Lust auf Süßigkeiten, Pasta und Brot oder ist darunter Ihre Lieblingsspeise?
- Essen Sie Brot, Bagels, Croissants, Muffins oder Donuts zum Frühstück?
- Fühlen Sie sich die meiste Zeit über chronisch müde oder erschöpft?
- Essen Sie häufig eine Nachspeise nach dem Essen?
- Haben Sie Lust auf Süßspeisen am Nachmittag oder spät in der Nacht?
- Kaufen Sie Süßigkeiten, wenn Sie ins Kino gehen?
- Haben Sie häufig Kopfschmerzen?
- Trinken Sie fruchtige oder gesüßte alkoholische Getränke?
- Haben Sie immer Süßigkeiten oder Snacks zu Hause?
- Essen Sie während der Happy Hour oder auf Partys zuerst Süßes?

Es gibt viele Gründe, warum Sie Ihre Zuckerabhängigkeit reduzieren sollten, ganz oben auf der Liste steht allerdings, dass Zucker Sie dick und krank macht.

Wie Sie Zuckerabhängigkeit bekämpfen können

Löst schon der Gedanke an Zuckerentzug eine Panikattacke bei Ihnen aus? Dann müssen Sie Ihre Vorliebe für Zucker wie eine Drogenabhängigkeit bekämpfen. Der Schlüssel zum Erfolg ist das Verständnis dafür, woher der Zucker kommt, und das Finden einer sinnvollen Alternative.

Machen Sie sich klar, welche Speisen Zucker enthalten. Zuerst müssen Sie lernen, wie Sie Zucker in Ihrem Essen aufspüren, denn er ist gut versteckt in der Zutatenliste. Buchstäblich alles, was wir essen – inklusive Diätkost und fettarme Speisen – enthält Zucker.

Sie sollten die Etiketten lesen, um den Gesamtanteil des Zuckers in den Produkten, die Sie kaufen, zu bestimmen, und die Aufstellung der Inhaltsstoffe nach Bezeichnungen durchsuchen, die Zucker verschleiern. Raffinierter weißer Zucker, also Saccharose, ist den meisten Menschen am geläufigsten. Auf den Etiketten sind aber auch viele andere Zuckersorten zu finden, wie Maissirup mit hohem Fructoseanteil, Glucose, Fructose (Fruchtzucker), Dextrose (Traubenzucker), Maltose (Malzzucker), Laktose (Milchzucker), Maissüße, Rohrzucker, brauner Zucker, Staubzucker, Melasse und Ahornsirup.

Achten Sie zunächst auf die Getränke und verpackten Lebensmittel im Kühlschrank und in der Speisekammer. Entfernen Sie die Lebensmittel, die einen hohen Zuckergehalt haben (5 Gramm Zucker oder mehr pro Portion).

Zucker wird in Gramm gemessen, 4 Gramm Zucker entsprechen einem Teelöffel. Wenn also Ihre Limonade 40 Gramm Zucker hat, dann sind das etwa zehn Teelöffel Zucker in einer einzigen Limo. Jetzt können Sie erkennen, warum so viele Menschen täglich derart viel Zucker zu sich nehmen. Ein Beispiel aus meinem Leben: Ich dachte, dass ich ein gesundes Frühstück zu mir nehme, weil ich Haferflocken aß. Aber es waren nicht die reinen Flocken, sondern gesüßte, aromatisierte Fertighaferflocken, wie Apfel-Zimt-Haferflocken, die pro Portion 20 Gramm Zucker hatten.

Behalten Sie sich als Richtschnur, dass der beste Weg zur Minimierung der Zuckermenge in Ihrer Diät die Wahl von Nahrungsmitteln ist, die 5 Gramm Zucker pro Portion oder weniger enthalten. Wenn das Getränk oder Nahrungsmittel 5 Gramm Zucker oder weniger hat, zeigt der Körper keine Überreaktion auf den Zucker. Das bedeutet, dass Ihre Bauchspeicheldrüse nicht zu viel Insulin ausschütten muss, was Fettablagerung im Körper zur Folge haben könnte.

Um Speisen zu süßen, ist es immer besser, Stevia oder vergleichbare pflanzliche Süßungsmittel wie Bircolin zu verwenden, als eine andere Art von Zucker. Stevia ist ein natürliches Süßungsmittel, das aus einer Pflanze gewonnen wird, die in Südamerika beheimatet ist. In anderen Ländern wurde Stevia bereits Jahrzehnte als Zuckerersatz verwendet, da es so gut wie kalorienfrei ist und keine Auswirkungen auf den Blutzuckerspiegel hat, was es zu einer großartigen natürlichen Alternative zu herkömmlichem Zucker und künstlichen Süßungsmitteln macht.

Wenn Sie Appetit auf süße Speisen haben, essen Sie als Alternative Obst. Es ist Ihre beste Waffe gegen Insulinspitzen und übermäßige Esslust. Die Bekämpfung des Heißhungers ist der Beginn der Entgiftung und Neuausrichtung Ihres Körpers. Der Hunger wird in drei bis vier Tagen verschwinden. Und wenn Sie erst einmal den Kampf gegen den Heißhunger aufgenommen haben, dann wird er klein bleiben, solange Sie zuckerreiche Nahrung von Ihrem Speiseplan verbannen.

Zucker macht Sie dick; Sie werden sich leicht aus der Ruhe bringen lassen, launisch und müde sein; und er kann Gesundheitsprobleme zur Folge haben – konzentrieren Sie sich daher ab heute auf die Befreiung von Ihrer Zuckerabhängigkeit!

Kapitel 4:

Wie Toxine Sie dick, krank und müde machen

Ich hatte einmal eine Kundin, die mir eine sehr konkrete Frage stellte: JJ, warum fühle ich mich die ganze Zeit über so schlecht, und was ist es, das mich dick macht? Ich antwortete ihr: »Genau das ist die Gretchenfrage.« Es sind die Toxine, die uns dick und krank machen! Sie sind die Ursache dafür, dass wir kein Gewicht verlieren und dass wir uns krank und müde fühlen!

Was sind Toxine?

Ein Toxin ist eine Substanz, die Geist und Körper stört oder negative Auswirkungen auf sie hat. Toxine sind überall, und wir füllen unseren Körper täglich damit, ohne es zu wissen. Es gibt zwei Arten von Toxinen: Umwelttoxine und endogene Toxine.

- Umweltgifte sind außerhalb unseres Körpers/Geistes und umfassen Schadstoffe, Smog, Medizin, Hormone/Antibabypillen, Haushaltsreiniger, Nahrungsmittelzusätze und Pestizide.

- Endogene Toxine finden sich in Körper/Geist, in Bakterien-, Hefe- und Pilzauswucherungen, Infektionen durch Parasiten, chronischer Sorge oder Angst, Lebensmittelallergien und Zahn- oder anderen medizinischen Implantaten wie Implantate bei Schönheitsoperationen, Gelenkprothesen oder Quecksilber-Zahnfüllungen.

Wir leben in einem Meer von Gift. Wir können die Toxine nicht vermeiden, aber wir können unserem Körper helfen, sie wieder loszuwerden. Jeder Mensch auf dieser Welt hat Rückstände von toxischen Chemikalien oder Metallen in seinem Gewebe. Etwa 80 000 neue Chemikalien wurden seit dem Beginn des 20. Jahrhunderts eingeführt und niemals auf ihre Interaktion mit dem menschlichen Körper getestet. Unsere Luft ist giftig; unser Wasser ist verschmutzt; unserer Nahrung wurden Nährstoffe entzogen und sie ist voll mit Chemikalien und Hormonen. Als wenn das nicht schon schlimm genug wäre: Auch unser Geist und unsere Herzen werden verpestet.

Toxine sind eine große Belastung für den Körper, sie rufen viele Fehlfunktionen hervor. Der Toxinaufbau überlastet die lebenswichtigen Organe und verursacht eine Reihe von Gesundheitsproblemen wie Erschöpfung, frühzeitiges Altern, Hautausschlag/Akne, Depressionen, Arthritis, Hormonstörungen, chronische Müdigkeit, Beklemmungsgefühle, emotionale Störungen, Muskel- und Gelenkschmerzen, Krebs, Herzkrankheiten und vieles, vieles mehr.

Wir alle sind bis zu einem gewissen Grad toxisch. Die Tatsache, dass jemand übergewichtig oder das Gegenteil davon ist, heißt noch lange nicht, dass er mit Gift überlastet ist. Wir müssen unsere Giftbelastung individuell prüfen, unabhängig davon, ob wir dick oder dünn sind. Es ist jedoch selten, dass eine übergewichtige Person, die überschüssige Toxine aus ihrem Körper entfernt, nicht auch Gewicht verliert. Beachten Sie aber, dass Fettverlust durch Training oder Diät nicht bedeutet, dass Sie auch die Toxine ausscheiden. Die Toxine werden einfach vom Körper wieder aufgenommen und erzeugen neue Fettzellen, was dazu führt, dass Abnehmen ohne Ausscheidung der Toxine keinen dauerhaften Gewichtsverlust zur Folge hat.

Es gibt auch Forschungen, die nahelegen, dass die Fettleibigkeit, die in den USA fast Ausmaße einer Epidemie angenommen hat, durch die Überlastung mit Toxinen ausgelöst wird. In einem Artikel der Aprilausgabe des

Jahres 2002 im *Journal of Alternative and Complementary Medicine* wurde folgender Schluss gezogen: »Die Gründe, auf die Fettleibigkeit normalerweise zurückgeführt wird, können die aktuelle epidemische Zunahme der Fettleibigkeit nicht erklären. Da die Epidemie sich relativ rasch ausbreitete, wurde nahegelegt, dass für die Fettleibigkeitsepidemie Umwelteinflüsse anstatt genetischer Faktoren verantwortlich sind.« Es wurde mit anderen Worten nahegelegt, die Chemikalien in der Umwelt (zum Beispiel Toxine) als Erklärung für die epidemische Fettleibigkeit zu sehen.

Die amerikanische Umweltbehörde (Environmental Protection Agency/EPA), die toxische Chemikalien in der Umwelt seit 1972 überwacht, veranlasste eine nationale Erhebung des menschlichen Fettgewebes, um die Werte der verschiedenen Gifte im Fettgewebe zu beurteilen. In der Studie wurde nachgewiesen, dass in 100 Prozent der Gewebeproben fünf der am besten bekannten toxischen Chemikalien (OCDD oder Octachlorodibenzo-p-dioxin, Styrol, Dichlorbenzol, Xylol und Ethylphenol) zu finden waren. Diese giftigen Chemikalien sind das Produkt industrieller Emissionen, sie schädigen Leber, Herz, Lunge und das Nervensystem. Darüber hinaus wurden in 91 bis 98 Prozent der Proben weitere neun Chemikalien gefunden, darunter Benzol, Toluol, Ethylbenzol und DDE. Diese Gifte im Fettgewebe verursachen nicht nur Gewichtsprobleme, sie schädigen auch unsere Gesundheit.

Ein Weg, die überschüssigen Toxine loszuwerden, ist die Blockade des Weges, auf dem sie in den Körper gelangt sind – das Essverhalten. Mit dem DHEMM-System zeigen wir Ihnen Nahrungsmittel, mit denen Sie die Gifte aus dem Körper bekommen, was mehr Energie, Gesundheit und Vitalität zur Folge hat.

Die Giftlast Ihres Körpers

Der Begriff Giftlast bezieht sich auf die Giftkonzentration, die im Gewebe des menschlichen Körpers durch Blut- und Urinuntersuchung festgestellt wird. Toxine sind beinahe in allen Geweben des Körpers abgelagert, inklusive Fett, Skelettmuskulatur, Knochen, Sehnen, Gelenken/Bändern und innerer Organe.

Nur wenn der Körper richtig ernährt und entgiftet ist, können seine Organe volle Leistung erbringen. Immer wenn unsere Ausgangskanäle durch die toxische Belastung und die ungesunde Nahrung verstopft sind, sollten wir ein umfassendes Entgiftungsprogramm starten, um ihre Funktion zu verbessern. Die Entgiftung mag befremdlich auf viele wirken, aber sie ist völlig natürlich und sehr nützlich. Genauso wie wir regelmäßig unser Haus, unser Auto und unseren Körper reinigen, sollten wir auch das Körperinnere reinigen.

Um eine bessere Vorstellung von der toxischen Belastung zu bekommen, spielen Sie das folgende Quiz.

Wie giftig sind Sie?

Wenn Sie mit Erschöpfungszuständen, Gewichtszunahme, chronischen Krankheiten, Konzentrationsstörungen oder beschleunigtem Alterungsprozess konfrontiert sind, dann beantworten Sie die Fragen dieses Quiz, um herauszufinden, ob eine Überlastung mit toxischen Substanzen der verborgene Grund dafür ist. Errechnen Sie Ihr Ergebnis, um erkennen zu können, wie hoch die toxische Belastung Ihres Körpers ist.

Lesen Sie die Fragen und geben Sie sich für jede mit Ja beantwortete Frage einen Punkt.

- Haben Sie Appetit auf Süßspeisen, Brot, Pasta, weißen Reis und/oder Kartoffeln?
- Essen Sie mindestens dreimal pro Woche Fertignahrung oder Fastfood?
- Trinken Sie öfter als zweimal pro Tag koffeinhaltige Getränke wie Kaffee oder Tee?
- Trinken Sie mindestens einmal pro Tag Diätlimos oder verwenden sie künstliche Süßungsmittel?
- Schlafen Sie weniger als acht Stunden pro Tag?
- Trinken Sie täglich weniger als 2 Liter gutes, reines Wasser?
- Sind Sie überempfindlich auf Rauch, Chemikalien oder Gerüche in der Umwelt?

- Nahmen oder nehmen Sie Antibiotika, Antidepressiva oder andere Medikamente?
- Nahmen Sie jemals oder nehmen Sie aktuell Antibabypillen oder andere Östrogene, etwa im Rahmen einer Hormonersatztherapie?
- Haben Sie häufig Pilzinfektionen?
- Haben Sie »Silber«-Zahnfüllungen?
- Verwenden Sie kommerzielle Haushaltsreinigungsmittel, Kosmetika oder Deodorants?
- Essen Sie Gemüse, Obst oder Fleisch, das nicht biologisch ist?
- Haben Sie geraucht oder waren Sie jemals Zigarettenrauch ausgesetzt?
- Sind Sie übergewichtig oder haben Sie Cellulite?
- Sind Sie im Beruf Umweltgiften ausgesetzt?
- Leben Sie in einem Ballungsraum oder in der Nähe eines Flughafens?
- Fühlen Sie sich müde, erschöpft oder schlapp im Laufe des Tages?
- Haben Sie Schwierigkeiten, sich zu konzentrieren?
- Leiden Sie an Völlegefühl, Verdauungsstörungen oder Blähungen nach dem Essen?
- Haben Sie mehr als zwei Erkältungen oder grippale Infekte im Jahr?
- Haben Sie Verstopfung, Stirnhöhlenvereiterungen oder das sinubronchiale Syndrom?
- Registrieren Sie bisweilen schlechten Atem, eine belegte Zunge oder stark riechenden Urin?
- Haben Sie geschwollene Augen oder Ringe unter den Augen?
- Sind Sie oft traurig oder depressiv?
- Fühlen Sie sich oft beklemmt, unruhig, gestresst?
- Haben Sie Akne, Pickel, Ekzeme oder Nesselausschläge?
- Haben Sie weniger als einen Stuhlgang pro Tag und/oder haben Sie bisweilen Verstopfung?
- Leiden Sie an Schlaflosigkeit oder haben Sie Schwierigkeiten, ruhig zu schlafen?
- Sehen Sie verschwommen oder haben Sie juckende, brennende Augen?

Je höher Ihre Punktezahl ist, desto höher ist Ihre potenzielle toxische Belastung und desto mehr können Sie von einer Entgiftung und Reinigung profitieren. Wenn Sie 20 und mehr Punkte erreichen, werden Sie sehr stark von der Entgiftung Ihres Körpers profitieren, was zu Gewichtsverlust und verbesserter Gesundheit und Vitalität führen kann. Wenn Sie unter fünf Punkte kommen, dann dürften Sie frei von toxischer Belastung des Körpers sein und ein gesundes, giftfreies Leben führen. Gratuliere!

Anzeichen für eine Überbelastung mit Toxinen im Körper sind:

- Aufgedunsenheit und Gase
- Verstopfung
- Verdauungsstörungen
- Wenig Energie/Erschöpfung
- Dysfunktionen des Gehirns/Depression
- Gewichtszunahme
- Chronische Schmerzen
- Infektionen
- Allergien
- Kopfschmerzen

Toxische Belastung kann durch verschiedenste Tests festgestellt werden, die Ihre individuelle Belastung feststellen. Wenden Sie sich hierzu am besten an einen Heilpraktiker.

Ein weit verbreiteter Mythos besagt, dass der Körper sich selbst entgiften kann und keine Hilfe braucht. Es stimmt, dass der Körper Toxine selbst vernichten kann. Unser Körper versucht, die Toxine auf natürliche Art und Weise zu eliminieren, aber eine zu starke Belastung durch ein beliebiges Toxin schränkt die Fähigkeit der Entgiftungssysteme zur Reinigung ein. Tatsache ist, dass Sie dem Körper bei der Entgiftung und der Eliminierung der Toxine, die Gewichtszunahme auslösen und Ihre Gesundheit schädigen, helfen können. Sie sollten den Körper entgiften und säubern, wenn Sie besser und länger leben wollen. In diesem Buch werde ich praktische, effektive Techniken zeigen, mit denen Sie Ihren Körper entgiften und reinigen können.

Für viele Menschen sind Diäten aufgrund ihres starken Appetits eine Qual. Appetit ist nicht nur eine Frage der Willensstärke. Er ist in der Praxis durch geeignete Entgiftung und Reinigung des Körpers zu regulieren. Als ich in meinen Dreißigern Gewicht zulegte, erkannte ich, dass sich zwar mein Stoffwechsel wegen des beginnenden Alterungsprozesses zu verlangsamen begann, dass das aber nicht der wahre Grund dafür war, dass ich kein Gewicht verlieren konnte. Ich verstand, dass mein überflüssiges Gewicht nicht nur aus Fett bestand; ein Teil davon war Abfall in meinem Körper – überflüssiger giftiger Abfall, verursacht durch jahrelanges Essen minderwertiger Kost, der zu Flüssigkeitsstau und Abfall im Dickdarm führte.

Nun werden Ihnen viele Mediziner erzählen, dass Sie Ihrem Körper bei der Reinigung und der Entgiftung nicht helfen müssen. Und doch gibt es immer mehr wissenschaftliche Forschungen, die zeigen, dass industrielle und Umweltgifte ein Faktor bei vielen Krankheiten sind, wie etwa der Parkinson-Krankheit. Ratschläge von Medizinern konzentrieren sich zumeist auf weniger Essen und mehr Training. Ich würde meine Gesundheit aber niemals allein den Ärzten anvertrauen und bin der Ansicht, dass ich kein Diplom brauche, um meinen Körper und meine Gesundheit zu analysieren. Verstehen Sie mich nicht falsch: Ich habe den größten Respekt für Ärzte, aber meiner Meinung nach sind sie ausgebildet, um Symptome zu behandeln, und haben keine Erfahrung darin zu erkennen, was toxische Belastungen für die Gesundheit und bei Beschwerden bedeuten.

Trotzdem sollten Sie bei jedem Wechsel Ihrer Ernährung oder Ihres Lebensstils einen Arzt konsultieren, wenn Sie Ihre Reise Richtung gesundes Essen und Leben antreten. Unter Umständen werden Sie es sein, die ihm wertvolle Informationen geben, die er nutzen kann, um anderen Patienten zu helfen. Wir sind dazu da, einander zu helfen, um dauerhaft gesund zu bleiben. Eines meiner liebsten Zitate lautet: »Gesundheit ist ein Zustand vollständigen körperlichen, mentalen und sozialen Wohlbefindens und nicht einfach die Abwesenheit von Krankheit und Gebrechen« (Weltgesundheitsorganisation, 1948).

Wie die amerikanische Standardkost (SAD) zur toxischen Überlastung des Körpers beiträgt

Die Qualität unseres Essens ist ein wichtiges Bindeglied zwischen Gewichtszunahme und toxischer Überlastung des Körpers. Die Nahrung ist unsere Energiequelle, und je mehr Nährstoffe das Essen enthält, desto besser funktioniert der Körper. Wenn wir nährstoffreiche, biologische und giftfreie Nahrung zu uns nehmen, wird dem Körper die höchstmögliche Zahl an Nährwerten zugeführt, was uns ein Gefühl des Wohlbefindens und der Fülle verleiht, ohne auf leere Kalorien zurückzugreifen, die uns mehr und mehr essen lassen. Leider ist das nur die Theorie, denn in der Realität nehmen die Menschen heute immer weniger gesunde nährstoffreiche Nahrung zu sich.

Die amerikanische Standardkost besteht aus stark verarbeiteten und raffinierten Speisen, inklusive Tiefkühlnahrung, Fastfood und vorgefertigten Speisen, abgepackt oder in Dosen, die absolut ungeeignet sind im Rahmen einer gesunden Ernährung. Restaurants, Fastfoodketten und Supermärkte sind voll mit Speisen, die reich an Fett, Zucker, Cholesterin, Salz, künstlichen Geschmacksstoffen, Pestiziden, Hormonen und Konservierungsstoffen sind, die allesamt zur toxischen Überbelastung des Körpers beitragen.

Sehen wir uns die amerikanische Standardkost, die so viele von uns zu sich nehmen, etwas näher an. Sie enthält jede Menge stark raffinierten Weizen, wie Weißbrot, Kekse, Bagels und Pasta, Frühstücksflocken und andere verarbeitete Speisen wie Kartoffel- und Maischips. Fettreiche Speisen wie Steaks, Burger, Hotdogs, Rippchen, Speck und Schweinekoteletts sind großer Bestandteil des Speiseplans. Hinzu kommen reichlich gesättigte Fette, hydriertes Öl und verarbeitete Pflanzenöle wie Salatdressings, die meisten Kochöle und Mayonnaise. Es ist kein Wunder, dass wir eine Welle von Herzkrankheiten, Krebs, Diabetes und Arthritis sowie viele andere degenerative Erkrankungen zu verzeichnen haben. Als Nachspeise essen wir Kuchen, Pasteten, Muffins, Gebäck und Brownies – nicht zu vergessen Donuts und Schokoladeriegel. Frühere Generationen lebten um einiges gesünder, weil keine dieser Speisen existierte. Heute aber ist der Lebensstil so hektisch und schnell geworden, dass wir keine Zeit mehr dazu haben, uns gesund zu ernähren. Und doch sollten wir gesünder essen, um den Körper mit Nährstoffen zu »füttern«, die er braucht, um vital zu bleiben.

Gewichtszunahme wird nicht nur über die Menge, die Sie zu sich nehmen gesteuert, es geht vor allem darum, was Sie essen und welchen Substanzen Ihr Körper ausgesetzt ist, die eine toxische Überbelastung hervorrufen. Obwohl wir theoretisch nicht hungern, wie Menschen in anderen Weltregionen, sind wir sicherlich unterernährt. Wir essen viel, aber unsere Nährstoffdefizite manifestieren sich als »Bauchfett«, »Riesenschenkel«, »schwabbelige Oberarme« und »Bierbäuche«. Kommt Ihnen das bekannt vor?

Wie Toxine überschüssiges Fett im Körper erzeugen

Um es noch mal auf den Punkt zu bringen: Die Menschen haben Schwierigkeiten abzunehmen, weil ihr Körper voll mit Gift ist. Je mehr Gifte Sie einnehmen oder je mehr Giften Sie ausgesetzt sind im Laufe des Tages, desto mehr Toxine speichern sich in den Fettzellen des Körpers. Toxine, die in Fett gespeichert sind, wird man alleine durch eine Diät kaum los. Sie müssen zunächst Ihren Körper entgiften. Wenn der Körper mit Toxinen überlastet ist, setzt er seine Energie nicht mehr dazu ein, Kalorien zu verbrennen, sondern verwendet sie, um intensiver an der Entgiftung zu arbeiten. Mit anderen Worten, der Körper hat nicht genug Energie, um Kalorien zu verbrennen. Wenn der Körper aber effizient entgiftet und auf diese Art die Toxine entfernt, kann die Energie für die Verbrennung von Fett eingesetzt werden. Deshalb beginnt das DHEMM-System mit der Entgiftung als erstem Schritt zum Abbau überflüssigen Gewichts.

Ich glaube, dass ein effizientes Programm für den Gewichtsverlust sowohl Fettverlust als auch Entgiftung zum Ziel haben muss. Wenn Sie beginnen, Gewicht (Fett) zu verlieren, werden Toxine, die in Fettzellen gespeichert sind, in den Blutkreislauf gebracht und müssen daher aus dem Körper entfernt werden, um keine Krankheiten zu verursachen. Deshalb ist das Ergebnis von Gewichtsverlust nicht nur Fettverlust, sondern auch eine bessere Gesundheit und Wohlbefinden.

Ihr Körper speichert die Mehrheit der Toxine in Fettzellen, und es ist in der Tat besser, wenn sie in den Zellen sind statt im Blutkreislauf. Der Nachteil ist: Je mehr Körperfett Sie haben, desto mehr Toxine werden von Ihnen gespeichert. Und da Ihr Körper weiß, dass die Abgabe der Gifte in den Blutkreislauf schlechter ist als ihre sichere Speicherung in Ihren Fettzellen, hält er sie verzweifelt zurück und will sie nicht abgeben. Daher sind Fettzellen nicht leicht zu zerstören, belasten den Körper buchstäblich und machen ihn fetter.

Der erste Schritt zum Abnehmen ist daher die Entgiftung. Ohne diese Maßnahme verlieren Millionen Menschen weltweit den Kampf gegen dauerhaftes Abnehmen. Es ist kein Zufall, dass die Fettleibigkeit in Amerika Hand in Hand mit der Zunahme der Umweltgifte geht.

Wie Toxine Gewichtsverlust verhindern

Eine Studie, die in *Obesity Reviews* veröffentlicht wurde, kam zu dem Schluss, dass während der Gewichtsabnahme bestimmte Toxine (zum Beispiel Pestizide) aus den Fettgeweben abgegeben werden, wo sie normalerweise gespeichert sind. Diese Toxine können Ihren Körper verunreinigen, den Stoffwechsel bremsen und zusätzlichen Gewichtsverlust schwieriger machen. Weitere Studien zeigen, dass Toxine, die während des Abnehmens freigesetzt werden, Schilddrüse und Mitochondrien in ihrer Funktion behindern, was unseren Stoffwechsel beeinträchtigt und die Fähigkeit unseres Körpers einschränkt, Fett und Kalorien zu verbrennen. In einer Studie von Catherine Pelletier, einer Forscherin an der Laval University, wird darüber hinaus die Ansicht vertreten, dass Umweltgifte sich negativ auf die Funktion der Schilddrüse auswirken, die entscheidend für eine angemessene Regulierung des Stoffwechsels ist. Deshalb ist es von höchster Wichtigkeit, den Körper zu entgiften, wenn Sie Gewicht und überschüssiges Fett loswerden wollen. Es erlaubt Ihnen eine bessere Ausmerzung der Toxine und verhindert die Verlangsamung des Stoffwechsels.

Toxine können den Gewichtsverlust auf folgende Weise behindern:

- *Sie verlangsamen den Stoffwechsel.* Wenn die Toxine aus den Fettzellen freigesetzt werden, können sie die Schilddrüse dazu bringen, langsamer zu arbeiten, was den Stoffwechsel negativ beeinflusst. Arbeitet die Schilddrüse langsamer, verlangsamt sich auch der Stoffwechsel, was zu Gewichtszunahme und Energieverlust führt.
- *Sie verringern Ihre Fähigkeit, Fett zu verbrennen.* Toxine beeinträchtigen die Fähigkeit des Körpers, Fett zu verbrennen, um bis zu 20 Prozent. Toxine, die während des Abnehmens freigesetzt werden, stören die Funktion der Mitochondrien, was die Fähigkeit des Körpers, Fett zu verbrennen, beeinträchtigt.
- *Sie verlängern die Zeit bis zur Sättigung.* Es gibt Hormone, die dem Gehirn Signale senden, dass wir voll sind und zu essen aufhören können. Toxische Überlastung verursacht hormonelle Ungleichgewichte, die die Funktionsweise dieser Signale behindern.
- *Sie stören die Steuerung des Appetits.* Neben der direkten Senkung des Schilddrüsenhormonspiegels, der Verlangsamung des Stoffwechsels und der Fettverbrennung schädigen Toxine auch den Mechanismus, der den Appetit kontrolliert. Toxine können die komplexen Appetitkontrollsysteme stören, die durch Hormone und Neurotransmitter aus den Fettzellen, dem Darm und dem Gehirn reguliert werden.
- Gewichtsverlust alleine kann schon eine Herausforderung sein, aber wenn wir noch die Rolle der Toxine in den Fettzellen miteinbeziehen, ist die Aufgabe noch um einiges schwieriger. Wenn Sie gute Fortschritte machten und plötzlich einen Punkt erreichen, von dem aus Sie die letzten zehn Kilogramm einfach nicht mehr abnehmen können, dann werden Sie wissen wollen, ob es die toxische Belastung in Ihrem Körper ist, die Sie am Abnehmen hindert.

Teil II:

Fünf Tricks zum dauerhaften Gewichtsverlust

Fünf Gebote für dauerhaften Gewichtsverlust

Es gibt fünf Gebote, denen Sie folgen müssen, um Gewicht abzunehmen, und alle fünf werden im DHEMM-System berücksichtigt, um sicherzustellen, dass Sie Ihr Gewicht dauerhaft halten können. Das sind die fünf Gebote:

1. Entgiften Sie Ihren Körper, vor allem die Leber, die in der Lage sein muss, Zucker und Fett richtig umzuwandeln, damit Sie hartnäckiges Fett im Körper abbauen können.
2. Korrigieren Sie die hormonellen Ungleichgewichte, damit Ihr Gehirn und Ihr Bauch miteinander kommunizieren, um Ihr Essverhalten zu steuern und Ihren Appetit zu zügeln.
3. Lernen Sie, wie Sie Ihren Stoffwechsel beschleunigen können, um Ihren Körper in eine Fettverbrennungsmaschine zu verwandeln.
4. Essen Sie Nahrung, die Sie dünn macht.
5. Vermeiden Sie Nahrung, die Sie dick macht.

Wenn Sie die Gründe für diese fünf Gebote verstehen, werden Sie nicht nur erfolgreich Ihr Idealgewicht halten, sondern auch Ihre langfristige Gesundheit positiv beeinflussen und sogar chronische Leiden und Krankheiten heilen. Die Belohnung für Ihre Mühen ist ein neues Lebensgefühl und frische Energie. Sie werden köstliche, gesunde, nährstoffreiche Speisen genießen, die viele fettverbrennende und heilende Eigenschaften haben.

Die Befolgung dieser fünf Gebote ist entscheidend für langfristigen, nachhaltigen Gewichtsverlust, der nicht auf Nahrungsreduzierung basiert, sondern auf der Einnahme von nährstoffreichen Speisen, die Ihren Körper dünn und gesund machen. Diätexperten haben ein oder zwei dieser Elemente herausgestrichen, doch niemand hat bislang alle fünf kritischen Erfolgsfaktoren in ein umfassendes Programm integriert.

Kapitel 5:

Wie Sie die toxische Überbelastung in Ihrem Körper loswerden

Wie im vorhergehenden Kapitel diskutiert, besteht der erste entscheidende Schritt zur Gewichtsabnahme darin, die Toxine im Körper loszuwerden. Wenn Sie versuchen, Gewicht zu verlieren, ohne die Toxine zu eliminieren, werden Sie das Gewicht, das Sie verlieren, sofort wieder zulegen – selbst wenn Sie noch härter trainieren, um Fett zu verbrennen. Um dauerhaft Gewicht zu verlieren, müssen Sie den Körper entgiften und reinigen, um die Toxine, mit denen wir täglich konfrontiert sind, auszuscheiden, damit sie nicht mehr und mehr Fettzellen im Körper bilden.

Was heißt Entgiftung des Körpers?

Entgiftung ist ein Reinigungsprozess für den gesamten Körper, der alle Entgiftungssysteme und -organe erfasst. Entgiftung ist der Prozess der Reinigung und Reduzierung der toxischen Belastung, die aktuell in Ihrem Körper besteht. Da es eine Unmenge Toxine in ihren Zellen, Geweben und Organen gibt, entgiften Sie, um sie aus ihren Verstecken an die Oberfläche zu bringen, damit Sie sie aus dem Körper entfernen können.

Viele Menschen nehmen irrtümlicherweise an, dass das Wort »Reinigung« eine einmalige Dickdarmreinigung bedeutet, die sie einige wenige Tage hindurch im Abstand von einigen Jahren durchführen. Das ist Entgiftung im engeren Sinn. Obwohl der Dickdarm einen von vielen Entgiftungskanälen für die Entfernung der Toxine darstellt, geht eine umfassende Säuberung weit über eine Dickdarmentleerung hinaus. Sie umfasst eine Reinigung aller Entgiftungsorgane, inklusive Leber, Nieren, Haut und so weiter. Stellen Sie sich vor, Sie würden Ihr Haus nur einmal im Jahr reinigen? Wenn Sie diese Vorstellung auf Ihren Körper übertragen, dann wollen Sie sicherlich nicht ein Jahr lang warten, um Ihr Inneres zu »reinigen«. Regelmäßige Säuberung stellt sicher, dass Sie Toxine dauerhaft eliminieren und Abfall oder Schlacke loswerden. Wenn Sie zu lange mit der Reinigung des Körpers warten, dringen die Toxine tiefer in Ihren Körper ein, lassen Sie müde und alt aussehen, verursachen letztlich Krankheiten und Gewichtszunahme. Es kann nicht unser Ziel sein, gezwungenermaßen in der Nähe des nächsten WC zu kampieren. Wir suchen Entgiftungsmethoden, die stufenweise, dafür aber stetig wirken, um störende Nebeneffekte zu vermeiden. Wir müssen uns die Säuberung deswegen als regelmäßige, fortlaufende Aktivität vorstellen, die wir durchführen, um ein Optimum an Gesundheit und Wohlbefinden zu erreichen.

Entgiftung unterscheidet sich von einer Diät insofern, als sie die Säuberung des gesamten Körpers anstrebt. Wie auch immer, eine der Folgen der Entgiftung ist die schnelle Abnahme überflüssigen Gewichts. Die Philosophie des Prozesses besteht darin, dem Körper beim natürlichen Prozess der Selbstreinigung zu helfen.

Wir entfernen überflüssige Toxine kontinuierlich über unser Verdauungs-, Urin-, Kreislauf-, Atem- und Lymphgefäßsystem sowie über unsere Haut. Es ist nicht unnatürlich, dem Körper bei der Reinigung zu helfen. Manchmal wird die Abgabe der Toxine aus Geweben und Zellen »Entgiftung« genannt, während die Ausschwemmung oder Eliminierung der Toxine aus dem Körper als »Reinigung« bezeichnet wird. Für unsere Zwecke werden wir den gesamten Prozess als Entgiftung oder Reinigung bezeichnen. In diesem Buch sind die Wörter Entgiftung und Reinigung austauschbar.

Die Vorteile bei der Entgiftung des Körpers sind:

- Gewichtsverlust und die Erkenntnis, dass leichteres Essen Spaß macht
- Bessere Verdauung; bessere Ausscheidung; weniger Verstopfungen, Gase, Aufgedunsenheit und Verdauungsstörungen
- Weniger allergische oder negative Reaktionen auf Nahrung
- Weniger Schleim und Verstopfung, weniger Schniefen und Husten
- Mehr Energie, eine bessere Nährstoffaufnahme und insgesamt eine verbesserte Gesundheit
- Ein Gefühl der Zufriedenheit, mehr Vitalität und ein Verlangen danach, dauerhaft gesündere Nahrung zu essen und effektivere Essgewohnheiten zu entwickeln

Wie entgiftet sich der Körper selbst?

Führen Sie sich vor Augen, dass die Entgiftung ein kontinuierlicher Prozess ist, der täglich im Körper abläuft. Wir eliminieren fortwährend Toxine durch unser Verdauungs-, Urin-, Kreislauf-, Atem- und Lymphgefäßsystem sowie über die Haut, und alle diese Systeme arbeiten hervorragend. Wenn wir älter werden, erbringen sie wegen der toxischen Belastung keine Spitzenleistungen mehr.

Der Körper hat sieben Ausscheidungsorgane: das Blut, das Lymphgefäßsystem sowie fünf Organe – Dickdarm, Nieren, Lunge, Haut und Leber. Jedes einzelne ist unersetzbar, um die Toxine und Abfälle loszuwerden, und jedes einzelne muss optimal funktionieren, damit der gesamte Körper wirksam gereinigt wird. Wie auch immer, die Gifte im Körper haben zur Folge, dass die Organe und Systeme möglicherweise Hilfe brauchen, um den erhöhten Anforderungen an sie gerecht zu werden.

Sehen wir uns die wichtigsten Entgiftungsorgane und -systeme im Körper an.

- *Dickdarm.* Der Dickdarm ist etwa drei Meter lang und der Teil im Verdauungssystem des Körpers, der Abfälle aus dem Dünndarm in den Mastdarm transportiert. Der Dünndarm saugt alle Nährstoffe aus der aufgenommenen Nahrung und bringt den Restabfall in den Dickdarm. Während der Dickdarm die Abfälle in den Mastdarm transportiert, absorbiert er das Wasser aus dem Abfall. Er nimmt aber möglicherweise auch Schadstoffe auf. Je länger der Abfall sich im Dickdarm aufhält, desto größer ist die Möglichkeit, dass er Schadstoffe zurück in den Körper bringt. Deshalb ist es wichtig, stetigen, täglichen Stuhlgang zu haben, um den Abgang des Abfalls aus dem Körper sicherzustellen.

- *Nieren.* Die Nieren, die an den Seiten des unteren Rückens platziert sind, filtern das Blut im Körper und stoßen Stoffe ab, die der Körper nicht benötigt. Abfälle und überschüssiges Wasser werden zu Urin, der über die Blase ausgeschieden wird.
- *Lunge.* Täglich machen wir etwa 23 000 Atemzüge, was etwa 10 000 Liter Luft in die Lunge bringt. Die Luft, die Sie einatmen, enthält verschiedene Gase, darunter Sauerstoff, die Ihre Zellen zum Funktionieren brauchen. Mit jedem Atemzug führt Ihre Lunge dem Blut frischen Sauerstoff zu, der zu den Zellen transportiert wird.
- *Haut.* Die Haut als das größte Organ des Körpers ist eines unserer effizientesten Entgiftungsorgane. Obwohl Leber und Nieren die Hauptverantwortlichen für die Entgiftung sind, kommt der Haut ebenfalls eine überaus wichtige Rolle zu. Wenn der Körper richtig entgiftet, sondert die Haut über den Schweiß Wasser und Toxine, Salz und andere Chemikalien aus dem Körper ab. Die Drüsen, die mit Millionen winziger Haarteilchen verbunden sind, welche sich in den Hautporen befinden, produzieren Schweiß, der erst die Aussonderung der Toxine möglich macht. Wir können unseren allgemeinen Gesundheitszustand anhand der Haut verfolgen. Wenn unsere Haut einen gesunden Glanz hat und weich ist, ist das ein Hinweis darauf, dass der Körper richtig entgiftet. Wenn aber unsere Haut trockene Stellen hat, Akne, Nessel- und Hautausschläge aufweist, ist dies ein Hinweis darauf, dass unsere inneren Organe von Toxinen belastet sind.
- *Leber.* Die Leber ist das größte der inneren Organe, sie hat die wichtigste und umfassendste Arbeit zu leisten. Sie hat die Kapazität, einen Liter Blut pro Minute zu filtern, und sie hat spezifische Stoff-

wechselfunktionen. Wenn das Blut durch die Leber fließt, beginnt der Entgiftungsprozess. Die Leber sondert ihre Gifte als Gallenflüssigkeit ab. Die Gallenflüssigkeit, die von der Leber produziert wird, lagert in der Gallenblase. Sie entleert in der Folge die Toxine in den Dünndarm, die über den Dickdarm eliminiert werden. Wenn wir Verstopfung haben, bleiben Toxine und Gallenflüssigkeit zu lange im Darm. Das führt dazu, dass Gifte, die den Körper verlassen sollten, vom Körper wieder absorbiert werden. Diese Gifte können Monate oder sogar Jahre gespeichert bleiben, jedoch auch mit Schweiß ausgeschieden werden, etwa wenn wir trainieren oder in die Sauna gehen, beides empfehlenswerte Wege, die Toxine über die Haut zu eliminieren. Wir werden in diesem Kapital später noch ausführlich auf die Leber zurückkommen.

- *Lymphgefäßsystem*. Das Lymphgefäßsystem ist ein sekundäres Zirkulationssystem, das die Entgiftung und die Immunsysteme stützt. Das Lymphgefäßsystem transportiert Toxine und überschüssige Flüssigkeiten, unsere Schweißdrüsen entfernen in der Folge die Toxine über die Haut. Wenn Gewebe sich im Laufe der Arbeit der Körperfunktionen mit Toxinen füllen, führt der Körper sie über den Blutkreislauf zur Leber, wo sie bearbeitet werden. Dieser Transport geschieht über das Lymphgefäßsystem, das auch Fette und Fettsäuren und Immunzellen transportiert. In einem gesunden Körper arbeitet das Lymphgefäßsystem reibungslos und effizient, aber wenn der Körper mit Toxinen überlastet ist, sollte das Lymphgefäßsystem gestärkt werden. Anzeichen dafür, dass das Lymphgefäßsystem nicht mehr richtig arbeitet, sind geschwollene Hände, Füße, Beine und Cellulite. In Kapitel 14 werden wir natürliche Methoden diskutieren, mit denen Sie Cellulite loswerden können.

Das Hauptorgan, das dick oder dünn macht

Der Schlüssel zu dauerhaftem Gewichtsverlust ist eine gesunde Leber, die Spitzenleistungen erbringt. Die Leber (bekannt als Fettverbrennungsorgan) ist die Geheimwaffe für den Gewichtsverlust. Die Leber ist sowohl für die Zerstückelung, für die Eliminierung oder Neutralisierung der Toxine im Körper als auch für die Aufspaltung der Fette im Körper verantwortlich.

Die Leber, die die Größe eines Footballs hat und ein bis zwei Kilogramm wiegt, ist das größte Einzelorgan unseres Körpers. Stellen Sie sich die Leber als Waschmaschine für Blut vor. Die Leber stützt das Verdauungssystem, kontrolliert den Blutzuckerspiegel und reguliert die Fettspeicherung. Wenn Gifte oder überschüssiges Fett die Leber blockieren, kann sie die Fettverbrennung nicht durchführen. Wenn Ihre Leber den Stoffwechsel nicht einwandfrei durchführen kann, dann haben Sie keine Energie, absorbieren die Nährstoffe, die für die Aufrechterhaltung der Körperfunktionen notwendig sind, nicht richtig, und der Körper kann Krankheiten nicht bekämpfen.

Die Leber steuert viele Funktionen, die helfen können, in einer guten gesundheitlichen Verfassung zu sein und Gewicht zu halten. Die Leber hat folgende Funktionen:

- Sie filtert Ihr Blut, um Toxine wie Viren, Bakterien, Hefen und andere giftige externe Substanzen zu entfernen. Wenn die Leber optimal funktioniert, ist sie in der Lage, 99 Prozent der Toxine im Blut auszufiltern, bevor dieses im restlichen Körper verteilt wird.
- Sie wandelt Fette um, indem sie Gallenflüssigkeit produziert, eine Substanz, die Fette zerkleinert, damit sie verdaut werden. Ihre Leber produziert täglich etwa einen Liter Gallenflüssigkeit, die Nahrungsfette zerkleinert, damit sie als Energieträger verwendet werden können.
- Sie wandelt Kohlenhydrate um und hilft dem Körper dabei, ein gesundes Blutzuckerniveau zu halten.
- Sie spaltet Proteine in ihre Aminosäurebestandteile auf, wodurch lebensnotwendiges Bluteiweiß geschaffen wird.
- Sie übernimmt die Funktion eines großen Speichers, in dem eine große Bandbreite an Substanzen, etwa Glykogen für gelagerte

Energie, Eisen, Blut sowie die Vitamine A, D und B12, Aufnahme finden.

- Sie hält Ihre Stoffwechselmaschine am Laufen und Ihren Körper frei von Toxinen, sie entfernt Drogen, Chemikalien und Hormone aus dem Blut, indem sie sie deaktiviert und eliminiert.

Aufgrund der heutigen Umweltbedingungen nehmen wir täglich mehr und mehr Toxine auf: Schadstoffe, Antibabypillen, rezeptpflichtige Medikamente, Reinigungsmittel, Nahrungsmittelzusätze und Pestizide. Mit fortschreitendem Alter vermehren sich die Toxine im Körper und bauen eine toxische Überbelastung auf. Wenn die Leber überladen mit Toxinen ist, hat sie Schwierigkeiten, sie zu entfernen, daher beginnt sie, diese in Fettzellen zu lagern. Je mehr Toxine wir im Laufe der Zeit aufnehmen, desto mehr Fettzellen werden im Körper erzeugt.

Wenn Ihre Leber effizient funktioniert, fällt es Ihnen viel leichter, Gewicht zu verlieren. Sie muss gut genug arbeiten, um die Toxine zu eliminieren, die die Fettzellen im Körper verursachen. Wenn Sie in gewissen Körperregionen Körperfettkonzentrationen aufweisen, speziell um die Taille und in der Bauchgegend (zu Beispiel Bauchfett), deutet das darauf hin, dass Ihre Leber möglicherweise nicht so gut und effizient funktioniert, wie sie könnte. Um dieses überschüssige Gewicht zu verlieren, müssen Sie die Leber entgiften und säubern, was nicht nur die Taille, sondern den ganzen Körper schlanker machen wird.

Die in den USA am weitesten verbreitete Leberkrankheit ist unter dem Namen Fettleber bekannt. Diese entsteht, wenn die Leber aufhört, Fett zu verarbeiten und es beispielsweise um die Taille ablagert. Von Leberverfettung sind etwa 20 Prozent der Bevölkerung betroffen. Hauptgrund für die Fettleber ist die zu starke Einnahme von Zucker, Maissirup mit hohem Fructoseanteil sowie raffinierten Kohlenhydraten (wie Weißmehl, weißer Reis und weißer Zucker). Überschüssiger Zucker beschädigt die Mitochondrien. Die Mitochondrien sind Kleinstkraftwerke in jeder Zelle, die Zucker in Energie umwandeln. Mit fortschreitendem Alter nimmt die Zahl der Mitochondrien ab und sie arbeiten weniger effektiv. Jede Zelle hat etwa 1000 Mitochondrien, wenn wir jung sind, aber weniger als die Hälfte, wenn wir um die fünfzig sind. Das bedeutet, dass unser Körper weniger Energie produziert, was einen langsameren Stoffwechsel zur Folge hat. Einer der Hauptgründe, warum wir Gewicht zulegen, wenn wir altern, besteht darin, dass wir weniger Energie produzieren, obwohl wir weiterhin dieselbe Menge Energie in Form von Nahrung aufnehmen wie zuvor. Eine Fettleber ist auch eine entzündete Leber, sie produziert im Körper mehr Entzündungsmoleküle, die zu weiteren Schäden an den Mitochondrien führen. Die Vermeidung von Schäden an den Mitochondrien ist wichtig für dauerhaften Gewichtsverlust. Wenn die Mitochondrien angegriffen sind, können wir Fett oder Kalorien nicht effektiv verbrennen, was langsameren Stoffwechsel und mehr Gewichtszunahme zur Folge hat.

Möglicherweise denken Sie, dass Ihre Leber durchaus in Ordnung ist. Wie können Sie es herausfinden? Die Symptome für eine toxische Belastung des Körpers sind Aufgedunsenheit, Verstopfung, Verdauungsstörungen, geringe Energie, Erschöpfung, Gedächtnisstörungen, Depression, Gewichtszunahme, chronische Schmerzen, Infektionen, Allergien und Kopfschmerzen. Ziehen Sie das Quiz »Wie viel Gift haben Sie im Körper?« in Kapitel 4 heran, um die toxische Belastung Ihres Körpers einzuschätzen. Wenn Sie sich Sorgen bezüglich Ihrer Leber machen, können Sie auch einen Bluttest machen, der Ihnen sagen kann, ob die Leber gut arbeitet. Doch solche Tests können nicht das ganze Ausmaß der funktionellen Kapazität Ihrer Leber erfassen. Mit anderen Worten bedeutet das, dass ein geringer Verlust der Funktionalität der Leber durch traditionelle Bluttests nicht erfasst werden kann. Diese Art von Kapazitätsverlust nennt man »träge Leber«.

Anzeichen für eine träge Leber sind:

- Fahle Hauttönung oder gerötetes Gesicht
- Verfärbung der Augen
- Dunkle Augenringe
- Gelblich belegte Zunge
- Akne oder Ausschläge rund um die Nase, die Wangen und das Kinn
- Ein bitterer Geschmack im Mund
- Kopfschmerzen
- Launenhaftigkeit und leichte Reizbarkeit

- Übermäßiges Schwitzen
- Zu viele Gesichtsblutgefäße
- Rote Handflächen und Fußsohlen, die möglicherweise auch leicht jucken und gereizt sind

Obwohl es verschiedene Organe im Körper gibt, die ähnliche Aufgaben ausführen, stimmen Gesundheitsexperten darin überein, dass die Leber das Hauptorgan für die Entgiftung ist. Man sagt sogar, dass Lebenslänge und -qualität vom einwandfreien Funktionieren der Leber abhängen. Reinigung und Entgiftung leisten großartige Arbeit bei der Wiederherstellung des Gleichgewichts im Verdauungstrakt und für das Funktionieren der Leber. Die Leber arbeitet Tag und Nacht, um Ihr Blut von Toxinen wie Chemikalien, Giften, Bakterien und anderen körperfremden Substanzen zu reinigen. Es ist entscheidend, sie gesund und auf höchstem Leistungsniveau zu erhalten.

Wir tun täglich vieles, um die Leber unter Druck zu setzen; Dinge, die es schwierig machen für die Leber, Toxine zu eliminieren und Fette zu spalten, sind Zucker, künstliche Süßungsmittel, Alkohol, schmerzstillende Mittel und Medikamente. Die Leber muss sehr gesund sein, um diese Substanzen zu verarbeiten, die chemisch/fremd und ungeeignet für den Körper sind. Wenn der Körper mit solchen Toxinen überladen wird, speichert die Leber sie einfach in den Fettzellen. Beim DHEMM-System konzentrieren wir uns sehr stark auf die Entgiftung und Optimierung der Leberfunktionen.

Zusammenfassend kann gesagt werden, dass die Leber alles zerlegt, was in den Körper kommt, und zwischen den Nährstoffen unterscheidet, die Sie absorbieren, und den gefährlichen oder überflüssigen toxischen Substanzen, die aus dem Körper ausgesondert werden. Sie zerlegt Speisen, Getränke, rezeptpflichtige Medikamente, Vitamine, sogar Pestizide in der festen Nahrung. Aber wenn die Leber verstopft und überwältigt ist von den Toxinen, kann sie nicht effizient arbeiten bei der Zerlegung der Nahrung sowie der Verarbeitung der Nährstoffe oder Fette. Wenn Sie daher Ihr Gewicht in den Griff bekommen wollen, denken Sie an diesen wichtigen Punkt: Je mehr Gift Ihr Körper aufnimmt, desto schwieriger ist es, Gewicht zu verlieren und es niedrig zu halten.

Zwölf Methoden zur Entgiftung des Körpers

Die Entgiftung des Körpers kann mit verschiedensten Methoden erreicht werden, die wir in der Folge im Detail diskutieren werden. Ich würde vorschlagen, zwei oder drei der angeführten Methoden auszusuchen und in Ihre allgemeine Gesundheits- und Wellnessziele zu integrieren. Wenn Sie beginnen, den Körper zu entgiften, werden sie möglicherweise schon nach wenigen Tagen eine Wende zum Besseren in Ihrem Gesundheitszustand und Ihrem Energiehaushalt feststellen; andere wieder werden einige Monate warten müssen. Die toxische Belastung jedes Menschen ist unterschiedlich, und die verschiedensten Faktoren wie Gesundheitszustand, Gewicht, Stoffwechsel, Alter und genetische Disposition spielen eine Rolle. Seien Sie daher geduldig und lassen Sie sich im Laufe des Entgiftungsprozesses nicht irritieren.

Die zwölf besten Methoden zur effektiven Entgiftung und Reinigung Ihres Körpers sind:

1. Dickdarmreinigende Kräuter/Nahrungsergänzungsmittel
2. Darmspülungen
3. Leberreinigende Kräuter/Nahrungsergänzungsmittel
4. Nahrung, die den Körper entgiftet
5. Sauna
6. Bikram Yoga
7. Entgiftungsfußpflaster/Entgiftungsfußbad
8. Basenbad
9. Bürstenmassage
10. Leichte körperliche Bewegung
11. Rizinusöl-Wickel
12. Master Cleanse

Ich habe jede einzelne dieser Entgiftungsmethoden zahlreiche Male selbst angewendet und verwende meine Lieblingsmethoden immer noch im wöchentlichen Rhythmus. Entgiftung sollte für Sie eine dauerhafte Routine sein, um gesund und schlank zu bleiben.

Dickdarmreinigende Kräuter

Dickdarmreinigende Kräuter wurden jahrhundertelang problemlos verwendet. Sie wirken etwas langsamer als Darmspülungen bei der Entgiftung des Körpers, haben aber gute Resultate. Sie sind als Nahrungsergänzungsmittel als Pulver oder in Kapselform erhältlich. Ziel ist es, den Dickdarm zu zwingen, seinen Inhalt zu entleeren.

Ein positiver Effekt der Dickdarmsäuberung ist die Reduktion von Verstopfung. Eine schlechte Ernährung kann dazu führen, dass die Darmwände mit einem Belag gesäumt sind, der ganz und gar nicht gesund ist. Darmspülung hilft nicht nur dabei, den Abfall von den Darmwänden zu entfernen, sie führt auch dazu, dass die anderen Abfälle besser passieren können. Ein zweiter positiver Effekt ist die Ausmerzung von Durchfall. Er wird normalerweise durch Toxine hervorgerufen, die Probleme bei der Verfestigung der Abfälle verursachen können.

Ein starkes und effektives Mittel zur Reinigung des Dickdarmes, das bei mir sofortige Resultate zeigte, ist ein Nahrungsergänzungsmittel mit Magnesium-Sauerstoff. Es enthält Magnesiumoxyd-Verbindungen, die ozonisiert und stabilisiert wurden, womit sie zwölf Stunden lang Sauerstoff in das gesamte Verdauungssystem freisetzen können. Das Magnesium ist das Transportmittel für den Sauerstoff durch den Körper und hat erleichternde Wirkung, weil es die Toxine und säurehaltigen Abfälle löst und aus dem Körper transportiert. Sauerstoff begünstigt auch das Wachstum von gutartigen Bakterien, die wesentlich für eine gesunde Verdauung und Darmzone sind.

Intensive Dickdarmreinigungen, bei denen Magnesium-Sauerstoff-Ergänzungsmittel 7 bis 10 Tage in Folge genommen werden, stellen einen Blitzstart für ein Entgiftungsprogramm dar. Sie können ohne Bedenken regelmäßig eingenommen und auch langfristig für tägliche, fortgesetzte Entgiftung eingesetzt werden. Im Gegensatz zu künstlichen Abführmitteln macht ein gutes Magnesium-Sauerstoff-Ergänzungsmittel nicht abhängig und stärkt sämtliche Organfunktionen, was es zu einer sicheren, langfristigen Lösung macht. Wie immer sollten Sie Rücksprache mit Ihrem Arzt halten und der Gebrauchsanleitung folgen. Meist garantieren drei bis fünf Kapseln vor dem Schlafengehen für einen Zeitraum von 7 bis 10 Tagen eine effektive Dickdarmreinigung. Wenn Sie weichen Stuhl oder andere Nebeneffekte beobachten, reduzieren Sie einfach die Dosierung und stellen Sie sicher, dass Sie nur einmal am Tag eine Dosis zu sich nehmen.

Magnesium-Sauerstoff-Ergänzungsmittel sind gefahrlos regelmäßig einsetzbar, aber meine Empfehlung lautet, sie nur periodisch in Phasen starker Entgiftung und Reinigung zu nehmen, um den Dickdarm zu säubern und die Darmtätigkeit anzuregen. Für mich liegen die Vorteile in der Entfernung von in das Verdauungssystem eingedrungenen Toxinen und säurehaltigen Abfällen.

Sie können auch im Internet oder in Reformhäusern, Supermärkten oder Apotheken Darmspülungsmittel finden. Es gibt starke Kräutertees, Enzyme, Pulver und Anti-Parasiten-Kapseln. Lassen Sie sich am besten beraten, was für Sie geeignet ist.

Unterschiedliche Kräuter bringen auch unterschiedliche Ergebnisse hervor, deshalb ist wichtig, dass Sie wissen, welches Ziel Sie haben, wenn Sie ein Darmspülungsmittel aus Kräutern auswählen. Manche wollen ein Abführmittel, um Fäkalien zu eliminieren und toxische Anreicherung zu vermeiden; andere wollen gefährliche Bakterien und Parasiten abtöten; wieder andere den Stuhlgang weicher machen, Masse gewinnen und die Funktion der Dickdarmmuskulatur stärken, um einen gesunden und regelmäßigen Stuhlgang zu gewährleisten. Wenn Sie daher ein Produkt wollen, das alleine als Abführmittel wirkt, werden Sie eine andere Wahl treffen als jemand, der Ballaststoffe hinzufügen und den Dickdarm säubern oder Parasiten töten will. Beobachten Sie den Stuhlgang, um die Ergebnisse zu verfolgen. Sie werden erstaunt sein, was Sie zu sehen bekommen.

Darmspülungen

Darmspülungen, auch bekannt als Colon-Hydro-Therapie, sind eine Methode, Abfall und gepresste Fäkalien aus dem Dickdarm zu entfernen. Die erste moderne Spülungsvorrichtung wurde vor hundert Jahren erfunden. Heute führen beispielsweise Heilpraktiker Darmspülungen durch.

Darmspülungen arbeiten im Prinzip wie Einläufe, aber bei ihnen wird viel mehr Wasser verwendet und es gibt keine Gerüche und keine Unannehmlichkeiten. Während der Patient auf einem Tisch liegt, werden durch eine Maschine oder eine Schwerkraftpumpe langsam bis zu 75 Liter Wasser durch ein Rohr gespült, das in das Rektum eingeführt wurde. Wenn das Wasser in den Dickdarm gelangt ist, massiert der Therapeut den Bauch. In der Folge spült der Therapeut die Flüssigkeiten und den Abfall durch ein anderes Rohr aus. Dieser Vorgang kann auch wiederholt werden. Eine Sitzung kann bis zu einer Stunde dauern. Der Therapeut kann dabei Wasserdruck und Temperatur unterschiedlich regeln.

Der durchschnittliche Dickdarm wiegt bis zu zwei Kilogramm, aber es ist nichts Ungewöhnliches, wenn bei einer Dickdarmspülung fünf bis zehn Kilogramm ruhende Fäkalien ausgespült werden. Der Dickdarm kann eine große Menge Abfall aufnehmen, der verfault und so zur toxischen Belastung des Körpers beiträgt, wenn er nicht eliminiert wird. Viele Menschen mit sogenannten »Schwimmreifen« haben in Wahrheit mehrere Kilogramm alte, erhärtete Fäkalien in ihren Dickdärmen gespeichert. Der Spülungsprozess wird also dazu führen, dass Sie auf der Stelle an Gewicht verlieren.

Es ist eine weit verbreitete falsche Auffassung, dass eine Darmspülung den Abgang von allen guten und schlechten Bakterien verursacht. Wenn Sie sich dazu entschließen, eine Darmspülung zu machen, werden die guten Bakterien aus Ihrem Dickdarm ausgespült – aber nur kurzfristig. Nach der Spülung der guten und der schlechten Bakterien werden die guten Bakterien, die Probiotika, ergänzt. Ihr Körper wird die guten Bakterien innerhalb von vierundzwanzig Stunden wieder auffüllen, wenn der Körper nicht extrem krank oder schwach ist. Sie sollten nach einer Spülung immer ergänzend ein Probiotikum-Ergänzungsmittel zu sich nehmen, um die guten Bakterien sofort zu ersetzen. Ein guter Heilpraktiker wird Ihnen immer am Ende einer Darmspülung Probiotika (gute Bakterien) verabreichen.

Wenn Sie sich dafür entscheiden, die Spülungen anzuwenden und sie in Ihr Entgiftungsprogramm aufnehmen, dann müssen Sie alle sechs Wochen mit einer Sitzung pro Woche rechnen, insbesondere in der Anfangsphase eines intensiven Entgiftungsprozesses. Das ist deswegen notwendig, weil die Toxine, die in Ihrem Körper frei gemacht werden, zu unangenehmen Entgiftungserscheinungen führen können, wenn sie nicht schnell eliminiert werden. Um zu entscheiden, ob eine Dickdarmspülung nötig ist, sollte als Faustregel die Häufigkeit des Stuhlganges dienen. Wenn Ihr Körper die

Toxine und Abfälle gut über den Stuhl entsorgt (ein- bis zweimal pro Tag), dann benötigen Sie mit aller Wahrscheinlichkeit keine Spülung. Wenn Ihr Stuhlgang seltener ist als einmal pro Tag, dann wäre eine Spülung eine gute Idee, um ihren Stuhlgang in Schwung zu bringen.

Es gibt keine gröberen Nebenwirkungen bei einer fachgerecht von einem ausgebildeten Hydrotherapeuten durchgeführten Spülung. Sie müssen sich keine Gedanken über die Sicherheit der Spülungen machen.

Beobachten Sie Ihren Stuhlgang, um Ihren Gesundheitszustand zu prüfen

Es gibt noch einen einfachen Weg, Ihre Gesundheit zu überprüfen. Wenn Ihr Kot (Fäzes) beispielsweise schwarz oder rötlich ist, dann weist dies auf potenzielle Gesundheitsprobleme hin. Dünne Fäzes legen nahe, dass mehr Ballaststoffe in der Nahrung vonnöten sind oder dass der Verdauungstrakt aus dem Gleichgewicht geraten ist. Wenn Sie an chronischer Verstopfung leiden und Ihre Fäzes steinhart sind, kann das ein Anzeichen dafür sein, dass Ihre Leber überarbeitet ist. Wenn Sie an chronischer Verstopfung leiden oder seltenen Stuhlgang über einen längeren Zeitraum hinweg haben, dann sollten Sie ärztlichen Rat suchen.

Ihre Fäzes verraten Ihnen, was in Ihrem Körper vor sich geht. Gesunde Fäzes sollten:

- Zwei- bis dreimal pro Tag auftreten, sicherlich nicht weniger als einmal
- Keinen starken, intensiven Geruch haben
- Braune Farbe, die Form einer Banane und die Breite eines Würstchens haben
- Zehn bis zwanzig Zentimeter lang sein, sanft ins Wasser gleiten und langsam versinken

Diese Richtlinien sollten Ihnen dabei helfen, Ihre Fäzes zu prüfen, um fortwährend die Gesundheit Ihres Verdauungssystems und der toxischen Belastung Ihres Körpers einzuschätzen.

Leberreinigende Kräuter/Nahrungsergänzungsmittel

In diesem Kapitel haben wir bereits darauf hingewiesen, wie wichtig die Leber für den Gewichtsverlust und für die Gesundheit ist. Die Leber ist für die Zersetzung und Eliminierung von Toxinen und von Fetten aus dem Körper verantwortlich. Es ist daher entscheidend, dass wir die Leber reinigen, um die Fähigkeit des Körpers zur Reinigung, den Stoffwechsel und die Fettverbrennung zu stützen.

Eine einfache Methode der Leberreinigung ist das Einnehmen von Kräutern in Form von Nahrungsergänzungsmitteln wie Mariendistel, Löwenzahn und Große Klette. Diese Kräuter sind völlig natürlich und sehr wirkungsvoll bei der Leberentgiftung. Sie werden feststellen, dass viele Produkte am Markt eine Mischung dieser Kräuter enthalten, um die beste Wirkung zu erzielen. Wenn Sie nach Produkten suchen, die bei der Reinigung Ihrer Leber helfen, stellen Sie sicher, dass sie völlig natürlich und gut bekömmlich für Ihren Körper sind. Eine zusätzliche, günstige Möglichkeit der Leberreinigung ist das Trinken von ein bis zwei Esslöffeln Apfelessig aufgelöst in 200 Gramm Wasser täglich am Morgen und am Abend. Machen Sie das zwei bis drei Wochen, bis sich die Symptome der trägen Leber gelegt haben.

Eine Leberreinigung ist eine sehr positive, erneuernde Erfahrung mit zahlreichen gesundheitlichen Vorteilen. Mit einer gesünderen Leber kann der Körper sich selbst entgiften, seine Fettverbrennungskapazitäten stärken und optimale Gesundheit erlangen.

Nahrungsmittel, die den Körper entgiften

Wenn Sie natürliche, biologische Nahrungsmittel zu sich nehmen, halten Sie Ihr Körperinneres rein und werden trotz Ihres Alters blendend aussehen. Wenn Sie mehr natürliches, rohes Essen zu sich nehmen, werden Sie einfach besser aussehen und sich auch besser fühlen. Nahrungsmittel und Kräuter, die entgiften und den Körper reinigen, sind:

- *Grüne Blattgemüse.* Wenn Sie bereit dazu sind, Ihren Körper zu entgiften, dann füllen Sie Ihren Kühlschrank mit Grünkohl, Spinat, Spirulina, Sprossen, Mangold und anderen biologischen Blattgemüsen. Diese Gemüse sind am besten für die Reinigung des Körpers, wenn sie roh gegessen oder im Mixer zu Saft verarbeitet zu sich genommen werden. Diese Pflanzen geben Ihrem Darmtrakt einen Chlorophyllstoß. Chlorophyll entfernt aus dem Körper schädliche Umweltgifte, verursacht durch Smog, Schwermetalle, Pflanzenvernichtungsmittel, Reinigungsmittel und Pestizide. Blattgemüse sind auch reich an natürlichem Schwefel und an Glutathion, die der Leber bei der Entgiftung von schädlichen Chemikalien helfen.
- *Zwiebel.* Weiße Zwiebel, Winterzwiebel (Jungzwiebel) und Schalotte sind eine Quelle für schwefelhaltige Aminosäuren. Schwefel stößt einen Prozess der Leberentgiftung an, der als Sulfatierung bekannt ist. Die Aminosäuren in den Zwiebeln liefern das Rohmaterial für die Produktion von Gluthation, einem Entgiftungsstoff in der Leber. Glutathion entgiftet Acetaminophene und Koffeine, die das Organ passieren. Rohe rote Zwiebeln sind besonders wirkungsvoll, da sie Quercetin enthalten, eine entzündungshemmende Substanz, die die Leberfunktion stützt.
- *Zitrusfrüchte (Grapefruit, Zitrone, Limette und Orange).* Diese Wunderfrüchte helfen einerseits dem Körper bei der Ausspülung der Toxine und sorgen andererseits für einen Neustart des Verdauungssystems durch enzymatische Prozesse. Außerdem helfen sie der Leber beim Reinigungsprozess. Um einen Entgiftungsprozess zu stärken, beginnen Sie jeden Tag am Morgen mit einem Glas warmem Zitronensaft. Führen Sie sich vor Augen, dass das Vitamin C hervorragende entgiftende Eigenschaften hat, da es Toxine in verdauliches Material verwandelt.
- *Broccolisprossen.* Broccolisprossen enthalten extrem viele Antioxidantien und stimulieren die Enzyme für die Entgiftung im Verdauungstrakt wie kein anderes Gemüse. Die Sprossen sind effektiver als die ausgewachsene Pflanze.
- *Knoblauch.* Diese stark riechende Knolle regt die Leber zur Produktion von Enzymen zur Entgiftung an, die die toxischen Restbestän-

de im Verdauungssystem ausfiltern. In Scheiben geschnittener oder gekochter Knoblauch in allen beliebigen Mahlzeiten hilft in jedem Entgiftungsprogramm.

- *Samen und Nüsse.* Nehmen Sie mehr Samen und Nüsse in Ihren täglichen Speiseplan auf. Leinsamen, Kürbiskerne, Mandeln, Walnüsse, Hanfsamen, Sesamsamen, Chiasamen, Samen der sibirischen Zirbelkiefer und Sonnenblumenkerne.
- *Omega-3-Öle.* Verwenden Sie Hanföl, Avocadoöl, Olivenöl, Fischöl oder Leinöl, wenn Sie entgiften. Sie schmieren die Darmwände, die Toxine werden vom Öl absorbiert und im Anschluss aus dem Körper eliminiert.
- *Bohnen.* Essen Sie viele Bohnen. Bohnen enthalten das wirkungsvolle Enzym Cholecystokinin, das auf natürliche Art den Hunger unterdrückt, Ihrer Leber Eiweiß zuführt und so bei der Entgiftung des Körpers hilft. Fügen Sie die Bohnen Ihrer Mahlzeit im Salat oder als Beilage hinzu.
- *Grüner Tee.* Grüner Tee wäscht dank seiner Antioxidantien und seiner Flüssigkeit die Toxine aus dem System, er enthält auch einen besonderen Wirkstoff mit antioxidativer Wirkung, die Catechine, die die Leberfunktion stärken.
- *Grüne Smoothies.*

Sauna

Die Haut ist das größte Organ des Körpers für die Eliminierung von Giftstoffen, und die Sauna ist behilflich dabei, Toxine durch die Haut aus dem Körper zu schwitzen. Ich liebe die Sauna, weil sie gut für die Gesundheit, aber auch für die Schönheit ist. Wir schwitzen Toxine aus, verbrennen Kalorien und verlassen sie mit strahlender Haut. Ich hatte eine Kundin, die in einem meiner Seminare von der Sauna hörte und herausfand, dass durch den Saunabesuch ihre Akne verschwindet; sie schwitzte die Toxine aus, anstatt es zuzulassen, dass sie ihre Poren verstopften.

Wenn Sie wissen wollen, wie gesund ein Mensch ist, müssen Sie nur einen Blick auf seine oder ihre Haut werfen. Wenn ein Mensch klare, strahlende Haut hat, dann ist die Wahrscheinlichkeit groß, dass er oder sie gesund ist; Pickel, Schwellungen und trockene Haut sind ein Hinweis darauf, dass jemand Gesundheitsprobleme hat. Experten sind der Ansicht, dass ein Saunabesuch mehr als alles andere zur Säuberung, Entgiftung oder einfach zur »Auffrischung« der Haut beiträgt.

Die Vorteile der Sauna:

- *Gewichtsverlust.* Sie verbrennen 300 bis 500 Kalorien in fünfzehn bis zwanzig Minuten, ungefähr so viel wie mit ein oder zwei Stunden schnellem Gehen oder einer Stunde Training. Die Sauna regt den Stoffwechsel an, sie erhöht seine Schnelligkeit und Intensität, was wiederum Gewichtsverlust zur Folge hat.
- *Eliminierung von Toxinen.* Die Dampfsauna bewirkt Schweißaussonderung, genau das ist der Weg, auf dem der Körper sich selbst von Toxinen und Unreinheiten säubert. Die Hitze des Dampfes bringt die Körpertemperatur zum Steigen, was dabei hilft, Viren, Bakterien, Pilze oder Parasiten im Körper zu töten.
- *Gesündere Haut.* Dampf öffnete die Hautporen, was dazu führt, dass die Haut Unreinheiten und Toxine, die Krankheiten verursachen können, ausschwitzt. Die hohen Temperaturen der Dampfsauna rufen ein künstliches Fieber hervor, das einen »Weck«-Ruf an das Immunsystem aussendet und die Produktion der weißen Blutkörperchen erhöht.
- *Entspannte Muskeln.* Die Hitze des Dampfes erwärmt und entspannt verspannte Muskeln. Diese Entspannung reduziert das Stressniveau, wirkt geistig belebend und verbessert die gesamte physische und psychische Gesundheit.

Dampfsauna heißt, dass Sie um die fünfzehn bis zwanzig Minuten in feuchter Hitze sitzen. Lassen Sie eine schnelle Dusche folgen, um die Toxine, die die Haut ausgespült hat, abzuwaschen und um sich wirklich erfrischt zu fühlen.

Ein anderer Typ von Sauna ist die Infrarotsauna, die Strahlungshitze erzeugt. Die Hitze der Infrarotsauna dringt tiefer ein, ohne Unwohlsein und Entwässerungseffekt, die sich in der konventionellen Dampfsauna bemerkbar machen. Eine Infrarotsauna erzeugt ein zwei- bis dreimal höheres Schweißniveau, und aufgrund der niedrigeren Temperaturen (45 bis 55 Grad Celsius) stellt sie für Personen mit kardiovaskulärem Risiko eine sichere Alternative dar. Sie beschleunigt die Entfernung von toxischen Abfällen und Chemikalien, die in den Fettgeweben des Körpers abgelagert und deponiert sind. Das Schwitzen, das durch große Hitze verursacht wird, eliminiert tote Hautzellen und verbessert die Hauttönung sowie deren Elastizität. Die Hitze, die in Infrarotsaunas erzeugt wird, ist äußerst hilfreich für verschiedene Hautprobleme wie Akne, Pickel und Cellulite. Ein anderer wohltuender Effekt der Sauna ist das Verbrennen von Kalorien. Studien zeigten, dass man in dreißig Minuten in einer Infrarotsauna 600 Kalorien verbrennen kann. Ob Dampf- oder Infrarotsauna – beide wirken dehydrierend, sorgen Sie also vor und nach der Sauna für ausreichende Flüssigkeitszufuhr.

Einige persönliche Tipps für die Sauna:

- Es ist wichtig, dass Sie verschiedene Saunatypen testen (Dampf, Infrarot, Sauerstoffdampfbad); informieren Sie sich in Spas, um zu entscheiden, welcher Saunatyp Ihnen am meisten zusagt.
- Vielleicht wollen Sie in eine Heimdampfsauna investieren, weil es auf die Dauer günstiger ist als der wöchentliche Besuch eines Spas.
- Mit ein bis zwei Saunabesuchen pro Woche haben Sie die besten Ergebnisse.
- Vor und nach dem Saunabesuch müssen Sie viel Wasser trinken. Ich trinke Kokosnusswasser nach der Sauna, da es sehr gut hydriert.
- Wenn Sie Herzprobleme, besonders empfindliche Haut oder Asthma haben beziehungsweise schwanger sind, sollten Sie nicht in die Sauna, bevor Ihnen ein Arzt grünes Licht gibt.

Bikram Yoga

Vor einiger Zeit kam mir zu Ohren, dass die Praktizierung von Bikram Yoga eine der besten Methoden ist, ungewollte Abfälle und Toxine aus dem Körper zu entfernen. Nun, ich probierte Bikram Yoga selbst, und bin absolut überzeugt davon, dass während einer Bikram-Yoga-Sitzung toxische Abfälle vom Körper durch die Haut ausgeschwitzt werden. Schon Yoga an sich ist ein sehr wirkungsvolles Fitnessprogramm, weil es jeden Muskel im Körper trainiert und sowohl stark als auch dehnbar macht. In einer neunzig Minuten langen Bikram-Yoga-Sitzung werden sechsundzwanzig Stellungen eingenommen und zwei Atemübungen durchgeführt. Die Stellungen werden in einem Raum mit einer Temperatur zwischen 35 und 38 Grad Celsius durchgeführt. Bei hohen Temperaturen beginnen Sie reichlich zu schwitzen, was den Abtransport des toxischen Abfalls aus dem Körper möglich macht. Denn die Hitze erlaubt der Haut, die Toxine, die von verschiedenen Fetten kommen, in wasserlöslichere Verbindungen umzuwandeln, die leicht aus dem Körper entfernt werden können. Tatsächlich verbrennt man in einer neunzig Minuten langen Bikram-Yoga-Sitzung 750 bis 950 Kalorien. Ein weiterer Vorteil ist, dass Sie Meditationstechniken lernen, die Ihnen dabei helfen, Ihren Geist zu entspannen und Stress abzubauen. Bikram Yoga ist eine effektive Methode, ein Gleichgewicht zwischen Verstand, Körper und Geist herzustellen.

Detox-Fußpflaster/Detox-Fußbad

Detox-Fußpflaster sind eine schnelle und einfache Methode, den Körper dazu zu bringen, Toxine loszuwerden. Sie kleben die Pflaster über Nacht auf die Fußsohlen. Die Entgiftungsfußpflaster sollen Substanzen enthalten, die Unreinheiten und Toxine aus dem Körpersystem ziehen, während Sie schlafen. Am Morgen entfernen Sie die Pflaster und entsorgen sie. Sie helfen bei allen Arten von Schmerzen, Muskelkater, Gelenkschmerzen, Schwellungen und Aufgedunsenheit.

Beim Detox-Fußbad (Ionen-Fußbad) werden Ihre Füße in eine warme Salzwasserlösung getaucht, die verschiedene Inhaltsstoffe enthält, um dem Körper Toxine zu entziehen. Die Ionen-Aktivität im Wasser geht durch Ihr Körperfett und soll die Toxine aus den Hunderten Poren Ihrer Füße ziehen. Die Dauer eines Detox-Fußbades beträgt etwa dreißig Minuten, es kostet einiges mehr als die Fußpflaster (ca. 15 Euro für die Pflaster gegenüber ca. 55 Euro für das Fußbad). Ein Detox-Fußbad soll die Gelenkbewegungen von Knien und Ellbogen erleichtern. Es ist eine medizinische Alternative für Menschen, die an Kopfschmerzen und chronischen Gelenks- und Knochenschmerzen leiden. Ein Detox-Fußbad ist sehr einfach und extrem entspannend!

Basisches Wasser

Durch das Trinken von basischem Wasser (Ionen-Wasser oder wasserstoffreiches Wasser) entgiften wir den Körper und lassen die Haut weicher, elastischer und insgesamt jugendlicher aussehen. Die positive Wirkung von basischem Wasser besteht in der Entgiftung, in besserer Hydrierung und der Zufuhr von mehr Energie. Sie können eine tragbare Flasche für basisches Wasser kaufen, die normales Wasser in basisches Wasser umwandelt oder einen relativ teuren Apparat erwerben, der das Wasser aus Ihrem Wasserhahn in basisches Wasser verwandelt. Das nennt sich Wasserionisierer.

Es wird empfohlen, basisches Wasser nicht gemeinsam mit einer Mahlzeit einzunehmen und dreißig Minuten vor und nach einer Mahlzeit zu trinken. Steigern Sie schrittweise Ihre Aufnahmefähigkeit für basisches Wasser, indem Sie mit 200 ml täglich beginnen. Wenn Sie zu schnell zu viel basisches Wasser trinken, werden starke Entgiftungserscheinungen wie Kopfschmerzen und Hautausschläge auftreten.

Bürstenmassage

Das Bürsten des Körpers (auch als trockenes Bürsten bekannt) wird mit einer Wildschweinborstenbürste durchgeführt. Die Bürste ist in Gesundheitsläden und Reformhäusern erhältlich. Trockenes Bürsten auf regelmäßiger Basis erleichtert der Leber die Arbeit, weil es überschüssigen Abfall aus dem Körper entfernt. Das Lymphsystem, das ein sekundäres Kreislaufsystem unter der Haut ist und den Körper von toxischen Abfällen, Bakterien und toten Zellen befreit, wird durch das Bürsten stimuliert. Die Toxine bewegen sich aus dem Körper heraus und werden so eliminiert. Wenn Sie den Körper mit der Trockenbürste vom Kopf bis zu den Zehen bürsten mit

Konzentration auf die Lymphdrainageregionen, etwa hinter dem Knie, verbessern Sie die Effizienz des gesamten Lymphsystems.

Feste, sanfte Bürstenstriche auf der Haut verbessern die Blutzirkulation, reinigen verstopfte Poren und ermöglichen es dem Körper, die Toxine schneller zu entfernen. Das Bürsten entfernt Schichten toter Haut und regt die Zellerneuerung mit weicherer Haut an. Wenn die Leber unser Fettverbrennungsorgan ist, dann kann das Lymphsystem als unser Fettverarbeitungssystem bezeichnet werden. Die Reinigung der Leber und des Lymphsystems sind also der Schlüssel für den Verlust von Gewicht und die Ausmerzung von Cellulite.

Legen Sie Ihre Kleidung ab, bevor Sie mit dem Bürsten beginnen. Bürsten Sie zunächst die Fußsohlen. Danach arbeiten Sie sich von den Fußgelenken zu den Waden hoch, konzentrieren sich auf den Bereich hinter den Knien, wobei sie lange, sichere Streichbewegungen gegen die Herzrichtung machen. Bürsten Sie dann vom Knie zum Leistenbereich, die Hüften und das Gesäß. Wenn Sie eine Frau sind, machen Sie zirkuläre Streichbewegungen um Ihre Hüften und Ihr Gesäß, um die Fettablagerungen, wie Cellulite, in Bewegung zu bringen. Bürsten Sie dann den Torso, wobei Sie den Brustbereich meiden. Machen Sie schließlich lange Streichbewegungen vom Handgelenk Richtung Schulter und Achseln. Der ganze Vorgang sollte nicht länger als drei bis fünf Minuten in Anspruch nehmen, Ihre Haut wird sich vollständig erneuert anfühlen. Die beste Tageszeit für eine Bürstenmassage ist am Morgen, bevor Sie sich duschen oder am Abend, bevor Sie ins Bett gehen.

Leichte körperliche Bewegung

Schon mit maßvoller und leichter körperlicher Aktivität versorgen Sie Ihren Körper mit Sauerstoff, was ihn gegen die toxische Überlastung schützt. Einfache Bewegungen erhöhen den Sauerstoff im Blut; Schlacken, die sich in und auf den Arterien sammeln, werden aufgelöst und ausgewaschen. Mit einem Wort: Durch Bewegung entfernen wir Abfall aus unserem Blut. Schon ein dreißig Minuten dauernder schneller Fußmarsch kann diese Art von Reinigung auslösen.

Rizinusöl-Wickel

Rizinusöl-Wickel werden üblicherweise von Heilpraktikern verwendet, um die Leber zu stimulieren und zu entgiften. Ein Rizinusöl-Wickel wird direkt auf der Haut platziert, um die Zirkulation anzuregen sowie die Eliminierung der Toxine und die Heilung der Gewebe und Organe unter der Haut zu fördern. Er wird eingesetzt, um die Leber anzuregen, Schmerz zu lindern, die Zirkulation des Lymphgefäßsystems zu intensivieren, Entzündungen zu reduzieren und die Verdauung zu verbessern.

Rizinusöl-Wickel bestehen aus Woll- oder Baumwollflanelllappen, die in Rizinusöl getränkt und auf dem Bauch oder direkt auf der Leber platziert werden. Der Flanell wird mit einem Stück Plastikwickel bedeckt, auf den eine warme Wärmflasche oder ein Heizkissen gelegt wird, um den Wickel zu erwärmen. Sie befinden sich in einer entspannten Lage, während Sie den Wickel dreißig bis fünfundvierzig Minuten wirken lassen. Entspannen Sie sich, während der Wickel wirkt, aber schlafen Sie nicht ein und lassen Sie ihn nicht die ganze Nacht über an seinem Platz. Reinigen Sie die Stelle nach der Entfernung des Wickels mit einer Lösung aus Wasser und Backsoda. Lagern Sie den Wickel in einem verschlossenen Behälter im Kühlschrank. Die Wickel können bis zu dreißig Mal wiederverwendet werden. Allgemein wird empfohlen, den Rizinusöl-Wickel drei bis sieben Tage pro Woche für die Entgiftung einzusetzen.

Sie können den Lappen auf die rechte Bauchseite legen, um die Leber zu stimulieren, aber auch direkt auf entzündete und geschwollene Gelenke und Muskelzerrungen. Auf dem Bauch hilft er gegen Verstopfung und andere Verdauungsprobleme, im unteren Bauchbereich gegen Menstruationsstörungen sowie Zysten in Uterus und Eierstöcken. Rizinusöl sollte nicht eingenommen werden. Es sollte nicht auf verletzte Haut gelegt oder während der Schwangerschaft, des Stillens und der Menstruation verwendet werden.

Master Cleanse

Master Cleanse ist auch als Zitronensaftkur, MC-Fasten oder Lemon Detox bekannt. Sie wurde von dem amerikanischen Heilpraktiker Stanley Burroughs in den 1940er Jahren als Heilmittel gegen Magengeschwüre entwickelt. Master Cleanse ist eine fortgeschrittene Detox-Methode und eine großartige Art, beim Abnehmen einen Blitzstart hinzulegen. Es reinigt die aufgestauten Fette in Ihren Geweben und in der Leber, gleichzeitig säubert es Ihr System von überschüssigen Flüssigkeiten. Master Cleanse stützt alle Organe, die an der Entgiftung beteiligt sind – Leber, Nieren, Lunge, Lymphgefäßsystem, Dickdarm und Haut.

Detox-Diäten wie Master Cleanse sind inzwischen Allgemeingut geworden und werden häufig als schnelle und leichte Art der Gewichtsabnahme vermarktet. Doch Master Cleanse dient nicht der Gewichtsabnahme; es ist eine Methode, den Körper zu entgiften und zu reinigen, um ihn auf diese Art gesünder zu machen. Betrachten Sie Master Cleanse als einen Meilenstein zu einem gesünderen Lebensstil. Denn wenn Sie sich entschlossen haben, Master Cleanse zu machen und die zehn Tage, die das Programm dauert, abschließen, dann sollten Sie zu gesünderen, natürlichen Speisen übergehen, um nicht das ganze Gewicht, das Sie abgenommen haben, wieder zuzulegen.

Master Cleanse beschleunigt den Fettverlust von Fettdepots an Hüften, Schenkeln, Bauch und Gesäß. Es transformiert Ihren Körper, da der Schwerpunkt auf dem Verlust von Zentimetern, nicht von Kilogramm liegt. Wie auch immer, viele Menschen berichten, dass sie in zehn Tagen bis zu sieben Kilogramm verlieren. Die Fettzellen schrumpfen, da überschüssige Toxine, die in ihnen lagern, aus dem Körper gespült werden, was sicherstellt, dass Sie Gewicht von Fett und Wasser verlieren, nicht von Ihren Muskeln.

Die erste Phase erfordert, dass Sie zehn Tage lang keine feste Nahrung zu sich nehmen. Stattdessen trinken Sie »Limonaden«, die Ihren Körper säubern, Energie spenden und Hunger vorbeugen. Sie nehmen dabei etwa 1000 bis 1200 Kalorien pro Tag ein.

Die Detox-Diät ist so konzipiert, dass sie genug Energie für die Arbeit spendet und Sie Ihre täglichen Aktivitäten weiter genießen können. Tatsächlich werden Sie möglicherweise nach ein paar Tagen der Diät mehr Energie haben, da die Detox-Diät die Entgiftungskapazitäten des Körpers erhöht.

Master Cleanse hat viele Vorteile, etwa dass es Ihrem Verdauungssystem eine Ruhepause gewährt. Ihr Körper wendet täglich einen großen Teil seiner Energie dafür auf, Ihre Nahrung zu verdauen, zu absorbieren und zu assimilieren. Master Cleanse gibt dem Darm die Möglichkeit, sich zu erneuern. Das wiederum gibt Ihrer überlasteten Leber Gelegenheit, ihren Aufgaben bei der Entgiftung nachzukommen. Während dieser Fastenzeit sondern Zellen, Gewebe und Organe angesammelte Abfälle ab und tragen damit zur Heilung, Reparatur und Stärkung der Zellen bei. Master Cleanse hilft der Leber bei ihrer Fähigkeit, Fett effektiver zu spalten und Spitzenleistungen zu bringen.

Master Cleanse hat den zusätzlichen Vorteil, dass es Ihre äußere Erscheinung verbessert, da es alle Zellen in Ihrem Körper gründlich reinigt; Ihre Haut wird in frischem Glanz erstrahlen, und das Weiße in Ihren Augen wird klarer und zu funkeln beginnen. Sie werden vor Energie platzen. Master Cleanse verjüngt den Körper physisch, psychisch und spirituell.

Master Cleanse ist nicht für alle Menschen geeignet:

- Menschen, die eine Chemotherapie durchmachen oder innerhalb der letzten sechs Monate hinter sich brachten
- Menschen, die sich von einer großen Operation, schweren Wunde oder Verletzung erholen
- Kinder während des Wachstums (im Alter unter achtzehn Jahren)
- Schwangere oder stillende Frauen; in der Schwangerschaft soll der Körper nicht entgiftet, sondern mit Nährstoffen versorgt werden
- Menschen, die einfach auf alles allergisch sind oder häufig Symptome von Allergien zeigen
- Menschen mit Fettsucht (mehr als dreißig Kilogramm Übergewicht)
- Menschen mit schlechter allgemeiner Gesundheit
- Menschen, die seit Jahren starke Medikamente oder Psychopharmaka einnehmen

- Menschen, die Medizin gegen chronische Gesundheitsprobleme wie Diabetes, Herzkrankheiten, hohen Blutdruck oder hohes Cholesterin einnehmen
- Menschen mit Krebs oder Krankheiten im Endstadium
- Menschen mit Nierenversagen oder grenzwertiger Nierenfunktion (am besten von Ihrem Arzt durch Bluttest festzustellen)

Zehn Methoden, um Ihr Zuhause zu entgiften

Folgen Sie diesen Ratschlägen, um Toxine in Ihrem Zuhause und Ihrer Umwelt zu minimalisieren:

1. Rauchen Sie nicht und erlauben Sie kein Rauchen im Inneren Ihrer Wohnung oder in Ihrem Auto.
2. Lassen Sie Ihre Schuhe an der Türe, anstatt Sie in den Wohnbereich zu bringen.
3. Vermeiden Sie chemische Reinigung oder lüften Sie nach ihr. Nehmen Sie biologische chemische Reinigung in Anspruch. Wenn keine greifbar ist und Sie die lokale Reinigung in Anspruch nehmen müssen, dann lassen Sie die frisch gereinigten Kleidungsstücke in der Garage oder auf der Veranda einige Tage aushängen, bevor Sie sie ins Haus bringen.
4. Verwenden Sie geruchlose Waschmittel und Weichspüler.
5. Verwenden Sie keine Raumsprays, die Lösungsmittel enthalten.
6. Erneuern Sie Ihre Heizungsfilter alle sechs Wochen mit hochqualitativen Faltenfiltern, die auf der Bewertungsskala des Minimum Efficiency Reporting Value (MERV) von 7 bis 9* eingestuft werden.
7. Kaufen Sie einen Luftreiniger für Ihr Schlafzimmer, der sowohl über einen Grobstaubfilter als auch über einen hochqualitativen Schwebstofffilter (HEPA) verfügt.

* Das entspricht den europäischen Filterklassen G4 bzw. M5 (nach EN 779: 2012).

8. Legen Sie Fliesen- oder echte Holzböden statt Teppichen auf Ihren Böden.
9. Stellen Sie sicher, dass an keinem Platz des Hauses Schimmel wächst.
10. Installieren Sie einen Chlorfilter auf Ihrem Duschkopf; das verhilft Ihnen auch zu weicherem Haar und weicherer Haut.

Zusammenfassung

Wenn Sie es trotz vieler Anstrengungen nicht geschafft haben, Gewicht zu verlieren, dann haben Sie mit aller Wahrscheinlichkeit einen entscheidenden Faktor für den dauerhaften Gewichtsverlust nicht berücksichtigt: Sie müssen die Toxine aus dem Körper entfernen. Eine meiner Kundinnen sandte mir folgende Nachricht: »Danke für die großartigen Detox-Tipps, sie funktionieren; ich habe meine Essgewohnheiten überhaupt nicht verändert, aber bereits sechs Kilogramm durch Ihre Säuberungs- und Detox-Tipps verloren.« Diese Art von Feedback bekomme ich häufig. Wenn Sie erst einmal mit der Säuberung begonnen haben, bekommen Sie ein besseres Gefühl, wie sich Ihr Körper nach bestimmten Speisen und Getränken fühlt. Sie achten viel mehr darauf, was Sie essen. Sie erkennen, was den Körper nährt und pflegt und was nicht. Sie entfernen zusammen mit den physischen Toxinen auch emotionale Toxine. Sie lassen Menschen, Orte, Gegenstände und Emotionen gehen, die schädlich für Sie sind sowie Geist und Körper nicht pflegen können.

Sie haben bestimmt schon oft gehört, dass die Leute sagen: »Kalorien rein, Kalorien raus.« Von jetzt an sollten Sie sich folgenden Spruch merken: »Bauch säubern, Bauch weg« oder »Toxine raus, Gewicht runter«. Es ist möglich, die Erbanlage zu überwinden und die Schlacht gegen den Bauch zu gewinnen. Und Sie können Ihrem Körper bei der Eliminierung toxischen Abfalls, der den Stoffwechsel verlangsamt, das hormonelle Gleichgewicht stört und Gewichtszuwachs verursacht, aktiv helfen.

Kapitel 6:

Korrigieren Sie hormonelle Ungleichgewichte

Wir alle wissen, dass die Zeiten der Fettdiäten vorbei sind. Das Mantra »Iss weniger und trainiere mehr« ist ineffektiv für viele Menschen, die Gewicht verlieren wollen. Wir wissen, dass der Wahn mit gar keinen oder wenigen Kohlenhydraten beziehungsweise gar keinem oder wenig Fett höchst wechselhafte Resultate brachte. Aktuell gibt es bessere wissenschaftlich fundierte Informationen über den wichtigsten Faktor für den Gewichtsverlust: das hormonelle Gleichgewicht.

Willkommen in der Welt der Hormone, den kleinen Boten, die Ihren Appetit sowie Ihren Stoffwechsel steuern und darüber entscheiden, wie viel Gewicht Sie zu- oder abnehmen. Wenn Sie eine Frau über fünfunddreißig sind, sollten Sie wissen, dass es drei Sexualhormone gibt (Östrogen, Progesteron und Testosteron), die eine Rolle bei der Gewichtszunahme spielen. Ein Hinweis an dieser Stelle: Eine detaillierte Diskussion über Gewichtszunahme bei Frauen über fünfunddreißig werden wir in Kapitel 15 »Stoppen Sie Gewichtszunahme während der Perimenopause und der Menopause« führen. Hormonungleichgewichte betreffen Männer genauso wie Frauen, wenn sie altern. Geschätzte 32 Millionen Männer dürften die Andropause, die »männliche Menopause«, haben. Das Wort Andropause beschreibt emotionale und physische Veränderungen, die mit einer Hormonabnahme zusammenhängen, die Männer durchmachen, wenn sie älter werden.

Es ist wichtig zu verstehen, welche Rolle die Hormone bei der Beibehaltung unseres Gewichts spielen. Hormone kontrollieren so gut wie alle Abläufe, die zu Gewichtszunahme oder Gewichtsverlust führen. Manche Hormone steuern das Hungergefühl, andere sagen uns, dass wir satt sind; manche Hormone teilen unserem Körper mit, was er mit der Nahrung tun soll, die wir zu uns genommen haben, z. B. ob wir sie als Treibstoff für Energie verwenden oder aber als Fett speichern sollen, was zu Gewichtszunahme führt. Hormone sind verantwortlich für den Fettstoffwechsel und damit für die Kontrolle unseres Gewichts.

Hormone beeinflussen unser Wohlbefinden, wie wir aussehen und wie wir unsere Gesundheit fördern und unser Gewicht erhalten können. Wenn unsere Hormone im richtigen Gleichgewicht sind, strahlen Sie eine großartige Gesundheit, Schönheit und Vitalität aus. Wenn Ihre Hormone nicht im Gleichgewicht sind, haben Sie Stimmungsschwankungen, Appetit auf ungesunde Nahrung und fühlen sich schlapp und lethargisch. In diesem Kapitel werde ich Ihnen erklären, welche Hormone wichtig für die Gewichtsabnahme sind, wie sie arbeiten und wie sie Ihnen helfen, schlank und gesund zu bleiben.

Vor einiger Zeit nahm ich aus unerklärlichen Gründen fünfzehn Kilogramm zu, praktisch über Nacht, in einigen wenigen Monaten. Wenn ich einen Big Mac zu mir nahm, hatte ich gleich am nächsten Tag ein halbes Kilo mehr auf der Waage. Heute kann ich mit Leichtigkeit 2000 Kalorien nährstoffreiche Nahrung pro Tag essen, ohne zu trainieren, nehme aber trotzdem nicht zu. Das wäre wohl unmöglich ohne fein aufeinander abgestimmte Hormone, die meinen Stoffwechsel beschleunigen und mich dazu bringen, Fett zu verbrennen, statt es zu speichern.

Als ich Ende dreißig war, machten meine Hormone, was sie wollten, und ich hatte das Gefühl, die Kontrolle zu verlieren. Wenn Sie wie ich sind, dann haben Sie bereits Folgendes durchgemacht:

- Erwachsenenakne (die Ausschläge sind stärker als im Teenageralter)
- Erschöpfung und geringe Energie, selbst wenn Sie in der Nacht gut schlafen
- Sie essen weniger, verlieren aber kein einziges Kilogramm

- Herabhängende Haut mit feinen Linien und Falten
- Schwere Stimmungsschwankungen, selbst wenn Sie keine Menstruation haben
- Unerklärliche Gewichtszunahme von fünf, zehn oder fünfzehn Kilogramm ohne ersichtlichen Grund – Sie haben nichts an Ihrer Ernährung oder Ihrem Lebensstil geändert

Ich wusste, dass sich etwas in meinem Körper verändert hatte, aber anfänglich verstand ich nicht, welchen Effekt meine Hormone auf meinen Stoffwechsel hatten, auf mein Gewicht, meine Stimmung, meine Gesundheit und mein Wohlbefinden. Seither studierte ich die innovativsten Forschungen über natürliche Wege, die Balance meiner Hormone und meines Blutzuckerspiegels ins Gleichgewicht zu bringen, um das Abnehmen zu fördern. Durch Studium und Forschung, gestützt durch meine Erfahrungen als diplomierte Ernährungsberaterin und Gewichtscoach, eignete ich mir viel über die Endokrinologie an, das medizinische Fachgebiet, das sich mit den Hormonen und Drüsen beschäftigt. Ich war glücklich, als ich herausfand, dass ich nicht dabei war, verrückt zu werden, sondern dass Hormonungleichgewichte der Auslöser für meine veränderten Gefühle und für die Gewichtszunahme waren. Es war wie eine Erleuchtung für mich, endlich konnte ich entscheidende Elemente zur Kontrolle meines Gewichts erkennen. Und je mehr ich mit anderen Menschen sprach, vor allem mit Frauen, desto mehr erkannte ich, dass ich nicht alleine war.

Es ist schön, nun die Früchte eines besseren Stoffwechsels zu ernten, doch jahrelang arbeiteten meine Hormone gegen mich. Erfreulicherweise weiß ich nun, wie ich sie dazu bringen kann, für mich zu arbeiten.

Hormone kontrollieren Ihren Appetit

Haben Sie jemals darüber nachgedacht, was Ihnen Ihr Gehirn sagt, wenn Sie hungrig oder satt sind? Eine der Hauptursachen, warum wir Amerikaner übergewichtig sind, besteht darin, dass das Kontrollsystem unseres Appetits aus dem Gleichgewicht geraten ist. Die verschiedenen chemischen

Systeme und Botenstoffe im Körper, die uns sagen, wann wir hungrig sind und wann wir satt sind, sind gestört. Der Ausgleich der chemischen hormonellen Ungleichgewichte wird Ihr Appetitkontrollsystem dazu bringen, wieder richtig zu arbeiten.

Es gibt bestimmte Hormone, die Hunger und Sattheit im Gehirn ausbalancieren und der Schlüssel zur permanenten Gewichtskontrolle sind. Wenn Sie niemals hungrig wären, dann wäre es sehr einfach, Gewicht zu verlieren. Wenn Sie die Hormone kontrollieren, die direkt von dem, was Sie essen, beeinflusst werden, dann werden Sie zwischen den Mahlzeiten nicht hungrig sein und genügend Treibstoff und Energie für den ganzen Tag haben. Das wird das Abnehmen beschleunigen.

Das Hungergefühl ist einer der stärksten Triebe, die wir haben. Wenn wir hungrig sind, ist alles andere zweitrangig, bis wir Nahrungsmittel in das System gebracht haben. Das geschieht deswegen, weil das Gehirn verzweifelt nach der Energie verlangt, die es zum Funktionieren braucht.

Es gibt Hormone, die unser Gewicht kontrollieren: Stoffwechselhormone, Neuropeptide (chemische Gehirnbotenstoffe), und Zytokine (Botenmoleküle des Immunsystems), die in den Fettzellen, in den weißen Blutzellen und in den Leberzellen produziert werden. Alle diese Teile arbeiten zusammen, um mit den Organen und Geweben zu kommunizieren, die für das Management des Gewichts verantwortlich sind und uns so am Leben erhalten. Gute Kommunikation heißt gesunder Stoffwechsel. Diese fein aufeinander abgestimmten Systeme sind entscheidend für Ihre Gesundheit und Ihren Stoffwechsel. Sie sind es, die Ihnen sagen, dass Sie satt sind und mit dem Essen aufhören sollten.

Sehen wir uns nun näher an, wie diese komplexen Botensignale arbeiten. Wenn unser Magen leer ist, sondert einer der chemischen Botenstoffe Hormone ab, die unserem Körper und unserem Gehirn signalisieren, dass wir hungrig sind. Unser Gehirn bereitet nun den Magen darauf vor, dass ihm Nahrung zugeführt wird. Wenn wir essen, kommt die Nahrung in den Darm, und unser Körper setzt weitere Hormone frei, um die Nahrung für die Verdauung vorzubereiten. Wenn die Nahrung in den Blutkreislauf gelangt, koordinieren weitere Botenstoffe den Stoffwechsel, indem sie unserer Bauchspeicheldrüse signalisieren, Insulin zu produzieren. Unsere Fettzellen senden daraufhin hormonelle Botenstoffe zurück zum Gehirn, um mit dem Essen aufzuhören, gemeinsam mit Signalen aus unserem Magen, die melden, dass er voll ist. Unsere Leber wandelt dann Fett und Zucker um oder verarbeitet sie, damit sie als Energie eingesetzt oder als überflüssiges Fett gespeichert werden können.

Ihr Körper kann nicht vernünftig arbeiten, wenn irgendeines dieser Hormone aus dem Gleichgewicht gerät. Sie müssen in der Lage sein, auf natürlichem Weg die Arbeit aller Hormone zu optimieren, anstatt sich nur um einzelne zu kümmern. Sie sind zu stark integriert, als dass man nur eines ansprechen könnte. Ist eines aus dem Gleichgewicht, existieren auch andere chemische Ungleichgewichte im Körper. Der Grund, warum ich »auf natürlichem Weg« sage, ist, dass dieses Buch keine gefährlichen Methoden empfiehlt, sondern sich auf die zugrundeliegenden Ursachen der hormonellen Ungleichgewichte konzentriert, und das sind unsere Ernährungsweise (die Speisen, die wir essen), unser Lebensstil (Schlaf und Stress) und Umweltfaktoren (Toxine und Schadstoffe).

Sechs Hormone, die die Gewichtszunahme steuern

Es gibt sechs Hormone, die auf das Gewicht Einfluss haben; wenn sie aus dem Gleichgewicht sind, ist es schwierig, Gewicht zu verlieren. An dieser Stelle folgt ein kurzer Überblick über diese sechs Hormone, die die Gewichtszunahme auslösen.

Glucagon

Glucagon ist ein Hormon, das von der Bauchspeicheldrüse ausgesondert wird und den Blutzuckerspiegel erhöht. Es bewirkt das Gegenteil von Insulin, das den Blutzuckerspiegel senkt. Wenn Sie zu wenig Glucagon haben, fühlen Sie sich hungrig und müde, weil das Gehirn nicht genügend Treibstoff (Blutzucker) erhält. Es ist wichtig, dass Insulin und Glucagon im Körper im Gleichgewicht sind, um den Blutzuckerspiegel konstant zu halten. Insulin veranlasst Sie, Fett zu speichern, Glucagon hingegen hilft bei dessen Verbrennung. Es arbeitet in der Leber, um Blutzucker und Fettverbrauch zu steuern. Die Einnahme von Proteinen hat Auswirkungen auf das Hormon Glucagon, deshalb ist die Kombination von Proteinen und Kohlenhydraten beim Essen so wichtig für die Aufrechterhaltung eines stabilen Blutzuckerspiegels.

Cortisol

Cortisol wird in den Nebennieren erzeugt und seine Hauptfunktion ist die Vermehrung des Blutzuckers, um beim Stoffwechsel von Fett, Proteinen und Kohlenhydraten behilflich zu sein. Wenn Sie Stress haben, sondert Ihr Körper Cortisol ab (auch als Stresshormon bekannt). Fett durch Stress verursacht wird im Bauch gespeichert. Studien haben gezeigt, dass wir bei Aussonderung von Cortisol in den Blutkreislauf weniger sensibel für Leptin werden, das Hormon, das dem Gehirn signalisiert, dass wir satt sind. Wenn das geschieht, dann neigen wir dazu, mehr zu essen und Appetit auf Zucker zu haben. Das bedeutet, dass unser Körper nicht nur den Stoffwechsel verlangsamt, wenn wir Stress haben, das Hormon sagt ihm sogar, dass er mehr essen soll. Cortisol kann sowohl gut als auch schlecht für das Gewicht sein. Wenn Cortisol bei hohen Insulinwerten und niedrigen Testosteronwerten ausgesondert wird, kann es Fett speichern; und wenn es mit hohen Testosteronwerten ausgesondert wird, erleichtert es die Fettverbrennung.

Leptin

Leptin ist ein Proteinhormon, das eine zentrale Rolle für den Fettstoffwechsel spielt. Leptin hat den Spitznamen »natürlicher Appetitzügler«. Leptin steuert tagtäglich, wie hungrig wir sind. Wenn Leptin nicht richtig funktioniert, entsteht ein Ungleichgewicht, das einen langsamen Stoffwechsel, frühes Altern und Krankheit zur Folge hat. Leptinresistenz ist ein hormonelles Ungleichgewicht, das die natürliche Fähigkeit des Körpers stört, den Appetit und den Stoffwechsel zu steuern. Wenn eine Leptinresistenz vorliegt, werden wir ständig essen, als wären wir hungrig. Manche Menschen werden extrem übergewichtig, weil ihr Körper kein Signal erhält, mit dem

Essen aufzuhören und mit der Verbrennung zu starten. Leptin signalisiert unserem Gehirn, wann wir genug haben. Aber wenn die Leptinmenge zu gering ist, signalisiert es dem Körper, Fett zu speichern. Es liegt auf der Hand, dass wir die Leptinwerte im Körper hoch halten wollen, und es gibt natürliche Wege, das zu bewerkstelligen. Fisch und Meeresfrüchte heben die Leptinwerte, weil sie Omega-3-Fettsäuren enthalten. Omega-3/Fischöl ist auch als Nahrungsergänzungsmittel erhältlich.

Schilddrüse

Die Schilddrüse ist eine Drüse in Form eines Schmetterlings, die im Hals gleich unter dem Adamsapfel platziert ist. Schilddrüsenhormone haben viele Aufgaben: Sie helfen bei der Steuerung der Sauerstoffmenge in den Zellen, des Anteils an Kalorien, die der Körper verbrennt, der Herzfrequenz, der Körpertemperatur, Fruchtbarkeit, Verdauung, Stimmung und des Gedächtnisses. Schilddrüsenhormone haben einen starken Einfluss auf das Gewicht, weil sie regulieren, wie der Körper Kohlenhydrate und Fette verbrennt. Schilddrüsenprobleme sind in den USA überaus häufig: Bei über 25 Millionen Menschen ist die Schilddrüse in irgendeiner Form aus dem Gleichgewicht gekommen. Die Statistiken zeigen außerdem, dass nur die Hälfte von diesen Menschen weiß, dass das der Fall ist. Wenn die Schilddrüse eine Unterfunktion aufweist, werden alle Körperteile negativ beeinflusst. Schilddrüsenunterfunktion verlangsamt den Stoffwechsel, der wiederum große Auswirkungen auf das Gewicht hat.

Humanes Wachstumshormon (HGH)

HGH gehört zu den sogenannten Wachstumshormonen, weil es Signale an den Körper aussendet, schlank und muskulös zu sein und Fett zu verbrennen, statt es zu lagern. HGH ist heute eines der am meisten diskutierten Hormone. Möglicherweise haben Sie schon Werbung gesehen, in denen humane Wachstumshormone als Jungbrunnen angepriesen werden. Natürliche HGH beginnen in den Dreißigern und Vierzigern zurückzugehen, wobei ein Mangel an HGH Gewichtszunahme fördert, vor allem um die Hüfte und den Bauch.

Unser Körper greift auf Blutzucker (Glucose) zurück, um Energie zu tanken, bevor er sich an Fett hält. HGH bringt den Körper dazu, Energie zunächst von den Fettreserven abzuziehen, was unseren Körper in eine Fettverbrennungsmaschine verwandelt, auch wenn wir passiv sind, ruhen oder sogar schlafen. HGH hilft auch beim Wachstum neuer Muskelzellen, was besonders gut ist, weil unser Körper Ende zwanzig normalerweise aufhört, Muskelzellen zu bilden. Wenn Sie also Kraft- oder Ausdauertraining machen, hilft HGH dabei, die Muskeln anzuregen. Sie können die HGH-Menge natürlich mit speziellen Nahrungsmitteln, mit Training und genügend Schlaf steigern. Schlafmangel bringt die HGH-Produktion fast vollständig zum Erliegen; der Körper produziert HGH im Tiefschlaf.

Insulin

Insulin ist ein Hormon, das von der Bauchspeicheldrüse als Reaktion auf die Nahrungseinnahme ausgesondert wird; seine Aufgabe ist es, Glucose aus dem Blut in die Gewebezellen zu transportieren, um sie als Energie zu verwenden. Wenn überschüssige Glucose im Blut zurückbleibt, bleiben die Insulinwerte hoch. Chronisch erhöhte Insulinwerte können Fettspeicherung und vermehrte Entzündungen im Körper verursachen. Wenn die Insulinwerte hoch sind, ist das ein Signal an den Körper, mehr Kalorien als Fett zu speichern und kein weiteres Fett zu verbrennen. Da das Insulin das Hormon ist, das die größte Verantwortung für die epidemische Ausbreitung der Fettsucht in den USA trägt, werden wir uns ihm für den Rest des Kapitels widmen.

Insulin macht Sie auch dick, wenn Sie keinen Diabetes haben

Eine der Hauptursachen für Fettleibigkeit ist die überhöhte Produktion des Hormons Insulin. Viele Spezialisten haben bestätigt, dass es ein Übermaß an Insulin ist, das uns fett macht und fett bleiben lässt. Insulin erzeugt Fett im Körper, indem es überschüssigen Zucker aufnimmt und in den Fettzellen platziert. Um Ihr Gewicht zu kontrollieren, müssen Sie also die Insulinwerte unter Kontrolle bringen.

Viele Forscher stellten fest, dass die Mehrheit der Menschen mit Gewichtsproblemen zu viel Insulin produziert. Für die meisten Übergewichtigen ist also das Insulin der Feind. Das Fazit für die meisten ist also, dass sie die Insulinwerte reduzieren müssen, um das Fett loszuwerden. Wenn sie Insulin reduzieren wollen, müssen sie die Einnahme von Zucker reduzieren. Zucker (das heißt raffinierte, stärkehaltige Kohlenhydrate) stimuliert die Insulinproduktion. Wie man in vielen Diätbüchern nachlesen kann, müssen daher unbedingt die Kohlenhydrate im Körper reduziert werden. Kohlenhydratarme Diäten sind anfänglich effektiv für übergewichtige Menschen, weil die Kohlenhydrate die Überproduktion von Insulin verursachen, und bei Drosselung der Zufuhr von Kohlenhydraten wird auch die Insulinproduktion zurückgefahren.

Viel wichtiger ist es zu verstehen, warum der Körper überhaupt zu viel Insulin produziert. Grund ist ein hormonelles Ungleichgewicht, dessen Behebung schnell zur Drosselung der Überproduktion führt. Das Problem bei den kohlenhydratarmen Diäten ist, dass man schnell wieder zunimmt, wenn man mit der Diät aufhört. Wie auch immer, mein Ansatz geht darüber hinaus, da er die Ursachen für die Überproduktion von Insulin im Auge hat. Wenn Sie weniger Kohlenhydrate essen, kann das die Insulinspitzen treffen, aber wenn Sie die Ursache für die Überproduktion von Insulin beseitigen, dann werden Sie ein für alle Mal von Ihren Gewichtsproblemen erlöst werden.

Kohlenhydrate sind ein Kernelement der menschlichen Nahrungsaufnahme, sie kommen reichlich in Obst, Korn, Brot, Pasta, Getreide, Reis und Kartoffeln vor. Kohlenhydrate sind die Hauptquelle des Körpers für Energie. Kohlenhydrate werden während der Verdauung in Zucker umgewandelt, der unter dem Namen Glucose bekannt ist. Glucose, der einfachste Zucker, ist der einzige Zucker, den der Körper als Energie nutzen kann; alle Körperzellen brauchen Glucose, um zu funktionieren. Die Menge von Glucose in unserem Blut wird Blutzuckerwert genannt. Der normale Blutzuckerwert beträgt 80 bis 100 mg/dl.

An dieser Stelle kommt das Insulin ins Spiel. Insulin ist ein starkes Hormon, das die Glucosewerte im Blut steuert. Wenn Sie mehr Glucose im Körper haben, als Ihre Zellen benötigen, nimmt Insulin den Überschuss auf und speichert ihn als Fett im Körper, was die Blutzuckerwerte wieder auf normales Niveau bringt.

Auf diese Weise steuert das Insulin die Blutzuckerwerte. Aber wenn die Insulinwerte zu hoch sind, beginnt es Fett im Körper zu speichern. Hohe Insulinwerte bedeuten, dass Sie mehr Körperfett haben, niedrige Insulinwerte bedeuten, dass Sie weniger Körperfett haben. Es sind die Nahrungsmittel mit Kohlenhydraten, die die Insulinspitzen verursachen, die überflüssiges Körperfett bilden. Wenn Sie dauerhaft ungewöhnlich hohe Blutzuckerwerte im Körper haben, dann haben Sie Diabetes, was dem Körper schweren Schaden zufügen kann.

Insulin reguliert nicht nur die Blutzuckerwerte, es löst auch eine biologische Reaktion aus, die die Muskelproduktion drosselt und die Produktion von Fett auslöst, vor allem an den Hüften und am Bauch. Deswegen wird Insulin oft als Fettspeicherhormon bezeichnet. Insulin stört auch die Spaltung der Fettzellen, was es für Ihren Körper noch schwerer macht, Fett zu verlieren.

Was ist Insulinresistenz?

Wenn Sie verschiedene populäre Diäten versucht, Kalorien gezählt, kleinere Portionen gegessen und trainiert haben, aber immer noch mit dem Abnehmen kämpfen, dann gehören Sie zu der wachsenden Zahl von Menschen, die an einem hormonellen Zustand leiden, der »Insulinresistenz« genannt wird. Es wird angenommen, dass 75 Prozent der US-Bürger sie entwickelt haben. Es ist nicht ungewöhnlich, dass Menschen, die an ihr leiden, auch andere Gesundheitsprobleme haben, wie hohen Blutdruck, hohes Cholesterin und zuweilen auch Diabetes. Wenn Sie insulinresistent sind, kann das DHEMM-System sowohl den Gewichtszuwachs als auch die Gesundheitsprobleme korrigieren.

Insulinresistenz ist äußerst weit verbreitet: Drei von vier Menschen haben sie. Aber die Mehrheit weiß es nicht. Ich werde Ihnen helfen, herauszufinden, ob Sie Insulinresistenz haben und ob sie schuld an Ihren Problemen beim Abnehmen ist. Reine, ausgeglichene Nahrung hilft Ihnen beim Gewichtsverlust, wenn Sie an Insulinresistenz leiden. Sie werden auch lernen, bestimmte Nahrungsmittel so zu kombinieren, dass Sie Gewicht verlieren, und andere zu vermeiden, die Gewichtszuwachs verursachen. Sie werden auch bei anderen gesundheitlichen Problemen Fortschritte erkennen, beispielsweise einen niedrigeren Blutdruck und weniger Cholesterin.

Insulinresistenz, auch bekannt als Metabolisches Syndrom, Prädiabetes oder Syndrom X, ist eine genetische Erkrankung, die es Ihnen schwer macht, Gewicht zu verlieren, weil Ihr Körper auf Speisen mit vielen Kohlenhydraten übermäßig reagiert. Als diplomierte Ernährungsberaterin habe ich ein gutes Verständnis für die Zusammenhänge der Ernährungswissenschaft und weiß, wie das Essen unsere Fähigkeit beeinflusst, Gewicht zu verlieren oder zuzunehmen. Da auch ich an Insulinresistenz leide, weiß ich aus eigener Erfahrung, welches Essen meinen Zustand verschlimmert und Gewichtszunahme bewirkt, mich schlapp und müde macht. Was Sie essen und welche Speisen Sie kombinieren, ist wesentlich für die Überwindung der Insulinresistenz und dauerhaften Gewichtsverlust.

Jedes Mal wenn Sie kohlenhydratreiche Kost oder Zucker zu sich nehmen, steigt Ihr Blutzuckerwert und als Reaktion setzt der Körper Insulin frei, um den überschüssigen Zucker loszuwerden. Je mehr Insulin aber die Bauchspeicheldrüse aussondert, um den Blutzucker zu kontrollieren, desto weniger sensibel wird Ihr Körper auf Insulin reagieren. Mit anderen Worten: Ihr Körper wird resistent gegen Insulin. So hat Ihr Körper mehr Insulin auszusondern, um den Blutzuckerwert zu senken. Dieser Prozess erzeugt die Insulinresistenz.

Reiner Zucker, wie etwa Rohrzucker oder Ahornsirup mit hohem Fructoseanteil, wird äußerst schnell verdaut, was zu einem rapiden Steigen des Blutzuckerwertes führt. Zusätzlich werden auch manche Kohlenhydrate wie Brot, Bagels, Muffins, Pizza, Pasta und Kartoffeln schnell verdaut. Wenn der Blutzuckerwert schnell steigt, antwortet der Körper mit einer Insulinflut. Diese Schwemme führt zu überflüssiger Fettspeicherung im Körper, während Sie hungriger werden wegen der extremen Schwankungen der Glucose- und Insulinwerte.

Wenn Sie insulinresistent sind und Speisen mit reichlich Kohlenhydraten essen, werden Sie mehr als viermal so viel Insulin erzeugen, nur um Ihren Blutzuckerwert wieder auf normale, gesunde Höhe zu bringen. Es war keine Überraschung für mich, als ich erfuhr, dass der Körper bereits zwei Stunden nach einer Mahlzeit mit reichlich Kohlenhydraten beginnt, Fett abzulagern; ich selbst hatte oft nach einem Abendessen mit Pasta das Gefühl, dass ich bis zum nächsten Morgen ein halbes bis ein Kilo zugelegt hatte. Die gute Nachricht ist, dass ich Ihnen mit dem DHEMM-System zeigen werde, wie Sie reine und ausgewogene Kost essen können, damit sie keine Spitzeninsulinwerte erreichen, Gewicht verlieren und schlank bleiben.

Was verursacht Insulinresistenz?

Manche Menschen haben erhöhte Insulinwerte, andere nicht. Menschen mit erhöhten Werten werden als insulinresistent betrachtet. Dieser Zustand bringt ihren Körper dazu, zu stark auf Kohlenhydrate zu reagieren, was erhöhte Insulinspitzen verursacht und sich auf das Gewicht auswirkt. Das Problem ist, dass sie noch resistenter werden, wenn ihr Körper einmal begonnen hat, Fett zu speichern, was noch mehr Gewichtszunahme zur Folge hat.

Menschen, die viel raffinierte, stärkehaltige Kohlenhydrate wie Brot, Muffins, Pasta, Kartoffeln, Nudeln, Bagels und Süßspeisen wie Kuchen, Torten, Teigwaren, Limos, gesüßte Fruchtsäfte und zuckerhaltige Frühstücksflocken zu sich nehmen, haben ein erhöhtes Risiko, Insulinresistenz zu entwickeln. Alle diese Speisen lösen starke Schwankungen im Blutzuckerspiegel aus, was den Körper dazu bringt, mehr und mehr Insulin auszusondern, um den Blutzuckerwert zu senken.

Auch andere Substanzen erhöhen das Insulinniveau, etwa Koffein, künstliche Süßungsmittel und Nikotin. Sie denken möglicherweise, dass Ihre Diätlimo mit künstlichem Süßungsmittel relativ harmlos ist, weil sie keine Kalorien hat, aber es wird die Insulinwerte zum Steigen bringen und die Symptome von Insulinresistenz verstärken. Unser Ziel ist es, Blutzuckerspitzen zu vermeiden, die Insulinfreisetzung bewirken und Fettspeicherung auslösen!

Quiz: Schätzen Sie selbst ein, ob Sie an Insulinresistenz leiden

Um zu bestimmen, ob Sie an Insulinresistenz leiden, machen Sie zunächst das folgende Quiz. Kreuzen Sie alle Punkte an, die Sie mit Ja beantworten.

Körperliche Hinweise

- Haben Sie fünfzehn Kilogramm oder mehr Übergewicht?
- Legen Sie selbst dann Gewicht zu, wenn Sie kleine Portionen und kleine Mengen essen?
- Haben Sie einen Fettbauch, einen Bierbauch, »Schwimmreifen« oder Speck an den Hüften?
- Ist Ihr Hüftumfang größer als 101 Zentimeter, wenn Sie ein Mann sind, oder größer als 89 Zentimeter, wenn Sie eine Frau sind?
- Sind Sie Afroamerikaner, Hispanoamerikaner, Indigener oder haben Sie asiatische Vorfahren?
- Müssen Sie häufig urinieren?
- Haben Sie häufig Magen- oder Sodbrennen?
- Haben Sie Hautzipfel, das heißt kleine, schmerzlose Hautauswüchse auf Brustkorb, Hals im Brustbereich, in der Leistengegend oder Achsel?
- Sind Sie so gut wie überhaupt nicht körperlich aktiv?

Emotionale und mentale Hinweise

- Fühlen Sie sich nach dem Essen müde, speziell am Nachmittag, haben Sie vielleicht sogar das Gefühl, dass Sie ein Nickerchen machen müssen?
- Sind Sie überspannt und launisch oder haben Sie Kopfweh, das mit dem Essen verschwindet?
- Sind Sie bisweilen benommen, sind Ihre Gedanken manchmal unklar oder haben Sie Schwierigkeiten, sich zu konzentrieren?
- Fühlen Sie sich abhängig von Limos, Süßigkeiten und Junkfood?
- Haben Sie das Gefühl, dass Sie aus Langeweile essen?
- Haben Sie das Gefühl, dass Sie keine Disziplin aufbringen können, wenn es ums Essen oder um eine Diät geht?

Ernährungsgewohnheiten

- Sehnen Sie sich nach Süßigkeiten oder Kohlenhydraten wie Pasta oder Brot?
- Haben Sie Lust auf kleine salzige oder knackige Snacks?
- Essen Sie häufig zum Frühstück Bagels, Croissants oder Donuts zum Kaffee?
- Essen Sie häufig Snacks, vor allem wenn Sie vor dem Fernseher sitzen?
- Trinken Sie jeden Tag Limos oder gesüßte Fruchtsäfte?
- Trinken Sie zumindest zweimal pro Woche Bier oder Likör?
- Essen Sie mindestens zweimal pro Woche Fastfood?

Pathologische Hinweise

- Hatten Sie in Ihrer Familie Fälle von Diabetes, hohem Cholesterin, hohem Blutdruck, Herzkrankheiten, Schlaganfällen, Fettleibigkeit oder Problemen mit Übergewicht?
- Wurde bei Ihnen Typ-2-Diabetes oder Unterzuckerung diagnostiziert?
- Wenn Sie Diabetes haben, nehmen Sie eine rezeptpflichtige Arznei, um den Blutzuckerspiegel zu reduzieren?
- Wurden bei Ihnen Blutknoten im Gehirn, in den Beinen oder der Lunge diagnostiziert?
- Wurden bei Ihnen hohe Harnsäurewerte oder Gicht diagnostiziert?
- Sind Sie mit Rauchern und in verrauchten Wohnungen aufgewachsen?
- Wenn Sie eine Frau sind, wurden bei Ihnen unregelmäßige Menstruationszyklen oder das polyzystisches Ovarsyndrom diagnostiziert?

Wenn Sie fünfzehn oder mehr Fragen angekreuzt haben, dann leiden Sie wahrscheinlich an Insulinresistenz. Je mehr Fragen Sie angekreuzt haben, desto wahrscheinlicher ist es. Um weitere Methoden zur Diagnose der Insulinresistenz kennenzulernen, lesen Sie bitte den folgenden Abschnitt.

Methoden zur Diagnose von Insulinresistenz

In der Fachwelt besteht keine Übereinstimmung darüber, wie Insulinresistenz am besten zu diagnostizieren ist. Wie auch immer, es gibt einige praktische Tests, die verwendet werden, um zu bestimmen, ob Insulinresistenz besteht.

- *Bauchumfangmessung.* Diese Methode ist sehr einfach. Sie nehmen ein Messband und messen den Bauchumfang. Für Frauen ist ein Umfang von mehr als 89 Zentimeter und für Männer von mehr als 100 Zentimeter ein starker Indikator, dass entweder Insulinresistenz vorliegt oder das Risiko besteht, dass sie sich entwickelt.
- *Glucosewerte nach einer Fastenperiode.* Das ist ein Bluttest, der einfach ist und oftmals auch zu Hause durchgeführt werden kann. Beim Test wird der Blutzuckerspiegel nach einer Fastenperiode (ohne Essen) von mehreren Stunden gemessen. Normale Blutzuckerwerte liegen zwischen 80 und 100 mg/dl. Werte, die leicht höher sind, aber nicht hoch genug, um auf Diabetes hinzuweisen, sind ein Indikator für Insulinresistenz.
- *Hämoglobin-A1c-Test.* Hämoglobin A1c, auch HbA1c genannt, schätzt ein, inwieweit der Blutzucker die Proteine in Ihrem Blut geschädigt hat. Der Test gibt die durchschnittlichen Glucosewerte für einen Zeitraum von sechs Wochen wieder. Der HbA1c-Test hat bestimmte Vorteile gegenüber dem Glucosetest nach dem Fasten. Wenn man am Tag vor dem Fasten stark zuckerhaltige Speisen zu sich nimmt, macht das den Test wertlos. Viele Ernährungsberater ziehen den HbA1c-Test vor, weil er Durchschnittsblutzuckerwerte der vergangenen Wochen zeigt, während die Resultate des Fastentests auf Basis der unmittelbar vorher zu sich genommenen Speisen angezeigt werden. Ihr Arzt kann diesen Test verschreiben. Ein normaler HbA1c-Wert liegt bei 4,5 bis 5,7 Prozent; ein HbA1c-Wert von weniger als 5 Prozent ist ideal. Viele Menschen, die an Insulinresistenz oder Prädiabetes leiden, haben HbA1c-Werte von 5,7 bis 6,9 Prozent, Diabetiker gar Werte von 7 Prozent oder höher.

Kontrolle der Insulinresistenz durch »reine und ausgewogene« Ernährung

Die schlechte Nachricht ist, dass wir unsere genetische Veranlagung nicht ändern können, es gibt also keine Heilung für Insulinresistenz. Aber es gibt auch eine gute Nachricht: Die Insulinresistenz kann bewältigt und kontrolliert werden, indem Sie reine und ausgewogene Nahrung zu sich nehmen, sowie durch Nahrungsergänzungsmittel, die Glucose in Form von Energie in die Zellen bringen, wodurch sie nicht als Fett im Körper gespeichert wird. Es gibt zwei Nahrungsergänzungsmittel (α-Liponsäure und Chrom), die wir in Kapitel 8 diskutieren werden, die die Funktion von Insulin verbessern und den Blutzuckerspiegel kontrollieren. Die Bewältigung der Insulinresistenz hilft nicht nur beim Abnehmen, sie beugt auch einer Reihe anderer Gesundheitsprobleme vor.

Es dauert mindestens zwei bis drei Monate, bis der Körper wieder normal auf Insulin anspricht und nicht mehr durch die Speicherung von überflüssigem Fett auf Kohlenhydrate reagiert. Wie auch immer, die meisten Menschen stellen bereits innerhalb der ersten zwei bis drei Wochen nach Anpassung des Speiseplans und Einnahme der Ergänzungsmittel Fortschritte fest.

Mit welchen Fortschritten können wir rechnen? Gewichtsverlust, speziell rund um den Bauch, mehr Energie und weniger Lust auf Kohlenhydrate und Zucker; darüber hinaus sollten Sie bei Ihrem Arzt alle drei bis vier Monate Tests durchführen; höchstwahrscheinlich werden Sie niedrigeren Blutdruck und niedrigere Blutzuckerwerte haben. Niedrige Insulinwerte helfen beim Loswerden des ungewollten Körperfettes und reduzieren das Risiko für Herzkrankheiten und Diabetes.

Ich will Ihnen nun erklären, was reine und ausgewogene Ernährung ist. »Reine« Nahrung sind vor allem natürliche, vollwertige, rohe oder biologische Lebensmittel, die der Körper gut verdauen und als Energie verwenden kann, ohne überschüssige Abfälle und Toxine im Körper zu lassen. Reine Nahrung besteht aus mageren Proteinen, guten Kohlenhydraten und gesunden Fetten. »Ausgewogene« Nahrung heißt, dass Sie immer Proteine essen, wenn Sie Kohlenhydrate zu sich nehmen. Sie sollten also immer Proteine in den Speiseplan einbauen, wenn Sie Kohlenhydrate essen. Das ist eine sehr einfache, aber sehr wirkungsvolle Methode, um Insulinspitzen zu vermeiden und dem Körper bei der Fettverbrennung zu helfen.

Warum aber benötigen wir bei jeder Mahlzeit Proteine? Proteine neutralisieren die Überreaktion auf die Kohlenhydrate, die Insulinspitzen und Fettspeicherung verursacht. Proteine tragen auch dazu bei, dass wir uns voller fühlen, und beugen auf diese Art dem Überessen und der Lust auf mehr Essen vor. Proteine helfen uns auch beim Aufbau und bei der Bewahrung der Muskelmasse; die Muskelmasse verbrennt, wie bereits erwähnt, mehr Kalorien als das Fett.

Eine andere Hilfe für eine reine und ausgewogene Ernährung ist der Gebrauch des glykämischen Indexes der Nahrungsmittel. Lebensmittel mit einer starken glykämischen Reaktion heben den Blutzucker dramatisch. Lebensmittel mit einer starken glykämischen Reaktion verwandeln sich sehr schnell in Glucose und verursachen so ein rapides Ansteigen der Insulinwerte. Wir wissen, dass hohe Spitzen und ein Steigen der Insulinwerte den Körper dazu bringen, Fett zu speichern. Lebensmittel aber, die eine geringere glykämische Reaktion hervorrufen, bringen die Insulinwerte nicht zum Steigen und sind daher besser für Menschen mit Insulinresistenz. Den glykämischen Index der Nahrungsmittel können Sie leicht über www.glycemicindex.com überprüfen. Des Weiteren gibt es viele Bücher und Websites, die die glykämischen Werte für alle Nahrungsmittel und Getränke auflisten. Reine und ausgewogene Ernährung heißt also die Einnahme von mageren Proteinen, gesunden Fetten und Kohlenhydraten mit niedrigen glykämischen Werten (Obst und Gemüse), die einen geringen Einfluss auf die Blutzucker- und Insulinwerte haben und daher die Speicherung von Körperfett verhindern sowie das Risiko von Diabetes und anderen Erkrankungen reduzieren.

Schlüsselfaktoren, die Ihre Hormone im Gleichgewicht halten

Was verursacht hormonelle Ungleichgewichte? Zu viel ungesunde Kost, zu viel Stress und synthetische Hormone rufen hormonelle Ungleichgewichte wie Schilddrüsenunterfunktion, Leptinresistenz und Insulinresistenz hervor, die zu Gewichtszunahme führen. Aber ich werde Ihnen die Werkzeuge an die Hand geben, Ihre Hormone wieder zum optimalen Funktionieren zu bringen, damit Sie Gewicht verlieren und sich ausgeglichen, glücklich und gesund fühlen. Zusätzlich können Sie Bluttests machen, um festzustellen, ob Sie spezifische hormonelle Ungleichgewichte haben.

Es folgt eine Liste von Methoden, Ihre Hormone im Gleichgewicht zu halten.

- *Entfernen Sie überschüssige Toxine aus Ihrem Körper.* Das endokrine System, das die Hormonproduktion kontrolliert, ist sehr anfällig für Toxine. Wenn das endokrine System von Toxinen »gestört« wird, können Hormonungleichgewichte auftreten. Die Chemikalien und Toxine in der Umwelt senden Signale an den Körper, die ihn dazu bringen, mehr oder weniger Hormone als im Normalfall zu produzieren. Diese Toxine, die »endokrine Disruptoren« genannt werden, verwirren den Körper, sie bringen ihn zu einer Überreaktion auf ihre Signale und stören so die gesunde Funktion des Hormonsystems. Dass Sie die Toxine loswerden, ist daher wichtig für das Gleichgewicht der Hormone.
- *Nehmen Sie gesunde, vollwertige Kost in Ihren Speiseplan auf.* Vollwertige, frische und natürliche Kost stellt die normale Funktion der Hormone wieder her. Das sind die Speisen, die die fettverbrennenden Hormone reizen und die fettspeichernden Hormone zum Einhalten bringen. Wenn Sie Ihrem Körper die Nahrung geben, für dessen Verarbeitung er gemacht ist, dann stützen Sie die Hormone bei der Arbeit, für die sie gemacht sind. Die Nahrungsmittel, die Ihnen helfen, den Stoffwechsel des Körpers wieder in Gang zu bringen und Ihre Hormone in ein natürliches Gleichgewicht zu bringen, sind: Hülsenfrüchte (wie Bohnen); Lauchgewächse (Knoblauch, Zwiebel); Beeren (Brombeeren, Heidelbeeren, Himbeeren); Gemüse, vor allem dunkelgrüne Blattgemüse (Spinat, Grünkohl, Blattkohl); Nüsse und Keime (Mandeln, Pekannuss, Sonnenblumenkerne); Vollkornprodukte (Hafer, Gerste, Quinoa).
- *Ordnen Sie die Speisenkombinationen neu.* Das ist der Punkt, an dem die Kombination von Proteinen mit Kohlenhydraten ins Spiel kommt. Die richtige Balance zwischen guten Kohlenhydraten, ge-

sunden Fetten und mageren Proteinen erlaubt Ihnen, die richtigen Blutzuckerwerte zu halten, und stützt Ihren Energiehaushalt den ganzen Tag über ohne Hunger und Lust auf Essen. Anstatt Kalorien zu zählen, werden Sie öfters am Tag qualitätsvolles Essen zu sich nehmen. Mir gefällt es, öfter gutes Essen zu bekommen! Das sogenannte »Essen« der amerikanischen Standardkost stellt unseren Hormonen einfach nicht das Material zur Verfügung, um das Gleichgewicht bewahren zu können. In Kapitel 11 werde ich Ihnen beibringen, wie Sie saubere und vollwertige Nahrung essen können, die dazu beiträgt, dass unsere Hormone im Gleichgewicht bleiben.

- *Niedrigeres Stressniveau.* Wie weiter oben geschildert, sondert Ihr Körper, wenn Sie gestresst sind, das Hormon Cortisol ab, das zur Bildung von Bauchfett beiträgt. Ruhe, Schlaf und Entspannung spielen eine Rolle beim Stressabbau im täglichen Leben. Aber manchmal müssen wir auch eine »Detox«-Kur von Freunden und Familie machen, die unnötigen Stress und Streit provozieren. Mit Menschen, die Sie herabsetzen und Ihnen das Gefühl geben, dass Sie keinen Wert haben, sollten Sie so wenig Zeit wie möglich verbringen. Diese Menschen lösen Stress und negative Gefühle aus. Manchmal reicht es, dass sie Ihnen guten Tag sagen, um Ihr Stressniveau steigen zu lassen, weil Sie wissen, dass Sie am Ende des Gesprächs niedergeschlagen, verletzt und traurig sein werden. Sorgen Sie dafür, dass die Zeit, die Sie mit diesen Menschen verbringen, so gering wie möglich ist, und finden Sie Wege, auch den Stress in Ihrem Leben zu minimalisieren.

Chronische hormonelle Ungleichgewichte bringen uns dazu zuzunehmen, machen uns launisch und müde. Entgiften und reinigen Sie Ihren Körper – und Ihre Küche – von toxischem Abfall, der Sie dick macht. Führen Sie Ihrem Körper heilende Nahrungsmittel zu, die Ihren Körper als Fettverbrennungsmaschine arbeiten lassen anstatt als Fettspeicherungsmaschine. Wenn Ihre Hormone optimal arbeiten, leistet auch der Körper optimale Arbeit und Sie halten Ihr gesundes Idealgewicht.

Kapitel 7:

Beschleunigen Sie Ihren Stoffwechsel

Haben Sie Erfahrung mit fettfreien Diäten, Diäten mit kleinen Portionen oder kohlenhydratarmen Diäten? Und haben Sie jedes einzelne Kilogramm wieder zugelegt, das Sie während der Diät abnahmen? Haben Sie es schon einmal mit Treffen versucht, um gemeinsam abzunehmen, und saßen dort neben Menschen, die Erfolg hatten, während Sie einfach nichts abnahmen?

Haben Sie den Eindruck, dass mit Ihrem Körper etwas nicht stimmt, vor allem wenn Sie schlanken Freunden zusahen, die doppelt so viel aßen, ohne auch nur ein Kilogramm zuzunehmen? Eine Kombination verschiedener Faktoren wie Altern, Stress, hormonelle Veränderungen und schlechte Ernährung verursacht eine schrittweise Veränderung bei der Verdauung. Sie sind nicht faul, und es fehlt Ihnen nicht an Willenskraft oder Disziplin. Ihr Körper reagiert einfach anders auf Nahrung, weil Sie einen trägen Stoffwechsel haben. Ich weiß das aus eigener Erfahrung, weil ich mit einem trägen Stoffwechsel in meinen späten Dreißigern zu kämpfen hatte. Aber als ich für mein Diplom als Ernährungsberaterin lernte, verstand ich plötzlich sehr viel mehr über meinen Stoffwechsel und die Auswirkungen auf mein Gewicht. Als ich das erste Mal viel Gewicht zulegte, schränkte ich das Essen ein. Ich versuchte es auch mit regelmäßigem Training unter Anleitung eines Trainers, nahm aber trotzdem weitere fünf bis sieben Kilogramm zu. Ich erkannte, dass ich schnell eine andere Lösung brauchte. Gott sei Dank fand ich sie!

Wenn es unmöglich für Sie ist, Gewicht zu verlieren und in der Folge zu halten, selbst wenn Sie allen traditionellen Diäten und Trainingsprogrammen folgen, dann ist es sehr wahrscheinlich, dass ein träger Stoffwechsel eines Ihrer Probleme ist. Es ist wichtig, sich klarzumachen, auf welche Art unser Körper Nahrung umwandelt, denn dies ist entscheidend dafür, ob die Nahrung sich im Körper in Energie oder in Fett verwandelt. Die meisten Diäten nehmen keine Rücksicht auf den höchst individuellen Stoffwechsel. Sie konzentrieren sich auf Änderungen des Speiseplans, aber nehmen keine Rücksicht darauf, welche Auswirkungen Ihr individueller Stoffwechsel auf Ihre Gewichtszunahme hat. Deshalb haben manche Menschen großen Erfolg mit einer Diät, während andere keine Resultate sehen.

Sollten Sie einen trägen Stoffwechsel haben, spricht Ihr Körper nicht auf traditionelle Diäten oder Trainingsprogramme zum Gewichtsverlust an. Die traditionelle Diät mit Kalorienbeschränkung funktioniert nicht, weil das Gewicht maßgeblich beeinflusst wird durch die Reaktion unseres Körpers auf die Art der Verarbeitung und Umwandlung der Nahrung.

Ein anderes Problem kann sein, dass ein großer Teil der Gewichtsabnahme nicht durch den Verlust von Fett, sondern durch den Verlust von Muskeln verursacht wurde. Wir brauchen aber Muskeln, um die Stoffwechselmaschinerie effektiv am Laufen zu halten. Muskelzellen verbrennen fünfzigmal mehr Kalorien als Fettzellen. Es ist wichtig, das Gewicht so zu verlieren, dass Fett und so wenig wie möglich Muskelmasse abgebaut wird. Darauf konzentrieren wir uns beim DHEMM-System.

Wie Ihr Stoffwechsel sich auf die Verbrennung von Kalorien auswirkt

Beim Stoffwechsel geht es nach landläufiger Meinung darum, wie schnell oder wie langsam wir Kalorien verbrennen. Oft hören wir Menschen sagen: »Ich kann nicht abnehmen, weil ich einen langsamen Stoffwechsel habe.« Prinzipiell ist das richtig, aber der Stoffwechsel ist viel komplexer. Stoffwechsel steht für alle Signale und chemischen Reaktionen in unserem Körper, die unser Gewicht und das Ausmaß regulieren, mit dem wir Kalorien verbrennen. Es gibt eine Reihe von Faktoren, die festlegen, wie unser Stoffwechsel Nahrung verarbeitet und Kalorien verbrennt, dazu gehören die Umwelt, der Alterungsprozess, die Qualität der Nahrung, das Stressniveau, die Gene und körperliche Aktivität. Speziell der Alterungsprozess hat einen beachtlichen Einfluss auf den Stoffwechsel aufgrund von Änderungen im Hormongleichgewicht. Wenn Sie verstehen, was den Stoffwechsel bestimmt, dann werden Sie in der Lage sein, die Anpassungen vorzunehmen, die Ihren Körper automatisch in eine Fettverbrennungsmaschine verwandeln werden. Wenn Sie aufhören, sich auf die Gewichtsabnahme zu konzentrieren, und stattdessen Ihre Aufmerksamkeit auf die Wiederherstellung der optimalen Funktion Ihres Körpers richten, dann wird der Gewichtsverlust ohne Anstrengung und automatisch vor sich gehen.

Ein Mensch mit einer schnellen Stoffwechselrate kann Kalorien effizienter verbrennen als ein Mensch mit einer niedrigeren Stoffwechselrate. Kalorien, die nicht verbrannt werden, werden in Fett umgewandelt. Sehen wir uns die drei wichtigsten Typen von Kalorienverbrennung an, die in unserem Alltag eine Rolle spielen.

Kalorienverbrennung, Teil 1. Der Hauptteil der Kalorienverbrennung geschieht während des Basal- oder Ruhestoffwechsels. Das heißt, dass Sie Kalorien verbrennen, obwohl Sie absolut nichts tun. Genau, 60 bis 80 Prozent der täglichen Kalorien werden durch Nichtstun verbrannt. Ob wir nun fernsehen, in einer Arbeitssitzung sind oder schlafen, wir verbrennen weiter Kalorien. Die Ursache ist, dass unser Körper konstant in Bewegung ist. Das Herz schlägt, Blut wird durch die Venen gepumpt, unsere Lunge atmet. Training ist wichtig für ein gesundes Herz, aber die Kalorien, die wir beim Training verbrennen, sind weniger als die, die wir im Laufe des Tages verbrennen, während wir absolut nichts tun (das heißt uns im Basalstoffwechsel befinden). Die Kalorienmenge, die Sie während der einen Stunde im Fitnesscenter verbrennen, ist relativ unbedeutend im Vergleich zu den Kalorien, die Sie während der restlichen dreiundzwanzig Stunden verbrennen. Es ist produktiver, sich auf die natürliche Steigerung der Arbeit des Ruhestoffwechsels zu konzentrieren – das heißt der Kalorienverbrennung im Laufe des Tages.

Kalorienverbrennung, Teil 2. Der Rhythmus von Essen und Verdauen ist verantwortlich für 10 bis 15 Prozent der täglichen Kalorienverbrennung. Studien zeigten, dass sich unser Stoffwechsel während des Essens um 30 Prozent erhöht, und diese Wirkung hält bis drei Stunden nach der Beendigung der Mahlzeit an. Wie viele Kalorien wir verbrennen, hängt vom Typ des jeweiligen Nahrungsmittels ab. Die Verdauung von Proteinen erfordert höhere Kalorienverbrennung (für 100 Gramm konsumierte Kalorien werden 25 Kalorien verbrannt) als die Verdauung von Fetten und Kohlenhydraten (auf 100 Gramm konsumierte Kalorien werden 10 bis 15 Kalorien verbrannt). Das ist der Grund, warum das DHEMM-System für eine angemessene Menge magerer, gesunder Proteine steht.

Kalorienverbrennung, Teil 3. Ungefähr 10 bis 15 Prozent unserer Kalorien werden durch die Beschleunigung des Herzrhythmus, die Stärkung unserer Muskeln oder körperliche Aktivität verbrannt, das heißt auch durch leichte körperliche Aktivität wie Gehen oder Treppensteigen. Im Rahmen des DHEMM-Systems werden wir Methoden diskutieren, sich »in Bewegung zu setzen«, um körperlich aktiver zu werden im Alltag, ohne ins Fitnesscenter zu gehen und zu trainieren.

Wie wir die Verlangsamung des Stoffwechsels vermeiden

Einer der größten Mythen ist die Behauptung, dass Gewichtsverlust für manche Menschen schwieriger ist, weil sie genetisch bedingt einen langsamen Stoffwechsel haben. Die wissenschaftliche Forschung zeigt, dass das einfach nicht wahr ist. Ihr Stoffwechselrhythmus steht nicht Ihr Leben lang fest, er wird und kann im Laufe eines Lebens schwanken.

Der Jo-Jo-Effekt von Diäten verändert Ihren Stoffwechsel negativ und macht es schwieriger, langfristig abzunehmen. Manche der Menschen, die ohne Pause auf Diät sind, haben wahrscheinlich begonnen, den Stoffwechsel zu verlangsamen, ohne es zu wissen. Das hat folgenden Grund: Wenn jemand eine Diät startet, registriert der Körper, dass er nicht so viel Nahrung erhält wie gewöhnlich oder wie er braucht, daher senkt der Körper die Stoffwechselgeschwindigkeit, um Energie zu speichern. Er beginnt auch, Fettreserven anzulegen, um sicherzustellen, dass er genügend Energiereserven für den Tag hat.

Eine weitere Folge von Diäten ist der Verlust an magerer Muskelmasse, die unsere Stoffwechselgeschwindigkeit steuert und bei der Fettverbrennung hilft. Wenn der Körper wegen der Diät nicht genügend Nahrung erhält, muss er Energie speichern. Also beginnt er, »sich selbst zu essen«, um an die zusätzliche Energie zu kommen, die er braucht. Auf diese Art wird nicht nur der Stoffwechsel verlangsamt, wir verlieren auch Muskelmasse.

Anstatt auf Diät zu bleiben und weniger zu essen, wünscht sich der Körper mehr Nahrung, wenn er hungrig ist, das heißt für die meisten Menschen alle drei bis vier Stunden. Wenn wir alle drei bis vier Stunden essen, signalisieren wir dem Körper, dass wir genug Essen und Energie für den ganzen Tag haben, was den Körper dazu bringt, den Stoffwechsel zu beschleunigen, um die effizienteste Nutzung der Energie zuzulassen.

Ihr Stoffwechsel wird sich mit dem Altern automatisch verlangsamen. Bereits im Alter von fünfundzwanzig Jahren verlangsamt sich der Stoffwechsel eines Menschen durchschnittlich zwischen 5 und 10 Prozent pro Jahrzehnt. Daher müssen Sie härter arbeiten und Ihren Stoffwechsel bewusst beschleunigen, wenn Sie altern.

Wenn Sie wie ich veranlagt und über vierzig sind, dann machten Sie höchstwahrscheinlich Ihren langsamen oder trägen Stoffwechsel für Ihre Gewichtszunahme verantwortlich. Stellen wir uns vor, Ihr Ruhestoffwechsel im Alter von vierzig Jahren liegt bei 1200 Kalorien, dann wird er im Alter von fünfzig Jahren bei 1140 Kalorien liegen. Daher wird es vielleicht notwendig sein, dass Sie Änderungen in Ihrem Speiseplan und Ihrem Lebensstil vornehmen, um Ihr aktuelles Gewicht zu halten.

Was erschwerend hinzukommt, ist, dass unser Leben hektischer und schneller wird, vor allem wenn wir arbeiten, Kinder oder alternde Eltern haben. Das führt dazu, viel unterwegs zu essen, weil wir wenig oder keine Zeit zum Kochen haben.

Zwölf Wege, um Ihren Stoffwechsel in Bewegung zu bringen

Wie ich zuvor feststellte, haben Sie definitiv die Möglichkeit, Ihren Stoffwechsel zu beschleunigen oder zu verlangsamen. Da der Körper jedes Menschen verschieden ist, werden manche Methoden zur Beschleunigung Ihres Stoffwechsels sehr gut funktionieren, andere weniger gut. Für mich trifft zu, dass grüner Tee meinen Stoffwechsel erheblich beschleunigt, weil ich nicht nur Fett verbrenne, sondern auch weniger Cellulite feststelle. Beobachten Sie Ihren Körper genau, um zu sehen, wie er auf jeden der Stoffwechselverstärker reagiert. Sicherlich wollen Sie so viele Stoffwechselverstärker wie möglich integrieren, aber versuchen Sie nicht alle auf einmal, damit Sie feststellen können, welche gut wirken und welche nicht. Dann können Sie die effektivsten Methoden dauerhaft einsetzen.

In der Folge finden Sie zwölf Methoden, Ihren Stoffwechsel zu verstärken, um mehr Kalorien zu verbrennen:

1. *Bewegen Sie sich zwischendurch.* Forscher der University of Missouri entdeckten, dass Inaktivität (vier Stunden oder mehr) zur fast völligen Stilllegung eines Enzyms führt, das Fett und Cholesterin umwandelt. Das veranlasst Sie, mehr Fett zu speichern, anstatt es vom Körper verbrennen zu lassen. Wenn Sie daher vorhaben, lange zu sitzen, dann sollten Sie zwischendurch immer wieder aufstehen und einfach im Zimmer, in der Wohnung oder im Büro auf und ab gehen.
2. *Frühstücken Sie ausreichend.* Nehmen Sie ein herzhaftes Frühstück zu sich, um Ihren Stoffwechsel für den Tag in Fahrt zu bringen. Ein Frühstück mit vielen Proteinen weckt Ihre Leber und bringt Ihren Stoffwechsel auf Touren. Ein Frühstück mit vielen Proteinen kann Ihr Stoffwechseltempo für bis zu zwölf Stunden um 30 Prozent erhöhen, was so viele Kalorien verbrennt wie ein Siebenkilometerlauf. Es ist wichtig, Ihren Körper alle drei bis vier Stunden zu ernähren und keine Mahlzeit auszulassen. Vor allem aber das Frühstück sollten Sie nicht auslassen. Wenn Sie es auslassen, bleibt Ihr Körper für bis zu fünfzehn Stunden ohne Treibstoff, die nächtlichen Stunden mit eingerechnet.

Das bringt ihn automatisch dazu, die folgenden vierundzwanzig Stunden Fett zu speichern, weil er denkt, dass er hungert oder Mangel leidet.

3. *Essen Sie öfter*. Das Ziel ist, nicht mehr als vier Stunden ohne Essen zu bleiben. Ja, ironischerweise ist es wichtig zu essen, um abzunehmen! Die Anzahl der Mahlzeiten ist wichtig, um Ihren Stoffwechsel auf Touren zu halten. Immer wenn Sie essen, müssen Sie Kalorien verbrennen und Nahrung verdauen, Essen erhöht daher das Stoffwechseltempo. Wenn mehr als fünf Stunden ohne Essen verstreichen, senkt der Körper automatisch die Stoffwechselgeschwindigkeit. Wenn Sie im Gegenteil im Laufe des Tages Mahlzeiten und kleine Imbisse zu sich nehmen, arbeitet der Stoffwechsel stetig, was dabei hilft, den ganzen Tag über Kalorien und Fett zu verbrennen. Erinnern Sie sich also daran, alle drei bis vier Stunden zu essen, weil weniger Nahrung den Stoffwechsel verlangsamt. In diesem Fall wird ein Signal an unseren Körper gesendet, dass wir hungern und Mangel leiden, worauf er mit einer Verlangsamung des Stoffwechsels reagiert und die existierenden Fettreserven im Körper behält. Essen Sie also mehr.
4. *Essen Sie nicht direkt vor dem Schlafengehen*. Bevor Sie ins Bett gehen, sollten Sie nicht essen, das führt zu einer Verlangsamung des Stoffwechsels und zu Gewichtszunahme. Die beste Lösung ist, sich nach dem Abendessen mindestens zwei Stunden Zeit zu geben, bevor Sie schlafen gehen. Sie sollten am Abend leicht und zum Frühstück am schwersten essen. Wenn Sie mehr Energie durch Nahrungsaufnahme früher am Tag erhalten, dann hilft Ihnen das, Gewicht zu verlieren und zu halten, weil Ihr Körper den ganzen Tag über Fett verbrennen kann. Die Fettverbrennungsmechanismen verlangsamen sich, ruhen und regenerieren sich in der Nacht, während wir schlafen.
5. *Schlafen Sie so viel wie möglich*. Eine meiner liebsten Methoden, um den Stoffwechsel anzuwerfen, sind acht volle Stunden Schlaf. Wenn Sie nicht genug schlafen, haben Sie am Tag wenig Energie. Wenn der Körper sich wegen des Schlafmangels müde fühlt, versucht er durch Nahrungsaufnahme die Energie zu erhöhen, was mehr Lust auf Zucker, Salz und Fette zur Folge hat. Im Jahr 2004 wiesen Forscher den engen Zusammenhang zwischen Schlaf und der Fähigkeit, Gewicht zu

verlieren, nach; je mehr wir schlafen, desto besser kann der Körper die Chemikalien regulieren, die Hunger und Appetit regeln. Eines dieser Hormone ist Leptin, das verantwortlich für das Signal an das Gehirn ist, dass wir satt sind. Wenn es einwandfrei funktioniert, veranlasst dies Fettverbrennung und reduziert die Fettspeicherung.

6. *Werden Sie die Toxine los.* Toxine können durch die Verlangsamung des Stoffwechsels Ihre Fähigkeit beeinträchtigen, Gewicht zu verlieren und Fett zu verbrennen. Wenn Toxine im Körper, und vor allem im Blut, zirkulieren, senkt das die Verbrennungsrate des Ruhestoffwechsels. In einer Studie aus dem Jahr 1971 zeigte die Abteilung für Biochemie der University of Nevada, dass chemische Toxine ein spezifisches Koenzym um 20 Prozent schwächten, das der Körper braucht, um Fett zu verbrennen. Toxine (Pestizide, Nahrungsergänzungsmittel, Herbizide) stören den Fettverbrennungsprozess im Körper und machen es schwerer, Fett zu verlieren.
7. *Trinken Sie mehr kaltes Wasser.* Deutsche Forscher fanden heraus, dass das Trinken von sechs Bechern kaltem Wasser pro Tag den Ruhestoffwechsel um 50 Kalorien täglich heben kann, was pro Jahr fünf Kilogramm Gewichtsverlust ausmachen kann. Das geschieht deshalb, weil es mehr Arbeit für den Körper ist, das Wasser auf Körpertemperatur aufzuheizen. Das ist ein Detail, das Ihnen helfen kann, ohne Aufwand Gewicht zu verlieren. Die deutschen Forscher fanden heraus, dass der Stoffwechsel bis zu 90 Minuten nach dem Trinken des kalten Wassers 24 Prozent schneller arbeitet als normal.
8. *Nehmen Sie mit Kaffee und Tee Koffein zu sich.* Koffein stimuliert das zentrale Nervensystem und beschleunigt Ihren Stoffwechsel um 5 bis 8 Prozent, was zur Verbrennung von 100 bis 175 Kalorien pro Tag führt. Das bedeutet nicht, dass Sie es übertreiben und mehrere Tassen Kaffee pro Tag trinken sollten. Eine Tasse Kaffee ist genug, mehr Kaffee kann gegenteilige Nebeneffekte haben. Grüner Tee, mein liebster Stoffwechselanreger, hat viele gesundheitliche Vorteile für den Körper.
9. *Bauen Sie schlanke Muskeln auf.* Wenn Sie älter werden, sollten Sie so viel Muskelmasse wie möglich beibehalten. Wenn Sie Muskelmasse verlieren, wird sich der Stoffwechsel verlangsamen und Sie werden weniger Kalorien verbrennen. Ein halbes Kilogramm Fett verbrennt

etwa zwei Kalorien täglich, um sich zu erhalten, während ein halbes Kilogramm magere Muskelmasse fünfzig Kalorien am Tag verbrennt, um sich zu erhalten. Halten Sie also Ihre Muskelmasse, und Sie werden täglich mehr Kalorien verbrennen und den Stoffwechsel am Arbeiten halten. Wenn Sie auch nur zwei bis vier Kilogramm magerer Muskelmasse zulegen, wird Ihr Ruhestoffwechsel beschleunigt und Sie werden mehr Kalorien verbrennen, wenn Sie ruhen.

10. *Essen Sie mehr Ballaststoffe.* Forschungen haben gezeigt, dass Ballaststoffe die Fettverbrennung um 30 Prozent erhöhen. Peilen Sie um die 30 Gramm pro Tag durch ballaststoffreiche Nahrung oder Ballaststoffe in Form von Nahrungsergänzungsmitteln an. Es gibt sogar eine Diät, die sich ausschließlich auf die Erhöhung des täglichen Ballaststoffkonsums konzentriert, um Gewicht zu verlieren.
11. *Setzen Sie sich in Bewegung.* Körperliche Bewegung jeder Art beschleunigt den Stoffwechsel und aerobes Training regt ihn erheblich an. Je intensiver das aerobe Training ist, desto länger bleibt der Stoffwechsel angeregt, verbrennt also Kalorien auch nach dem Ende des Trainings. In Kapitel 12 werde ich Wege vorstellen, sich »in Bewegung zu setzen«, ohne ins Fitnesscenter gehen zu müssen.
12. *Würzen Sie.* Eine Studie zeigte, dass Peperoni oder scharfer Pfeffer (Chili oder Cayennepfeffer) den Stoffwechsel temporär um 23 Prozent steigern. Manche nehmen sogar Cayennepfefferkapseln, um mehr scharfen Pfeffer in ihren Speiseplan aufzunehmen und den Stoffwechsel anzuregen.

Speisen, die den Stoffwechsel beschleunigen

Bestimmte Nahrungsmittel regen den Stoffwechsel besonders effektiv an. Sie tun das auf drei verschiedene Arten: indem sie helfen, das hormonelle Gleichgewicht aufrechtzuerhalten; durch die Reduzierung des Insulinspiegels, der die Fettspeicherung steuert; und durch die Vergrößerung der Muskelmasse (durch Proteine), da Muskeln mehr Kalorien verbrennen, als Fett es tut. Diese »Wunder«-Speisen sind:

- *Molken- oder Reisproteinpulver.* Molkenprotein, das aus der Milch kommt, ist ein hochqualitatives Protein, das den Stoffwechsel anregt. Wenn Sie Veganer sind, können Sie Reisprotein verwenden, um das Ziel zu erreichen.
- *Nüsse und Keime.* Nüsse und Keime stellen gesunde Fette zur Verfügung, die den Körperstoffwechsel beschleunigen.
- *Grüner Tee.* Studien zeigten, dass grüner Tee einer der besten Stoffwechselanreger ist.
- *Bohnen.* Bohnen sind reich an Ballaststoffen, die Ihnen dabei helfen, sich länger satt zu fühlen, die Heißhunger und Ausschweifungen verhindern.
- *Beeren.* Beeren sind reich an Antioxidantien und stützen den Stoffwechsel. Essen Sie sie frisch oder gefroren.
- *Cayennepfeffer.* Cayennepfeffer ist als Fettverbrenner bekannt, weil er Ihren Stoffwechsel anregt. Er heizt den Körper auf, der Kalorien verbrennt, wenn er sich abkühlt.
- *Grüne Smoothies.* Eine Mischung aus grünen Blattgemüsen, Obst und Wasser.
- *Gemüse.* Gemüse enthalten Ballaststoffe, Vitamine und viele notwendige Nährstoffe, die den Stoffwechsel anregen.
- *Vollkorngetreideprodukte.* Frühstücksflocken wie Haferflocken regen den Stoffwechsel an, indem sie den Insulinspiegel nach dem Essen niedrig halten. Wenn Sie zu viel Insulin aussondern, wird Körperfett gespeichert, was den Stoffwechsel verlangsamt.
- *Mageres Rindfleisch, Schweinefleisch, Huhn und Putenfleisch.* Sie alle sind Quellen für magere Proteine. Je mehr Proteine Sie essen, desto mehr muss der Körper arbeiten, um sie zu verdauen, was erhöhte Kalorienverbrennung während des Essens zur Folge hat.
- *Lachs, Thunfisch und Sardinen.* Diese Fische enthalten Omega-3-Fettsäuren. Französische Forscher fanden heraus, dass Männer, die 6 Gramm Fett in ihrem Speiseplan durch 6 Gramm Fischöl (Omega-3-Fettsäuren) ersetzten, ihren Stoffwechsel anregten und im Durchschnitt ein Kilogramm in nur zwölf Wochen verloren. Besonders Wildlachs ist reich an Omega-3-Fettsäuren und sehr gesund.

Wenn Sie Ihren Stoffwechsel anregen, werden Sie abnehmen und Ihr Gewicht in der Folge halten können. Nicht nur das, es wird sich auch Ihre Gesundheit verbessern. Sie können verstehen lernen, wie Ihr Körper arbeitet und wie Sie den Stoffwechsel anregen können, um im Laufe des Tages mehr Kalorien und mehr Fett zu verbrennen. Sie werden lernen, wie Sie über die Nahrung Energie bekommen, damit Sie den ganzen Tag durchhalten und Ihr Stoffwechsel am Arbeiten bleibt. Gesundheitsprobleme, die mit dem Gewicht zusammenhängen, werden sich verringern und in manchen Fällen völlig verschwinden.

Kapitel 8:

Essen Sie, was Sie dünn macht

Vornehmlich natürliche, vollwertige, rohe oder biologische Kost ermöglicht es Ihrem Körper, effektiver zu verdauen und die Nahrung zu verwerten. Gesunde Nahrung wird vom Körper identifiziert und zerlegt, unnatürliche Nahrungsmittel und ihre Bestandteile hingegen können nicht zerlegt werden und letztlich Gewichtszunahme, frühes Altern und andere Leiden zur Folge haben. Die gesündesten Nahrungsmittel sind diejenigen, die am besten für den Körper zu verdauen sind – sie lassen wenig Abfälle oder Toxine im Körper zurück. In diesem Kapitel werden wir Folgendes diskutieren:

- Die drei grundlegenden Nahrungsmittel
- Ballaststoffe
- Getränke
- Nahrungsergänzungsmittel

Sie haben sicherlich schon viel von der Notwendigkeit gehört, »vollwertige« Kost zu essen. Aber was ist vollwertige Kost? Darunter werden Nahrungsmittel zusammengefasst, die frisch und unverarbeitet sind und fast vollständig so verbleiben, wie sie in der Natur zu finden sind. Vollwertige Produkte sind Bohnengewächse, Gemüse, Vollkorn, Obst, Nüsse und Keime. Diese Nahrungsmittel lassen weniger Abfallstoffe zurück, die sich in Fettzellen im Körper verwandeln. Je länger der Körper braucht, um die

Nahrung zu zerlegen und zu verdauen, desto länger fühlen Sie sich den ganzen Tag über satt und zufrieden.

Man hört auch viel von biologischen Nahrungsmitteln, die frei von chemischen Konservierungsstoffen, Zusatzstoffen, Hormonen, Pestiziden und Antibiotika sind. Frische biologische Kost ist weit weniger giftig als hoch verarbeitete und verpackte/tiefgefrorene Nahrungsmittel. Biologische Nahrungsmittel stützen eine gute Gesundheit, helfen Ihnen, Ihr Idealgewicht zu halten und Ihren Körper zu entgiften. Tiefgefrorene Früchte und Gemüse bewahren zwar viele Vitamine und enthalten oft nicht so viele Konservierungsstoffe wie verpackte Lebensmittel oder Speisen in Dosen, aber es fehlen ihnen wichtige Enzyme, die der Körper braucht, um richtig zu verdauen. Zudem enthalten sie oft Zucker, Salz, Konservierungsmittel und ungesunde Fette.

Die drei Grundnahrungsmittel für gesundes Essen

Die drei grundlegenden Nahrungsmittel für das DHEMM-System sind magere Proteine, gute Kohlenhydrate und gesunde Fette. Das, was Sie essen, ist der entscheidende Faktor für den Gewichtsverlust. Sie können trainieren, so viel Sie wollen, wenn Sie Ihren Körper nicht mit den nötigen Nahrungsmitteln und den richtigen Nährstoffen versorgen, dann rückt das Ziel mit dem Abnehmen in weite Ferne. Sie sollten wissen und verstehen, was Sie essen, um schlank zu bleiben.

Bei der Beratung meiner Kunden stellte ich fest, dass die meisten Menschen nicht den Unterschied zwischen Proteinen, Kohlenhydraten und Fetten kannten. So wissen zum Beispiel viele Menschen nicht, dass Obst und Gemüse Kohlenhydrate sind. Es ist wichtig für Sie, dass Sie alle Nahrungsmittel in Proteine, Kohlenhydrate oder Fette einteilen können, weil jeder Nahrungstyp verschiedene hormonelle Auswirkungen hat, die das Gewicht beeinflussen.

- *Magere Proteine*. Einer der wirkungsvollsten Nährstoffe, um den Stoffwechsel zu beschleunigen und Muskeln aufzubauen, ist das

Protein. Proteine regen die Kalorienverbrennung an, während sie verdaut werden, und sie helfen beim Aufbau von Muskeln, was ebenfalls der Kalorienverbrennung dienlich ist. Beispiele für magere Proteine sind Eier, Fisch, mageres Geflügel oder mageres Rindfleisch (vorzugsweise biologisches, von mit Gras gefütterten Tieren oder Fleisch aus Freilandhaltung).

- *Gute Kohlenhydrate.* Kohlenhydrate, vor allem diejenigen, die in ihrer ursprünglichen Form zu finden sind, enthalten die meisten der notwendigen Nährstoffe, um gesund zu bleiben. Sie geben uns Energie und beschleunigen den Stoffwechsel. Beispiele für gute Kohlenhydrate sind Obst, Gemüse, Vollkornkost, Bohnen, Nüsse und Keime.
- *Gesunde Fette.* Gesunde Fette sind die guten Fette – diejenigen, die Omega-3-Fettsäuren enthalten; sie beschleunigen den Stoffwechsel und helfen dem Körper dabei, das Fett schneller zu verbrennen. Beispiele für gesunde Fette sind Fischöl; natives Olivenöl extra, kaltgepresste Pflanzenöle wie Traubenkernöl und Sesamöl; Nüsse und Keime sowie Produkte aus der Kokosnuss.

Magere Proteine

Alle Teile Ihres Körpers, inklusive Blut, Haut, Organen, Enzymen und Muskeln, benötigen Proteine. Nahrung mit hohem Proteinanteil ist äußerst effektiv bei der natürlichen Beschleunigung des Stoffwechsels. Wie ich zuvor erklärte, braucht der Körper mehr Kalorien, um Proteine zu verdauen, als bei Kohlenhydraten oder Fetten. Gemäß einer Studie, die 2006 im *Journal of Clinical Nutrition* erschien, wird die Konsumierung von bis zu einem Drittel der täglichen Kalorien in Form von mageren Proteinen den Stoffwechsel nicht nur während des Tages, sondern auch während des Schlafes beschleunigen.

Dazu kommt, dass der Konsum von genügend Proteinen dabei hilft, die magere Muskelmasse zu bewahren, und je mehr magere Muskeln Sie haben, desto mehr Kalorien verbrennen Sie, auch wenn Sie ruhen. Das Essen von Proteinen bringt Ihren Blutzuckerspiegel ins Gleichgewicht, wodurch

Sie Energiespitzen vermeiden. Sie helfen auch der Leber, aktiv ihren Stoffwechselaufgaben nachzukommen, vor allem wenn Sie die Proteine zum Frühstück essen, da sie dann eine stabile Basis für Energie, gute Stimmung und Blutzucker den Tag hindurch und auch am Abend schaffen. Aus diesem Grund wird das Essen von Proteinen zum Frühstück Ihnen helfen, wenn Sie anfällig für Leistungseinbrüche am Nachmittag sind.

Wenn Sie die Proteine auswählen, die Sie zu sich nehmen, sollten Sie zunächst verstehen, dass nicht alle Proteine auf die gleiche Art produziert werden. Sie müssen sich sicher sein, dass Sie hochqualitative, magere Proteine essen, die alle Aminosäuren enthalten, die notwendig sind, um Muskelmasse aufzubauen und zu halten, was dem Körper ermöglicht, den Tag über mehr Kalorien zu verbrennen.

Nun ist es wichtig herauszufinden, welche Menge an Proteinen zu essen ist, um die gewünschten positiven Auswirkungen auf die Gesundheit zu haben. Ein Durchschnittsmensch benötigt etwa 50 bis 70 Gramm Proteine pro Tag. Fünf bis acht Portionen magerer Proteine pro Tag sollten die richtige Menge liefern. Obwohl in Kapitel 11 eine detaillierte Auflistung von mageren Proteinen folgt, will ich Ihnen an dieser Stelle bereits einige Richtlinien für die Auswahl der richtigen Quellen geben.

Fisch

Fisch gehört zu den gesündesten Quellen von mageren Proteinen, weil er einen geringeren Anteil an gesättigten Fetten hat als Rindfleisch und Geflügel. Gut geeignet sind Lachs, Thunfisch und Sardinen. Lachs ist extrem gesund und eine gute Wahl, wenn Sie überflüssiges Gewicht loswerden wollen. Er hat reichlich Omega-3-Fettsäuren, die die Fettverbrennung steigern. Wenn Sie die Wahl haben, suchen Sie sich immer den Meeresfisch anstatt des Zuchtlachses aus. Eine reiche Quelle für Wildlachs sind Alaska, Kanada, Kalifornien und einige andere Küsten. Sowohl Meeresfisch als auch Zuchtfisch haben denselben Anteil an Omega-3-Fettsäuren, aber Zuchtlachs hat mehr Toxine und andere Chemikalien als der Meeresfisch. Wildlachs ist außerdem reicher an Astaxanthin, einem starken Antioxidans und entzündungshemmendem Nährstoff, der in der Anti-Aging-Industrie beliebt ist. Die meisten Zuchtlachse werden mit synthetischem Astaxanthin gefüttert, das der natürlichen Form des Nährstoffs unterlegen ist. Viele Küchenchefs verwenden Wildlachs wegen seines überlegenen Geschmacks und seiner Textur. Essen Sie mindestens zweimal pro Woche Lachs.

Geflügel

Knochenloses, hautloses Hühner- oder Putenbrustfleisch ist ideal. Da die Haut reich an gesättigten Fetten ist, entfernen Sie sie vor dem Kochen. Ich bin mir bewusst, dass die Haut gut für den Geschmack ist, aber sie sorgt auch für Fett und Kalorien. Wenn Sie Geflügel aussuchen, wählen Sie so oft wie möglich weißes Putenfleisch und Hühnerfleisch; es hat weniger Kalorien als dunkles Fleisch. Die besten Methoden der Zubereitung sind Braten, Grillen oder die Zubereitung im Backofen. Vermeiden Sie das Braten mit Fett in der Pfanne, weil das zusätzliche Kalorien verursacht.

Rindfleisch

Nur weil wir unseren Fett- und Kalorienkonsum einschränken, müssen wir nicht völlig auf Rindfleisch verzichten. Wenn Sie Hackfleisch kaufen, dann sollten Sie zu 90 Prozent mageres Rindfleisch auswählen. Am Etikett sollte »mager« oder »extra mager« zu lesen sein. Wählen Sie »erstklassige« oder »ausgesuchte« Qualität von Filet, Bauchlappen, Oberschale oder Rindernacken. Meiden Sie Fleisch mit der Angabe »Prime« auf dem Etikett – es ist geschmackvoll, aber etwas fetter.

Generell sollten Sie im Laufe der Woche nicht zu viel rotes Fleisch essen; wenn Sie rotes Fleisch essen möchten, kaufen Sie Fleisch von Weidetieren, nicht mit Getreide gefütterten Tieren. Die Landwirte, die Mastparzellen betreiben, füttern normalerweise Getreide, weil es billiger ist und die Tiere fetter und schwerer werden, aber das Fleisch ist weniger nährstoffreich als das von Weidetieren. Darüber hinaus nimmt mit Getreide gefüttertes Vieh oft künstliche Hormone, Antibiotika und andere Zusatzmittel zu sich, die an unseren Körper weitergegeben werden, wenn wir Fleisch essen. Generell haben Weidetiere weniger Fett, Cholesterin und Kalorien. Das meiste Fleisch im Supermarkt stammt von Tieren, die mit Getreide ernährt wurden, deshalb müssen Sie wahrscheinlich in eine Metzgerei Ihres Vertrauens gehen, um das bessere Fleisch zu finden. Wenn sie Geflügel oder Eier kaufen, sollten Sie auch hier auf Fleisch und Eier Wert legen, die von Freilandtieren stammen.

Nach Jo Robinson, Autor des Buches *Why Grassfed is Best*, haben Weidetiere gegenüber Tieren mit Getreidefutter folgende Vorteile:

- Ein Steak mit 170 Gramm eines Weidetieres hat fast 100 Kalorien weniger als das eines mit Getreide gefütterten Tieres.
- Fleisch von Weidetieren hat nur halb so viele gesättigte Fette wie das von mit Getreide gefütterten Tieren.
- Fleisch von Weidetieren hat zwei- bis sechsmal so viele Omega-3-Fettsäuren (gesunde Fette) wie das Fleisch von mit Getreide gefütterten Tieren.

Bohnen

Auch Bohnen, Linsen und Erbsen sind gute Quellen von mageren Proteinen und haben den zusätzlichen Vorteil, dass sie viele Ballaststoffe in sich tragen. Der Protein- und Ballaststoffgehalt von Bohnen, Linsen und Erbsen wird Ihnen helfen, sich länger satt zu fühlen, und das Überessen verhindern. Sie könnten Sie in Kombination mit Salaten, Chili oder Suppen essen. Bohnen und Hülsenfrüchte sind Kohlenhydrate, aber sie werden nicht so schnell verdaut und zu Zucker verarbeitet wie die meisten anderen Kohlenhydrate. Sie wirken daher eher wie proteinreiche Nahrungsquellen.

Eier

Frische Eier hatten wegen ihres Cholesteringehalts lange Zeit einen negativen Beigeschmack, aber auch Eier können selbstverständlich in einen gesunden Speiseplan eingebaut werden. Wenn Sie Cholesterinprobleme haben, vermeiden Sie einfach das Eigelb, das alle Fettbestandteile und das Cholesterin enthält. Ein Omelett, das mit einem Eigelb und zwei Eiweiß zubereitet wird, schmeckt kaum anders als ein mit zwei vollständigen Eiern gemachtes – und es hat vor allem geringere Fett- und Cholesterinanteile.

Wie ich im nächsten Kapitel diskutieren werde, bin ich kein Fan von Milchprodukten. Wenn Sie sich dafür entscheiden, Milchprodukte zu essen und zu trinken, sollten sie fettfrei sein oder wenig Fett haben und keinen Zuckerzusatz. Das macht ungesüßte Joghurts mit wenig oder gar keinem Fett zu einer guten Proteinquelle.

Gute Kohlenhydrate

Kohlenhydrate machen den größten Teil unserer Nahrung aus. Diejenigen Kohlenhydrate, die wir in ihrer ursprünglichen Form zu uns nehmen, enthalten die meisten der notwendigen Nährstoffe, um dem Körper Energie und Treibstoff für einen Tag zu geben. Die Welt der Kohlenhydrate ist in Wahrheit vielfältiger, als viele Konsumenten denken. Die meisten denken nur an Nahrungsmittel wie Zucker, weißes Brot und weiße Pasta, die ein eher schlechtes Image haben. Kohlenhydrate liefern Vitamine und Minerale, vor allem Thiamin, Niacin und das starke Antioxidans Vitamin E. Sie sind auch eine wichtige Quelle für Ballaststoffe, die dabei helfen, den Appetit zu kontrollieren und Sie länger satt zu machen. Ihr Körper braucht Kohlenhydrate nicht nur als Energiespender, sondern auch für die Produktion von Serotonin, eine wichtige chemische Substanz im Gehirn, die unter anderem das Sättigungsgefühl steuert.

Unglücklicherweise sind die meisten Kohlenhydrate, die Amerikaner essen, »schlechte Kohlenhydrate«, die in Süßigkeiten, Junkfood, Limos, Fruchtsäften, gesüßten Frühstücksflocken, Brot, Reis und Pasta zu finden sind. Das Problem bei den »schlechten Kohlenhydraten« ist, dass sie im Körper nicht richtig umgewandelt werden, was Insulinspitzen zur Folge hat, die schließlich zu Insulinresistenz führen können und eine Fettspeicherung im Körper verursachen.

Wussten Sie, dass Obst und Gemüse ebenfalls Kohlenhydrate sind? Auch Nüsse, Keime, Bohnen und Vollkorngetreide sind Kohlenhydrate.

Sie zählen zu den »guten Kohlenhydraten«. Wenn Sie schlank und gesund sein wollen, sollten Sie diese »guten Kohlenhydrate« in ihren Speiseplan aufnehmen.

Zu den »guten Kohlenhydraten« gehören:

- Nüsse und Keime
- Vollkornprodukte
- Bohnen
- Obst
- Gemüse

Nüsse und Keime. Wenn Sie Gewicht verlieren wollen, setzen Sie Nüsse und Keime auf den Speiseplan. Sie stellen Energie zur Verfügung und verleihen Ausdauer, weil sie ein regelrechtes Nährstoffkraftwerk sind. Studien zeigten, dass eine gewisse Menge Nüsse und Keime auf unserem Speiseplan letztlich den Appetit zügelt, was Gewichtsverlust zur Folge hat. Sie sollten nicht einen ganzen Sack voller Nüsse oder Keime essen, weil sie reich an Kalorien sind. Biologische rohe Nüsse und Keime sind eine bessere Wahl als geröstete Nüsse, die normalerweise reich an hinzugefügtem Öl und Salz sind. Eine kleine Auswahl an wertvollen Nüssen und Samen sind: Mandeln, Paranüsse, Pinienkerne, Walnüsse, Macadamianüsse, Sesamsamen und Sonnenblumenkerne.

Vollkornprodukte. Vollkorn wird empfohlen, weil es reich an Ballaststoffen und Vitamin E und B ist. Eine jüngst veröffentlichte Studie der Harvard University kam zum Schluss, dass diejenigen Frauen, die viel Vollkorn aßen, ein um 49 Prozent geringeres Risiko hatten, Gewicht zuzulegen sowie ein verringertes Risiko für Herzkrankheiten und Diabetes. Die Studie wies nach, dass diese Frauen mehr Gewicht verloren und in der Folge eher schlank blieben als Frauen, die weniger Vollkorn zu sich nahmen. Verwenden Sie so wenig wie möglich verarbeitete Produkte, sondern 100-prozentiges Vollkornmüsli, Vollkornbrot und Vollkornpasta. Wenn Sie beispielsweise Haferflocken essen, versichern Sie sich, dass es sich um gepressten Hafer oder gepresste Haferflocken handelt, nicht um einen fertigen Haferbrei, der Zucker enthält. Gesunde Vollkornprodukte sind Gerste, Hafer, Weizengrütze, Mais, Hirse, brauner Reis, Vollkornweizen und Buchweizen.

Bohnen. Es gibt viele Bohnensorten, unter anderem schwarze Bohnen, Linsen, rote Bohnen, Pintobohnen, Schälerbsen, Kichererbsen und Limabohnen. Wenn Bohnen Ihnen Blähungen verursachen, weichen Sie die Bohnen über Nacht ein und pressen Sie vor dem Kochen das aufgesogene Wasser aus, was Blähungen stark vermindert.

Obst. Obst hat eine enorme positive Wirkung auf die Gesundheit, weil es lebenswichtige Aminosäuren, Mineralien und Vitamine liefert. Obst spaltet sich in unserem System schneller als jede andere Nahrung, was uns Treibstoff und Energie gibt; da Obst eine stark reinigende Wirkung hat, lässt es keine Toxinrückstände im Körper zurück. Einige gesunde Obstsorten sind: Heidelbeeren, Äpfel, Grapefruit, Kiwi, Cantaloupe-Melone, Papaya, Brombeeren, Kirschen und Weintrauben.

Gemüse. Um schlank, stark und gesund zu sein, sollten Sie jeden Tag Gemüse essen. Studien zeigten, dass Menschen, die eine große Bandbreite von Gemüse zu sich nehmen, am wenigsten Körperfett haben. Grüne Blattgemüse sind besonders wichtig, weil sie wenige Kalorien haben, reich an Nährstoffen sind und einen hohen Ballaststoffanteil aufweisen. Zu dieser Gemüsekategorie gehören unter anderem Grünkohl, Spinat, Blattkohl, Kohlrabi und rote Rübe. Andere wertvolle Gemüse sind Spargel, Broccoli, Karotten, Auberginen, Sellerie, Paprika, Kohl, Blumenkohl und Radicchio. Wenn Sie Gewicht verlieren wollen, sollten Sie den Genuss von stärkehaltigen Gemüsen wie Kartoffeln und Mais einschränken, da sie mehr Kalorien haben. Stärkehaltige Gemüse haben einen hohen glykämischen Wert, was bedeutet, dass sie schnell in den Blutkreislauf aufgenommen werden und ein Ansteigen der Insulinwerte verursachen und damit zur Fettspeicherung im Körper beitragen. Wenn Sie Ihr angestrebtes Gewicht erreicht und das Gewicht stabilisiert haben, können Sie für Ihre Mahlzeiten wieder mehr stärkehaltige Gemüse verwenden.

Sie sollten so viel Obst und Gemüse wie möglich essen. Das Essen von frischem, hochqualitativem, biologischem Obst und Gemüse ist ein großartiger Weg, Gewichtszunahme zu verhindern. Eine einfache Art, den Obst- und Gemüsekonsum zu erhöhen, ist die Einnahme als Saft oder als grüne Smoothies. Ein einziger Gemüsecocktail, den wir etwas später in diesem Kapitel vorstellen werden, entspricht etwa fünf Mahlzeiten mit Gemüse. Ich bin fest überzeugt davon, dass das Essen von rohem, saftigem Gemüse oder das Trinken von grünen Smoothies wesentlich ist, um schlank, strahlend, gesund und energiegeladen zu bleiben.

Kaufen Sie, wann immer das möglich ist, biologisches Obst und Gemüse. Bestimmte Obst- und Gemüsearten wie Erdbeeren, Pfirsiche, Birnen, Nektarinen, Kirschen, Weintrauben, Äpfel, Paprika, Karotten, Sellerie und Grüngemüse (Grünkohl, Kopfsalat) sind mit toxischen Pestiziden und landwirtschaftlichen Chemikalien bestreut. Bei anderen Sorten, die über eine ungenießbare Schale verfügen, ist es nicht so wichtig, ob man biologische Produkte kauft. Solche Sorten sind beispielsweise Avocados, Bananen, Papaya, Ananas, Wassermelonen, Kiwi, Mango, Zwiebel, Zuckermais und Gartenerbsen. Ebenfalls arm an Pestiziden sind Spargel, Kohl und Auberginen.

Wenn Sie sich kein biologisches Obst und Gemüse leisten können, waschen Sie die Pestizide und Wachse, so gut es geht, ab. Wachse sind schwierig zu entfernen; normalerweise gehen sie mit Waschen nicht ab. Sie sollten spezielle Reiniger aus einem Naturkostladen verwenden. Spülen Sie das Obst und Gemüse nach dem Abschrubben des Wachses sehr gründlich. Sie können den toxischen Gehalt von Obst und Gemüse auch durch Einweichen und Abschrubben in einem Gefäß mit 10-prozentigem weißem Essig und anschließendem Abwaschen mit Wasser verringern.

Gesunde Fette

Die meisten Menschen glauben, dass fettarme Diäten der beste Weg zum Gewichtsverlust sind, aber das ist nicht richtig. Gesunde Fette wie Olivenöl, Fischöl und Kokosnussöl führen nicht nur zu Gewichtsverlust, sie tragen auch zur Heilung vieler Krankheiten und Leiden bei. Gesunde Fette sind notwendig, um Hormone im Körper zu produzieren und den Körper mit den notwendigen Fettsäuren zu beliefern. Sie sollten jedoch vermeiden, große Mengen von fetten Speisen zu verzehren, da sie einen hohen Kalorienanteil haben und Gewichtszunahme verursachen.

Es gibt im Wesentlichen drei verschiedene Arten von Fett: gesunde Fette, schlechte Fette und gefährliche Fette. Ich werde an dieser Stelle die guten Fette vorstellen und Sie über die schlechten und gefährlichen Fette im nächsten Kapitel informieren.

Die gesunden Fette sind die *ungesättigten* Fette, die jeden Tag im Speiseplan enthalten sein sollten. Die besten Quellen von gesunden, ungesättigten Fetten sind Fisch, Olivenöl, Flachsöl, Fischöl, Hanföl, Maisöl, Färberdistelöl, Walnüsse, Sonnenblumenkerne und Kürbiskerne. Gesunde Öle können einfach eingesetzt werden, wenn man etwa Leinöl als Salatdressing, Olivenöl zum Kochen verwendet und Fischöl als Nahrungsergänzungsmittel für die Stabilisierung der Gesundheit einnimmt.

Sie werden schon öfter von den sogenannten Omega-3-Fettsäuren gehört haben, die zu den ungesättigten Fetten zählen. Gesunde Omega-3-Fettsäuren sind in Nüssen und Kernen, Leinsamen, Kürbiskernen, Walnüssen, Haselnüssen, Pistazien, Mandeln, Paranüssen, Cashewnüssen und verschiedenen Arten von wilden Fischen wie Wildlachs, Hering und Sardinen enthalten.

Wenn Sie bereits übergewichtig sind und optimalen Gewichtsverlust anstreben, sollten Sie die Einnahme von Nüssen und Keimen auf eine Portion (30 Gramm) pro Tag beschränken, weil sie viele Kalorien haben. Solange Sie nicht zu viele rohe Nüsse und Keime essen, sind sie gut für das Abnehmen und die Appetitzügelung und tragen nicht zur Gewichtszunahme bei. Um eine Vorstellung davon zu haben, wie viele Nüsse als Snack in Ordnung gehen, denken Sie an »eine Handvoll« Nüsse. Wenn Sie eine leere Pfefferminzdose mit Nüssen füllen, dann haben Sie immer Ihren Snack dabei. Wenn Sie Abzählen vorziehen, dann wären das etwa vierzig Pistazien, zwanzig Mandeln, zwanzig Paranusshälften, achtzehn Macadamianüsse, achtzehn Cashewnüsse oder fünfzehn Walnusshälften. Vermeiden Sie, sich vor den Fernseher zu setzen und während Ihrer Lieblingssendung eine ganze Packung Nüsse zu essen. Gesundes Essen heißt, überschüssige Kalorien zu vermeiden und nicht zu essen, um sich zu entspannen. Seien Sie diszipliniert bei Ihren Snacks und essen Sie nicht aus Langeweile.

Nüsse sind reicher an Mineralien und Vitaminen als tierische Proteine, darüber hinaus werden sie vom Stoffwechsel leicht aufgenommen und produzieren keine Harnsäure. Wenn Sie trocken geröstete Nüsse vorziehen, dann rösten Sie sie selbst bei niedrigen Temperaturen von ungefähr 65 Grad Celsius etwa zehn bis fünfzehn Minuten lang.

Ballaststoffe essen, um Gewicht zu verlieren

Ballaststoffe helfen bei der Regulierung des Blutzuckers, kontrollieren das Hungergefühl und steigern das Völlegefühl (Sattheit), das dabei hilft, Gewicht zu verlieren und Ihr Idealgewicht Ihr Leben lang zu halten. Was sind Ballaststoffe? Ballaststoffe sind unverdauliche Teile von Obst, Samen, Gemüse, ganzen Getreidekörnern und anderen Pflanzen.

Wenn Sie um die 30 Gramm Ballaststoffe pro Tag essen, hilft das beim Abnehmen, beugt Erkrankungen vor und trägt dazu bei, eine optimale Gesundheit zu erlangen. Ballaststoffreiche Nahrung macht uns satt, aber sie hat nicht viele Kalorien, was bedeutet, dass wir viel zu uns nehmen können. Ballaststoffe sind natürliche Appetitzügler, was sich positiv auf die Kalorienzufuhr auswirkt. Ballaststoffe verbessern unsere Verdauung und helfen bei einem regelmäßigen Stuhlgang.

Nach Brenda Watson, Autorin des Buches *The Fiber35 Diet: Nature's Weight Loss Secret*, können wir mit jedem Gramm Ballaststoff, das wir essen, potenziell sieben Kalorien eliminieren. Das heißt, wenn Sie 35 Gramm Ballaststoffe täglich zu sich nehmen, verbrennen Sie 245 Kalorien zusätzlich pro Tag.

Es gibt grundsätzlich zwei Arten von Ballaststoffen – wasserlösliche und wasserunlösliche. Wasserlösliche Ballaststoffe lösen sich im Wasser auf und bilden ein dickes Gel. Quellen für lösliche Ballaststoffe sind unter anderem Äpfel, Orangen, Pfirsiche, Nüsse, Gerste, rote Rüben, Karotten, Cranberrys, Linsen, Hafer, Kleie und Erbsen. Lösliche Ballaststoffe verlangsamen die Aufnahme der Nahrung nach den Mahlzeiten und helfen bei der Regulierung des Blutzuckers und der Insulinwerte, außerdem reduzieren sie die Fettspeicherung im Körper. Sie entfernen unerwünschte Toxine, senken das Cholesterin und reduzieren das Risiko von Herzerkrankungen und Gallensteinen.

Wasserunlösliche Ballaststoffe lösen sich nicht auf oder spalten sich nicht im Verdauungssystem, das heißt, sie passieren den Magen- und Darmtrakt fast unversehrt. Quellen für unlösliche Ballaststoffe sind beispielsweise grüne Blattgemüse, Samen und Nüsse, Obstschalen, Kartoffelschalen, Weizenkleie und Vollkorn. Wasserunlösliche Ballaststoffe wirken nicht nur gut beim Abnehmen und bei Verstopfung, sondern sie helfen auch bei der Entfernung krebserregender Stoffe von der Dickdarmwand. Sie arbeiten gegen den Aufbau von Gallensteinen, da sie sich mit Gallensäure verbinden und Cholesterin entfernen, bevor sich Steine bilden können, Das ist besonders hilfreich für Menschen, die an Diabetes oder Dickdarmkrebs leiden.

Sie sollten sowohl wasserlösliche als auch wasserunlösliche Ballaststoffe zu sich nehmen, da beide Typen dem Körper guttun. Viele Gesundheitsorganisationen empfehlen den Konsum von 20 bis 35 Gramm Ballaststoffen pro Tag, mehr als 50 Gramm sollten nicht gegessen werden. Der durchschnittliche Amerikaner isst nur 10 bis 15 Gramm Ballaststoffe täglich.

Wenn Sie Ihre Zufuhr an Ballaststoffen erhöhen, ist es wichtig, dass Sie viel Wasser trinken, um Verstopfung zu vermeiden. Als Faustregel kann man sagen, Sie sollten etwa ein Dreißigstel Ihres Körpergewichts in Gramm trinken. Um zu berechnen, wie viel das ist, müssen Sie nur Ihr Körpergewicht durch 30 dividieren und die entsprechende Zahl in Gramm pro Tag trinken. Wenn Sie beispielsweise 60 Kilogramm wiegen (60 000 Gramm, dann sollten sie 2000 Gramm (entspricht 2 Liter Wasser) pro Tag trinken.

Der beste Weg, an Ballaststoffe zu kommen, ist über ballaststoffreiche Nahrungsmittel. Einige Wahlmöglichkeiten:

- 1 Tasse Frühstücksflocken aus Weizenkleie (20 g)
- 1 Tasse gekochte schwarze Bohnen (14 g)
- 1 Tasse gekochte Linsen (13 g)
- 1 Tasse gekochte rote Bohnen (12 g)
- 1 mittelgroße Avocado (12 g)
- 1 Tasse Hafer (12 g)
- 1 Tasse gekochte Erbsen (9 g)
- 1 Tasse gekochte Limabohnen (9 g)
- 1 Tasse gekochter brauner Reis (8 g)
- 1 Tasse gekochter Grünkohl (7 g)
- 3 EL Leinsamen (7 g)
- 1 Tasse Himbeeren (6 g)
- ½ Tasse Sonnenblumenkerne (6 g)
- 1 mittelgroßer Apfel (5 g)
- 1 mittelgroße Birne (5 g)
- 1 Tasse gekochter Broccoli (5 g)

- 1 Tasse gekochte Karotten (5 g)
- 1 mittelgroße gebratene Kartoffel oder süße Kartoffel (5 g)
- 1 Tasse Heidelbeeren (4 g)
- 1 Tasse Erdbeeren (4 g)
- 1 mittelgroße Banane (4 g)
- 1 Handvoll Mandeln (4 g)
- 1 Tasse gekochter Spinat (4 g)
- 3 Tassen mit Heißluft gepopptes Popcorn (4 g)
- 1 Handvoll Walnüsse oder Pistazien (3 g)

Wenn Sie nicht genügend Ballaststoffe auf Ihrem Speiseplan haben, können Sie Ergänzungsmittel versuchen. Ich persönlich verwendete Indischen Flohsamen, hatte aber Probleme mit Gasen, Aufgedunsenheit und Verstopfung. Ich empfehle Akazie, Flachs, Haferfaser als alternative Ballaststoff-Ergänzungsmittel. Außer Ergänzungsmitteln können Sie auch Ballaststoffriegel essen oder Shakes mit Ballaststoffen trinken, um Ihren täglichen Bedarf zu decken.

Getränke, die Sie schlank und gesund machen

Nun konzentrieren wir uns auf die besten Drinks und Getränke, die uns helfen, dünn und gesund zu bleiben. Die beste Wahl sind folgende Getränke:

- Wasser
- Grüne Smoothies
- Grüner Tee
- Frisch gepresste Fruchtsäfte
- Kokosnusswasser
- Kuhmilchlose Milch und Milchersatz

Wasser

Das wichtigste Getränk, um Gewicht zu verlieren, ist das Wasser! Unser Körper besteht zu 60 bis 70 Prozent aus Wasser, wobei etwa zwei Drittel davon sich in unseren Zellen befinden und der Rest in unserem Blut und unseren Körperflüssigkeiten. Das Wasser ist daher wesentlich für einen gesunden, funktionierenden Körper. Das Wasser spült Toxine aus und stützt alle Umwandlungsprozesse im Körper, indem es Toxine und Abfall aus den Zellen in die Nieren bringt, um sie aus dem Körper zu entfernen.

Bemerkenswert ist, dass der Körper Wasser zurückhält, wenn wir am Tag zu wenig Wasser trinken. Die Nieren brauchen eine ausreichende Wassermenge, um die Abfälle aus dem Körper zu spülen. Wenn dem Körper Wasser fehlt, beginnen die Nieren Wasser zurückzuhalten und der Lymphkreislauf wird träge. Sie müssen Ihrem Körper ausreichend Wasser zuführen. Sie müssen daher tagsüber ziemlich viel Wasser trinken. Trinken Sie jeden Tag zumindest ein Drittel Ihres Körpergewichts in Gramm. Beobachten Sie Ihren Urin, um zu sehen, ob Sie genügend Wasser trinken und gut hydriert sind. Wenn er gelb ist, sind Sie dehydriert und müssen mehr Wasser trinken. Das Ziel ist, den Urin so klar wie möglich zu machen.

Wasser kann auch helfen, die Lust auf Essen zu zügeln. Manchmal werden Sie das Gefühl haben, dass Sie Lust auf eine bestimmte Speise haben, tatsächlich aber sind Sie lediglich dehydriert. Wenn Sie daher Lust auf Süßigkeiten haben, trinken Sie zunächst einmal Wasser. Möglicherweise stellen Sie fest, dass die Lust zurückgeht, wenn Sie getrunken haben. Da es unmittelbar mit der Entgiftung in Zusammenhang steht, ist basisches Wasser noch besser als normales Wasser. Sie sollten zumindest Quellwasser oder gefiltertes Wasser trinken, aber für eine wirklich schöne, hydrierte Haut sollten Sie basisches Wasser nehmen. Basisches Wasser entgiftet den Körper, lässt die Haut weicher und elastischer aussehen und macht Sie jünger. Basisches Wasser hält den Körper gut hydriert und die Organe im Gleichgewicht und rein. Wenn Sie sich dazu entschließen, basisches Wasser zu versuchen, beginnen Sie mit kleinen Dosen, um starke Entgiftungserscheinungen zu vermeiden. Das Thema basisches Wasser als Entgiftungsmethode finden Sie in Kapitel 5.

Grüne Smoothies (siehe Kapitel 19)

Grüner Tee

Grüner Tee hat eine enorm positive Wirkung auf die Gesundheit. Er ist eines der wenigen Getränke mit Koffein, die ich wärmstens empfehlen kann. Deshalb machte ich ihn zu einem integralen Bestandteil des DHEMM-Systems. Grüner Tee ist besonders hilfreich beim Abbau von Körperfett und Gewicht, er regt die Verdauung an und beugt gegen hohen Blutdruck vor. Es wurde festgestellt, dass er zwanzigmal stärker den Alterungsprozess verlangsamt als Vitamin E, weil er eine stark entgiftende Wirkung hat. Der Anteil von Vitamin C im grünen Tee ist viermal höher als in Zitronensaft. Grüner Tee hat positive Wirkungen in vielen Bereichen; beim Gewichtsverlust hilft er dem Körper, das Fett schneller und effizienter zu verbrennen.

Grüner Tee ist besser als schwarzer Tee oder Kaffee, weil das Koffein anders wirkt. Grüner Tee bringt den Körper dazu, seine eigene Energie effizienter einzusetzen, was die Vitalität und die Ausdauer verbessert, ohne die für das Koffein so typische Erfahrung von Leistungsschwankungen machen zu müssen. Das ist auf die große Menge von Gerbstoffen im grünen Tee zurückzuführen, die sicherstellen, dass das Koffein nur in kleinen Mengen in das Gehirn gelangt, was die Energie im Körper ausbalancieren hilft.

Grüner Tee ist reich an Antioxidantien, da er aber Koffein enthält, sollten Sie ihn nicht zu spät am Abend trinken, da möglicherweise Schlafstörungen auftreten. Ich empfehle Ihnen, grünen Tee (warm oder als Eistee) am Morgen oder zu Mittag zu trinken. Für eine optimale entgiftende Wirkung empfehle ich ein bis zwei Tassen am Tag. Wenn Sie es vorziehen, können Sie stattdessen zwei- bis dreimal am Tag eine Grüne-Tee-Kapsel einnehmen, die Sie beispielsweise in Reformhäusern bekommen.

Gestatten Sie mir eine kurze Nebenbemerkung zu Koffeinen: Etwa die Hälfte der Studien kommt zum Schluss, dass Koffein von Kaffee und Tee positive Auswirkungen hat, die andere Hälfte legt nahe, dass es schädliche Wirkung auf den Körper hat. Ich empfehle daher, grünen Tee oder Kaffee in Maßen im Rahmen des DHEMM-Systems zu trinken.

Frisch gepresste Fruchtsäfte

Frisch gepresste Fruchtsäfte, die im Gegensatz zu gekauften Säften keine Zusatzmittel und keinen Zucker haben, sind ebenfalls sehr wichtig für Ihre Gesundheit. Frisches Obst und Gemüse sind extrem reich an Enzymen. Enzyme sind organische Katalysatoren, die den Zersetzungsgrad und das Absorbieren von Nahrung durch den Körper beschleunigen. Während des Kochens, beim Verarbeitungsprozess und bei der Abfüllung werden diese Enzyme jedoch zerstört. Essen Sie Obst daher frisch oder trinken Sie es als frisch gepresste Variante. Frischer Saft enthält lebende Verdauungsenzyme, die wichtig für die Zersetzung der Nahrung im Darmtrakt sind. Das bewahrt die körpereigenen Enzyme und verschafft Ihrem Verdauungssystem eine wertvolle Pause zur Heilung, Erholung und Regeneration. Darüber hinaus sind frische Säfte reich an Phytonährstoffen auf Pflanzenbasis, die Antioxidantien enthalten und damit den Alterungsprozess verlangsamen.

Kokosnusswasser

Wasser oder Saft von jungen Kokosnüssen ist eine besonders stark hydrierende Flüssigkeit, die nicht nur köstlich ist, sondern auch reich an Mineralien ist. Sie enthält fast zweimal so viel Kalium wie Bananen. Das Trinken von Kokosnusssaft ist hervorragend geeignet, Elektrolyte, die Sie im Laufe eines intensiven Trainings verloren haben, zu ersetzen. Es eignet sich auch wunderbar, um Sie an einem heißen Sonnentag mit Flüssigkeit zu versorgen. Viele Sportler und speziell Läufer trinken Kokosnusswasser anstelle von Sportdrinks. Es ist fett- und cholesterinfrei und hat wenige Kalorien, was positive Auswirkungen auf den Blutkreislauf, die Körpertemperatur, die Herzfunktionen und den Blutdruck hat.

Kokosnusswasser ist aus vielen Gründen ein großartiges Getränk. Es ist zurzeit mein Lieblingsgetränk. In den Tropen wurde es jahrhundertelang als Gesundheits- und Schönheitsmittel verwendet, weil es die Haut auf natürliche Art hydriert. Es beinhaltet eine ausgewogene Mischung aus Natrium, Kalium, Kalzium und Magnesium, die hydriert und Elektrolyte im Körper ersetzt. Es hat kaum Kalorien und nachweisbar antivirale und antimykotische Eigenschaften.

Kuhmilchlose Milch und Milchersatz

Wie ich im nächsten Kapitel diskutieren werde, gibt es viele Gründe, keine Kuhmilch mehr zu trinken, aber Milch ist ein wichtiger Bestandteil eines gesunden Speiseplans. Sie sollten auf gesündere Milchprodukte umsteigen. Milchprodukte aus der Milch von Ziegen oder Schafen sind besser als jene aus Kuhmilch, besonders wenn es sich um Rohmilch handelt. Die natürlichen Enzyme der Ziegenmilch sind den Enzymen des Menschen bei weitem ähnlicher, deshalb können wir die Ziegenmilch viel besser verdauen. Schafmilch ist die nächstbeste Wahl. Neben Molkereiprodukten gibt es auch andere Milch, etwa aus Mandeln, Reis, Hanf oder Sojamilch (ungesüßt). Wenn Sie trotzdem Produkte aus Kuhmilch wollen, kaufen Sie biologische, fettfreie oder fettarme Marken, weil sie nahrhafter sind.

Nahrungsergänzungsmittel

Selbst wenn Sie sich gesund ernähren, können Ihnen Nährstoffe fehlen. Sie sollten überlegen, ob die Einnahme von hochqualitativen Nahrungsergänzungsmitteln eine Option ist. Ergänzungsmittel helfen Ihnen, Ihr Gewicht zu halten, die optimale Gesundheit zu erreichen, Krankheiten zu bekämpfen und den Alterungsprozess zu verlangsamen. Da es um Gewichtsverlust geht, empfehle ich Ergänzungsmittel, die dabei helfen, Körperfett abzubauen, Muskelmasse zu bewahren und Blutzucker- sowie Insulinspiegel zu regulieren. Die wissenschaftliche Forschung hat gezeigt, dass verschiedene Ergänzungsmittel dem Körper helfen können, Fette besser umzuwandeln, die Entzündungen, die von Fettzellen kommen, zu reduzieren und Nahrungslücken und -defizite zu füllen. Ergänzungsmittel sind Bestandteil des DHEMM-Systems, um trotz des Alterns eine gute Gesundheit zu behalten.

In diesem Kapitel biete ich Ihnen einen allgemeinen Überblick über die Ergänzungsmittel, um Ihnen ein Basiswissen zu vermitteln, das Sie bei Ihrem Arzt oder im Naturkostladen einsetzen können, um in der Folge weitere Details über den Einsatz von bestimmten Ergänzungsmitteln zu erfahren. In jedem Fall sollten Sie vor dem Beginn einer neuen Diät, der Einnahme eines neuen Ergänzungsmittels oder einem anderen Trainingsprogramm den Arzt konsultieren. Die im DHEMM-System empfohlenen Ergänzungsmittel stützen die Entgiftung, stärken das Immunsystem, bringen Hormone ins Gleichgewicht, schützen gegen degenerative Krankheiten und helfen beim Abnehmen:

- Grüne Drinks
- Ballaststoffe
- Fischöl (Omega-3-Fettsäuren)
- Proteingetränke
- Antioxidantien
- Probiotika
- Vitamin C
- Verdauungsenzyme
- Nahrungsergänzungsmittel
- α-Liponsäure oder R-Liponsäure *(nur für Menschen mit Insulinresistenz)*
- Chrom *(nur für Menschen mit Insulinresistenz)*

Beachten Sie, dass diese Ergänzungsmittel nicht immer gesondert eingenommen werden müssen. Viele sind in Multivitaminen, in Gemüsesäften oder in Proteingetränken zu finden.

Grüne Drinks

Eines der wichtigsten Ergänzungsmittel im DHEMM-System hat den Beinamen »grüne Drinks« bekommen, weil die im Mixer zubereiteten Getränke vor allem aus grünen Blattgemüsen gemacht werden. Das sind dieselben Gemüse, die viele Tiere auf der Welt, wie Kühe, Pferde und Ochsen, ernähren. Grüne Drinks helfen Ihnen bei der Entgiftung und Säuberung Ihres Körpers, beim Abnehmen. Sie verschaffen Ihnen mehr Energie und machen den Körper basischer. Wenn Sie sie trinken, gelangen die Nährstoffe sehr rasch in die Zellen und bringen den Körper in Schwung.

Der grüne Drink, den ich empfehle, ist ein hoch verdichtetes Nährstoffpulver (grüner Vita-Mineral-Mix), das vor allem aus grünem Gemüse besteht, wie Grünkohl, Spinat, Alfalfa, Gerstengras, Weizengras, Broccoli und vielen anderen. Das Grünzeug wird bei voller Reife geerntet, getrocknet und vorsichtig in Pulverform verarbeitet. Dieser innovative Prozess bewahrt die meisten Vitamine, Mineralien, Nährstoffe, Phytochemikalien und Enzyme. Sie mischen einfach einen Esslöffel des grünen Pulvers in Wasser oder Saft, trinken es und werden die Wirkung bald spüren! Sie haben gerade fünf Portionen Obst und Gemüse verzehrt. An manchen Tagen habe ich wirklich sehr viel zu tun und schaffe es nicht, genügend Obst und Gemüse zu essen. Daher baue ich vor, bevor ich das Haus verlasse, und habe ein Päckchen mit einem grünen Drink bei mir. Wenn Sie zunächst nur ein einziges Nahrungsergänzungsmittel in Ihren Speiseplan aufnehmen wollen, sollten Sie es mit grünen Drinks versuchen.

Ballaststoffe

Beim DHEMM-System empfehle ich die Einnahme von mindestens 30 Gramm Ballaststoffen pro Tag. Wenn Sie tagsüber nicht 30 Gramm Ballaststoffe mit dem Essen aufnehmen können, dann gibt es praktische Alternativen in Form von Ergänzungsmitteln.

- *Kaubare Ballaststoffe in Scheiben.* Versuchen Sie kaubare Scheiben auf Akazienbasis. Fragen Sie in Ihrem lokalen Naturkostladen danach.
- *Klares Ballaststoffpulver.* Klare, geschmacklose, kalorienfreie Akazienballaststoffe können auf Ihr Essen gestreut werden, um den Ballaststoffanteil zu erhöhen, ohne den Geschmack zu beeinträchtigen.
- *Mixgetränke.* Suchen Sie Shakes, die zumindest 10 Gramm Ballaststoffe (von Akazie) pro Portion und einen ausreichenden Anteil an

Proteinen (ca. 20 Gramm) aus einer ergiebigen Quelle enthalten. Des Weiteren sollten verschiedene wichtige Vitamine, Mineralien und Enzyme, die die Verdauung stärken, enthalten sein. Meiden Sie Shakes, die künstliche Zuckerersatzstoffe enthalten. Am besten sind natürliche Süßmittel wie Stevia.

- *Riegel.* Suchen Sie nach ballaststoffreichen Riegeln mit ungefähr 10 Gramm Ballaststoffen (6 davon lösbar, 4 unlöslich) aus Haferkleie, Akaziengummi und gemahlenem Leinsamen, sowie 10 Gramm Proteinen aus Molke-Protein-Konzentrat. Suchen Sie nach Riegeln, die mit Datteln, Rosinen und Stevia oder mit Agavensirup gesüßt sind.

Fischöl (Omega-3-Fettsäuren)

Die Ergänzung Ihres Speiseplans mit Fischöl eliminiert überschüssiges Fett und erneuert die Körperzellen. Ein gutes Fischöl-Ergänzungsmittel versorgt Sie mit den notwendigen Omega-3-Fettsäuren, die Sie brauchen, um gespeichertes Fett zu verbrennen und Ihre Gesundheit zu erhalten. Enthalten ist in einem solchen Ergänzungsmittel ein Konzentrat der beiden wichtigen Omega-3-Fettsäuren: EPA und DHA. Fischöl/Lebertran (extra raffinierte EP/DHA-Konzentrate) werden wegen ihrer erstaunlichen, positiven Auswirkungen auf die Gesundheit als »Wunderdroge« bezeichnet. Viele Menschen nehmen Fischöl in flüssiger Form anstatt als Kapseln zu sich, vor allem wenn sie höhere Dosierungen von EPA und DHA anstreben. Wenn Sie flüssiges Fischöl verwenden, dann heben Sie es im Kühlschrank auf, um der Oxidation vorzubeugen und den Geschmack zu erhalten.

Proteingetränke

Eine schnelle und einfache Art, mehr Proteine auf den Speiseplan zu setzen, ist ein Ergänzungsmittel aus Proteinpulver. Ergänzende Proteine auf Ihrem Speiseplan helfen Ihnen, schlank zu bleiben, Muskelmasse zu bewahren und den Alterungsprozess zu verlangsamen. Molkeprotein (Kuhmilch) ist eine hochqualitative, vollständige Proteinquelle. Aber auch ein Sojadrink, der kein Milchprodukt ist, ist nützlich für Menschen, die sich von Milchprodukten fernhalten. Proteine sind wesentlich für den Gewichtsverlust, weil Ihr Körper mehr Energie aufwendet, um Proteine zu verdauen, als er das bei anderen Nahrungsmitteln tut. Es verlangsamt auch die Aufnahme von Glucose in den Blutkreislauf, reduziert die Insulinwerte, macht es dem Körper einfacher, Fett zu verbrennen, und hemmt das Hungergefühl zwischen den Mahlzeiten. Proteine bewahren zudem mageres Muskelgewebe und sorgen so dafür, dass der Stoffwechsel aktiver bleibt, wodurch mehr Kalorien verbrannt werden.

Antioxidantien

Ein Antioxidans-Ergänzungsmittel hilft Ihrem Körper, Zellschäden zu reparieren. Antioxidantien beseitigen freie Radikale, die die Zellfunktionen stören können. Zwei starke Antioxidantien sind L-Carnitin und Coenzym Q10. L-Carnitin ist eine Aminosäure, die Fett durch die Zellen zu den Mitochondrien führt, wo sie als Treibstoff Verwendung finden. Das Nahrungsmittel mit dem höchsten Anteil an L-Carnitin ist die Avocado. Die Mitochondrien benötigen für ihre reibungslose Funktion auch CoQ10. Dieser wundervolle Nährstoff hat seine Bedeutung für die Bekämpfung von hohem Blutdruck und Herzinsuffizienz (eine eindeutige Fehlfunktion der Mitochondrien) unter Beweis gestellt.

Probiotika

Probiotika-Ergänzungsmittel helfen dabei, die richtige Menge von guten Bakterien in Ihrem Verdauungstrakt zu bewahren. Es gibt 500 verschiedene Bakterienarten im Verdauungstrakt; 80 Prozent sind unbedenkliche Bakterien, 20 Prozent sind schlecht für uns. Die guten Bakterien sind wichtig für die Fähigkeit des Körpers, Toxine abzulenken, damit nicht zu viele in den Verdauungstrakt gelangen und kein Ungleichgewicht entsteht. Die häufigsten Probiotika sind die Laktobazillen, die vor allem im Dünndarm zu finden sind, und die im Dickdarm befindlichen Bifidobakterien. Wenn

Sie ein Probiotika-Ergänzungsmittel aussuchen, wählen Sie ein stark wirksames Präparat, mit einer hohen Zahl von Bifidobakterien und Laktobazillen (die Kulturen sollten in die Milliarden gehen). Ich empfehle die tägliche Einnahme eines zuträglichen Probiotika-Präparats, um mit einer ausgewogenen Darmflora (im Dickdarm) gute Voraussetzungen für die individuelle Verdauung zu schaffen.

Wenn wir Antibiotika einnehmen, können viele der unbedenklichen Bakterien im Körper abgetötet werden, was das Gleichgewicht stört und zur Folge haben kann, dass die pathogenen Bakterien außer Kontrolle geraten. Wenn Sie mehrere Male hintereinander Antibiotika einnehmen, um Krankheiten zu bekämpfen, könnte das Risiko bestehen, dass die Darmbakterien überwuchern. Pathogene Bakterien produzieren Endotoxine, die genauso toxisch wie chemische Pestizide oder andere toxische Substanzen sein können.

Es gibt zwar Joghurtprodukte, die mit dem Anspruch vermarktet werden, dass sie zuträgliche, gesunde Bakterien stützen, doch die meisten enthalten Zuckerzusätze und sind nicht mit Methoden aufbereitet, die die unbedenklichen Bakterien in unserem Darmtrakt gedeihen lassen. Wenn Sie Joghurt auf Ihren Speiseplan setzen, um mehr Probiotika einzunehmen, ist das zwar nicht abträglich, aber meines Erachtens nicht ausreichend.

Vitamin C

Vitamin C ist wesentlich für die richtige Funktion der Blutzellen, die eindringende Bakterien und Viren abwehren, um Erkältungen und Grippe vorzubeugen. Vitamin C verbessert auch die Funktion der Enzyme in der Leber und hilft so bei der Eliminierung von Toxinen. Vitamin C stützt die Entgiftung und hilft gegen Entzündungen. Viele Gesundheitsexperten empfehlen die Einnahme von 500 bis 1000 mg gepufferter Ascorbinsäure (Vitamin C) als Pulver oder in Form von Kapseln. Ich persönlich habe die letzten zehn Jahre täglich 1000 mg Vitamin C ohne Probleme oder Nebenwirkungen eingenommen. Wahrscheinlich ist das einer der Gründe warum ich statt vier bis fünf Erkältungen pro Jahr heute nur noch eine habe.

Verdauungsenzyme

Enzyme zerlegen die Nahrung während des Verdauungsprozesses, indem sie die Verbindungen spalten, die die Nährstoffe zusammenhalten. Enzyme sind in rohen Nahrungsmitteln enthalten, doch viele verarbeitete und verpackte Nahrungsmittel werden durch die weitere Verarbeitung ihrer natürlichen Enzyme beraubt. Wenn dem Körper wesentliche Enzyme für die richtige Verdauung fehlen, kann er möglicherweise Nahrungsmittel nicht vollständig spalten und damit nicht ihre Nährstoffe aufnehmen. Wenn die Enzyme in den Speisen zerstört werden, müssen die Verdauungsorgane schwerer arbeiten, um das Essen zu zerlegen und zu verarbeiten. Sie sollten daher Ihren Speiseplan mit Verdauungsenzymen anreichern, die Protease, Amylase, Lipase und Cellulase enthalten, die bei der Beschleunigung der Verdauung und der Aufnahme der Nährstoffe durch den Körper helfen können. Wenn Sie sie einnehmen, werden Sie unmittelbar darauf weniger Gase ausstoßen und sich nicht aufgedunsen fühlen.

Nahrungsergänzungsmittel, die die Funktion des Insulins verbessern und den Blutzucker kontrollieren

In Kapitel 6 gingen wir der Frage nach, wie Insulin Gewichtszunahme verursacht. An dieser Stelle empfehle ich Ergänzungsmittel, die den Blutzuckerspiegel senken, die Insulinfunktion verbessern sowie Appetit und Esslust mindern. Diese Nahrungsergänzungsmittel sind keine Schlankheitspillen, aber wenn Sie insulinresistent sind, werden sie ihren Körper veranlassen, Fett zu verbrennen und Gewicht zu verlieren, weil sie den Blutzucker und den Insulinspiegel kontrollieren. Wenn Sie den Änderungen im Speiseplan, die in diesem Buch beschrieben werden, folgen, und sie mit den empfohlenen Ergänzungsmitteln kombinieren, dann verbrennen Sie Fett und werden auf natürliche Weise schlank.

α-Liponsäure oder R-Liponsäure

α-Liponsäure verbessert die Insulinfunktion und kann den Blutzuckerspiegel stufenweise senken, was dem Körper dabei hilft, Fett zu verbrennen. Bei Tierversuchen fand man heraus, dass α-Liponsäure den Appetit reduziert, den Stoffwechsel beschleunigt und Gewichtsverlust stützt. α-Liponsäure ist aber nicht nur ein stark antioxidativer und entzündungshemmender Nährstoff, sie erhöht auch die Fähigkeit des Körpers, Glucose in den Zellen aufzunehmen. Dieser Nährstoff trägt zur besseren Regulierung des Blutzuckers und des Insulinspiegels bei. R-Liponsäure ist eine Liponsäure, die chemisch identisch mit dem Typ ist, der in der Natur anzutreffen ist. R-Liponsäure ist teurer als α-Liponsäure, aber sie kann effektiver sein, weil sie eine biologisch aktivere Verbindung ist.

Versuchen Sie es mit der Einnahme von 100 mg α-Liponsäure oder R-Liponsäure etwa fünfzehn Minuten vor jeder Mahlzeit, dreimal pro Tag. Wenn Sie Diabetiker sind, können Sie 200 mg vor jeder Mahlzeit, dreimal pro Tag, einnehmen. Achten Sie darauf, dass in Ihrem Ergänzungsmittel auch Biotin enthalten ist. Biotin spielt eine wichtige Rolle bei der Verarbeitung von Insulin und Blutzucker und ist eine gute Ergänzung zu Chrom oder α-Liponsäure beziehungsweise R-Liponsäure.

Chrom

Chrom ist ein Mineral, das in Spurenelementen im Körper vorkommt. Wie die Forschung zeigt, ist die ergänzende Einnahme von Chrom geeignet, den Blutzuckerspiegel auszugleichen und den Fettverbrennungsstoffwechsel zu fördern. Chrom zügelt darüber hinaus den Appetit und die Lust am Essen. Die Einnahme von Chrom-Ergänzungsmitteln kontrolliert die Lust auf Kohlenhydrate, verbessert die Insulinfunktion und den Glucosestoffwechsel. Studien zeigten, dass viele Menschen mit Insulinresistenz und Diabetes einen Chrommangel aufweisen; daher kann die Einnahme von zusätzlichem Chrom den Blutzuckerspiegel positiv beeinflussen. Chrom-Ergänzungsmittel in Verbindung mit einem gesunden Speiseplan und moderater körperlicher Bewegung können erstaunliche Fettverbrennung und starken Gewichtsverlust zur Folge haben.

Sie sollten selbst recherchieren und sich mit Ihrem Arzt beraten, bevor Sie entscheiden, welches Chrom-Ergänzungsmittel für Sie das beste ist, wenn Sie an Insulinresistenz oder Diabetes leiden. Die empfohlene Dosierung liegt zwischen 200 und 400 Mikrogramm dreimal täglich, etwa fünfzehn Minuten vor jeder Mahlzeit.

Das DHEMM-System ist der Beginn eines völlig neuen Lebensstils. Das Ziel ist es, Gewicht zu verlieren, die Gesundheit zurückzuerlangen und Ihnen den Übergang zu einer anderen Art von Essen und Leben zu erleichtern.

Kapitel 9:

Meiden Sie Essen, das Sie dick macht

Es gibt bestimmte Nahrungsmittel, die mehr zur Gewichtszunahme beitragen als andere, und diese Lebensmittel sollten völlig von Ihrem Speiseplan gestrichen werden. Die Nahrungsmittel, die in diesem Kapitel erläutert werden, sind am meisten verantwortlich für das Ansetzen von überflüssigem Fett im Körper und für eine schwache Gesundheit.

Zucker

Zucker umfasst unter anderem weißen raffinierten Zucker, braunen Zucker und Maissirup mit hohem Fructoseanteil. Wenn Sie Zucker essen, stoßen Sie einen Teufelskreis aus Lust auf Zucker, höherer Insulinproduktion, vermehrtem Appetit, noch mehr Zuckeraufnahme und höherer Insulinproduktion an. Das ist es, was zu Insulinresistenz führt, die sehr viel zur Gewichtszunahme und zu einem schnelleren Alterungsprozess beiträgt.

Beispiele für Nahrungsmittel mit viel Zucker sind Kuchen, Torten und andere Süßspeisen, Süßigkeiten, Barbecue-Saucen, Frühstückflocken, Cookies, Donuts, Fruchtcocktails, Fruchtsäfte, Eis, Gelees, Pudding, Eis am Stiel, Limos und Joghurt mit Früchten. Sehen Sie einfach aufs Etikett und suchen Sie unter den Bestandteilen den Zucker heraus. Als Faustregel gilt, dass Sie vermeiden sollten, mehr als 5 Gramm Zucker pro Portion einzunehmen.

Salz

Viele Menschen bringen den hohen Salzkonsum mit Gesundheitsproblemen wie hohem Blutdruck oder Herzkrankheiten in Verbindung. Die meisten erkennen jedoch nicht, dass Salz zur Gewichtszunahme beiträgt. Salz hat verheerende Auswirkungen auf unsere Figur. Eine Studie aus dem Jahr 2007, die in *Obesity Research* veröffentlicht wurde, zeigte, dass viel Salz im Speiseplan direkt mit einer erhöhten Zahl von Fettzellen im Körper in Zusammenhang gebracht werden kann sowie die Fettzellen dichter und dicker macht.

Wenn wir zu viel Salz essen, müssen unsere Nieren auf lange Sicht mehr arbeiten, um den Überschuss abzusondern. Der Körper kann höchstens 1400 bis 2500 mg Salz pro Tag optimal verarbeiten, doch heute essen die Menschen 4500 bis 6000 mg pro Tag. Wenn es den Nieren nicht möglich ist, alle Überschüsse abzusondern, baut sich Salz im Gewebe auf und schädigt Zellen. Wenn der Körper beschädigte Zellen hat, leiden auch andere Körperfunktionen, unter anderem die Fähigkeit, Fett abzubauen. Viel Salz im Speiseplan verhärtet auch die Arterien, was es dem Sauerstoff schwerer macht, zu den Zellen zu gelangen. Wenn wir weniger Sauerstoff in den Zellen haben, ist der Stoffwechsel weniger aktiv, was wiederum die Fettverbrennung verlangsamt.

Ein hoher Salzanteil im Speiseplan führt dazu, dass Wasser im Körper zurückgehalten wird, was uns aufbläht. Selbst wenn Sie Körperfett verlieren, bleiben Sie aufgebläht. Sie werden sich also dennoch aufgedunsen und schwer fühlen. Salz zieht Wasser an und hält es zurück, was den Blutumfang vergrößert und den Körper schwerer und dicker macht. Nach einer salzlastigen Mahlzeit oder einem salzigen Snack werden Sie feststellen, dass der Bauch aufgeschwollen und dick aussieht. Viele Menschen, die übermäßig Salz essen, tragen zwei bis fünf Kilogramm in Form von Wasser mit sich herum. Wenn Sie salzige Snacks essen, werden Sie noch hungriger und durstiger und essen schließlich viel zu viel von den Speisen, die Sie nicht essen sollten, wenn Sie Gewicht verlieren wollen.

Transfette

Es gibt drei Arten von Fetten: gesunde Fette (im vorigen Kapitel diskutiert), schädliche Fette (später in diesem Kapitel unter dem Titel »Saturierte Fette« diskutiert) und gefährliche Fette – Transfette, auf Produktetiketten auch als hydrierte oder gehärtete Fette bezeichnet. Diese künstlichen Fette sind die schlimmsten von allen – für viele sind sie toxisch. Unser Körper kann Transfette nicht richtig verdauen, was eine negative Wirkung auf das Gewicht und die Gesundheit ganz allgemein hat. Sie sind in frittierten Speisen wie Kartoffelchips, Pommes frites und Zwiebelringen und in so gut wie jedem industriell verpackten oder gebackenem Lebensmittel. Durch Transfette werden Lebensmittel haltbarer gemacht und die Mindesthaltbarkeit dieser Produkte ausgedehnt. Das Essen von Transfetten kann mit dem Essen von Plastik verglichen werden und ist sehr schlecht für unsere Gesundheit, und doch konsumieren sie viele Amerikaner in großen Mengen. Transfette stören den Stoffwechsel, verursachen Gewichtszunahme, erhöhen das Risiko für Diabetes, Herzkrankheiten, Entzündungen jeglicher Art und Krebs.

Eine Studie der Harvard University zeigte, dass die tägliche Einnahme von nur 3 Prozent der täglichen Kalorienmenge in Form von Transfetten (ungefähr 7 bis 8 Gramm Transfette) das Risiko für Herzkrankheiten um 50 Prozent erhöht. Angesichts der Tatsache, dass wir im Durchschnitt 4 bis 10 Gramm Transfette täglich auf dem Speiseplan haben, ist es kein Wunder, dass heute Herzkrankheiten die häufigste Todesursache sind. Lesen Sie die Etiketten auf den Nahrungsmitteln, bevor Sie sie kaufen, und meiden Sie Produkte, auf denen *Transfett, hydriert/gehärtet* oder *teilweise hydriert/ gehärtet* zu lesen ist.

Saturierte Fette

Saturierte oder gesättigte Fette sind in rotem Fleisch und vielen Milchprodukten wie Vollmilch, Käse und Butter zu finden. Das Essen von viel gesättigtem Fett kann das Cholesterin im Blut erhöhen und somit zu einem Herzinfarkt oder Schlaganfall führen. Die Einnahme von diesen Fetten sollte eingeschränkt oder wenn möglich insgesamt vermieden werden. Um weniger gesättigte Fette zu essen, stellen Sie sicher, dass Sie mageres Fleisch oder hautloses Geflügel essen oder zumindest das Fett abschneiden, bevor Sie es kochen. Sie sollten auch weniger Gebäck, Torten und Kekse essen.

Weißmehl

Die Verwendung von Weißmehl ist weit verbreitet und trägt zur Gewichtszunahme bei. Lassen Sie sich nicht durch die Bezeichnungen »Weizenmehl« oder »angereichertes Weizenmehl« täuschen. Während der Verarbeitung werden die beiden nährstoffreichsten Bestandteile des Weizens, Kleie und Weizenkeim, entfernt. Während der Verarbeitung von Weizen zu Weißmehl werden viele Nährstoffe rausgefiltert. »Weizenmehl« oder »angereichertes Weizenmehl« ist im Grunde dasselbe wie Weißmehl, wenn am Etikett nicht ausdrücklich »*Vollkorn*weizenmehl« zu lesen ist. Vollkornweizenmehl ist eine gesündere Alternative. Beispiele für ungesunde Weißmehlprodukte, die zur Gewichtszunahme beitragen, sind Weißbrot, helle Pasta, Pizzateig, Mehltortillas, Kekse, Brot, Cracker, Eierkuchen, Croutons, Klöße, Pfannkuchen, Pastetenteig, Brezeln, Waffeln und vieles mehr.

Darüber hinaus wird Weißmehl fast genauso gebleicht wie Ihre Kleidung. Wenn Sie Weißmehl essen, nehmen Sie Bleichmittel zu sich, die die toxische Überbelastung des Körpers vergrößern.

Limonaden und Sportgetränke

Über Limonaden oder andere süße Getränke nehmen wir mehr Kalorien auf als über jedes andere Nahrungsmittel; in einer 500-ml-Flasche Limonade sind 250 Kalorien. Limos sind leere Kalorien, weil sie keine Nährstoffe liefern. Falls Sie viel Limonade trinken, können Sie in einem einzigen Jahr auf einfachste Art viel Gewicht verlieren, indem Sie die Limos durch Wasser ersetzen. Diätlimos haben zwar weniger Kalorien und sind eine bessere Wahl, wenn Sie Gewicht verlieren wollen, doch sie haben verborgene Nebeneffekte aufgrund der künstlichen Süßungsmittel, die verwendet werden.

Verarbeitetes Fleisch

Speisen wie Burger, Salami, Pfefferoni, Speck, Würstchen usw. werden mit minderwertigem Fleisch produziert und sind häufig reich an Nitraten und anderen Konservierungsmitteln, die schlecht für Ihre Verdauung und Ihre Gesundheit sind. Gesündere Varianten dieser Speisen sind beim Metzger Ihres Vertrauens zu finden. Wenn Sie sich einmal den Luxus von Speck oder Würstchen leisten wollen, kaufen Sie diese mit besserem Fleisch hergestellten Produkte.

Kuhmilchprodukte

Die Milch, von der wir glauben, dass sie unserem Körper guttut, kann in Wahrheit abträglich für unsere Knochen und unsere Organe sein. Kuhmilch kann von unserem Körper nicht gespalten werden, was bedeutet, dass viele Abfallrückstände im Körper bleiben, die sich im Laufe der Zeit aufstauen, wenn sie regelmäßig konsumiert wird. Nur die Muttermilch ist für Babys gemacht, Kuhmilch ist für Kälber gedacht, nicht für uns Menschen. Darüber hinaus werden durch die Pasteurisierung die positiven Elemente, wie Enzyme, ausgekocht. Es ist richtig, dass Milchprodukte Kalzium haben, aber sie enthalten auch Tierproteine, die für den Körper schwer zu verdauen sind. Kalzium kann über andere Nahrungsquellen wie Nüsse, Keime und Blattgemüse wie Spinat und das Grünzeug von Löwenzahn aufgenommen werden, die reich an absorbierbarem Kalzium sind und zudem viele andere wesentliche Nährstoffe enthalten.

Außerdem werden den Kühen in der konventionellen Landwirtschaft Wachstumshormone und Antibiotika gespritzt, um bei der Milchproduktion zu helfen. Diese Hormone und Antibiotika nehmen wir direkt in unseren Blutkreislauf auf, wenn wir Milchprodukte konsumieren. Da Milch zu den stark schleimbildenden Nahrungsmitteln gehört, führt sie zu Allergien, Infektionen, Erkältungen und Asthma – Leiden, die viele Kinder haben, weil sie mehr Milchprodukte konsumieren als Erwachsene.

Wie bereits beschrieben sind Milchprodukte von Ziegen oder Schafen viel besser verträglich. Alternativ dazu gibt es Milch aus Mandeln, Reis,

Hanf oder Soja (ungesüßt). Wenn Sie Käse lieben, sollten Sie sich überlegen, zu Ziegenkäse überzugehen, vor allem in seiner rohen, nicht pasteurisierten Form, was sich positiv für Sie auswirken könnte. Die nächstbeste Alternative ist Schafskäse.

Diätnahrung, die Sie dick macht

Viele Produkte werden als »Diät«-Produkte vermarktet, weil sie einen etwas geringeren Anteil an Zucker oder Fett haben. Wenn Sie nicht die Bestandteile näher untersuchen, können Sie nicht die verborgenen Elemente identifizieren, die zur Gewichtszunahme führen. Es gibt auch viele kalorienarme Produkte, die einen kleinen oder gar keinen Nährwert und keinen Nutzen für die Gesundheit haben.

Diätlimos

Obwohl Diätlimos besser sind als normale Limos, weil sie keinen Zucker haben, können Sie dennoch Gesundheits- und Gewichtsprobleme verursachen. Die künstlichen Süßstoffe in Diätlimos können nach allgemeiner Auffassung potenzielle Gesundheitsprobleme wie Krebs auslösen. Haben Sie sich jemals gewundert, warum Menschen Diätlimos trinken, aber nicht schlank sind? Diätlimos werden aus Chemikalien produziert und haben keinen Nährwert. Wenn der Körper nichts findet, was als Nahrung erkennbar ist, sendet das Gehirn das Signal aus, etwas Nährendes aufzunehmen, was Appetit erzeugt. Diätlimos machen Ihnen Lust auf dick machende Nahrung. Wenn Sie abhängig von Limos und Diätlimos sind, probieren Sie alternativ grünen Tee, der Fett verbrennt und hilft, Gewicht zu verlieren. Sie könnten auch normales Leitungswasser versuchen. Wenn Wasser Ihnen zu langweilig ist, geben Sie ihm etwas Zitronensaft oder Cranberrysaft hinzu. Ersetzen Sie die Limos jedenfalls nicht mit Fruchtsäften aus dem Supermarktregal, weil sie viel Zucker und Zusatzstoffe enthalten, die Gewichtszunahme zur Folge haben.

Zuckerfreie Backwaren

Sie müssen darauf achtgeben, dass zuckerfreie Backwaren nicht denselben oder einen größeren Fettanteil haben als die Originalrezepte. Obwohl der Zuckeranteil mit 0 Gramm angegeben ist, könnte der Fettanteil bei 9 Prozent liegen, was ebenfalls Gewichtszunahme zur Folge hat. Wenn Sie Ihr Bedürfnis nach Süßem stillen wollen, ehe Sie sich völlig von Zucker und Süßigkeiten lossagen, sollten Sie Graham-Cracker essen, die weniger Zucker (etwa einen Esslöffel weniger als die meisten anderen Cookies) und sehr wenig Fett haben, etwa 2 Gramm pro Portion. Sie haben eine subtile Süße, aber eben ohne enorme Kalorienmengen.

Fettfreie Dressings

Es sollte nicht das Ziel sein, Fett gänzlich zu meiden. Es gibt gesunde Fette, die sehr gut für den Körper sind. Die meisten fettfreien Produkte haben generell mehr Zucker, was die Einnahme eines fettfreien Produkts zur Gewichtsabnahme völlig sinnlos macht. Versuchen Sie ein Dressing auf Ölbasis, das Olivenöl oder Rapsöl (gesunde Fette) enthält, und das 2 bis 4 Gramm Fett pro Portion hat.

Diätriegel (Power-Bars) mit hohem Proteinanteil und Shakes

Wenn der Körper Proteine oder Diätriegel zum Verdauen bekommt, versucht er Zucker und Chemikalien in ihnen zu zerlegen. Wenn diese Elemente nicht voll verdaut werden können, wird der Überschuss im Körper als Fett gespeichert. Eine bessere Alternative ist die Avocado, die reich an Proteinen ist, bei der der Körper jedoch weiß, wie er die Frucht zerlegen und sie als Treibstoff für den Körper verwenden kann, weil sie roh ist. (Siehe Kapitel 11 bezüglich einer Auflistung von gesunden, proteinreichen Snacks.)

Fruchtsnacks

Fruchtsnacks weisen Zuckerzusätze und künstliche Bestandteile auf, die den potenziellen Wirkungen der Nährstoffe zuwiderlaufen. Lassen Sie sich nicht durch das Marketing in die Irre führen, wenn etwa auf der Packung steht, dass das Produkt aus echten Früchten und Fruchtsäften zusammengesetzt ist. Lesen Sie stattdessen die Liste der Nahrungsbestandteile auf dem Etikett. Wenn das Produkt einen höheren Zuckeranteil hat, macht es dick. Essen Sie lieber frisches Obst und profitieren Sie von den gesundheitlichen Vorteilen, die es bietet. Im Gegensatz zu Fruchtsnacks ist richtiges Obst reich an Ballaststoffen, Phytonährstoffen und Antioxidantien. Sie sollten auch bei getrocknetem Obst auf der Hut sein, weil es oft Zuckerzusätze aufweist.

Künstliche Süßstoffe

Sie kennen die Produkte, die generell als »Zuckerersatz« vermarktet werden. Die meisten Menschen wissen nicht, dass zwar die künstlichen Süßstoffe keine Kalorien haben, jedoch trotzdem zur Gewichtszunahme beitragen. Diese künstlichen Süßstoffe erhöhen den Appetit, indem sie falsche Signale an das Gehirn senden, dass süßes Essen in den Körper gelangt. Das Gehirn ist verwirrt, wenn tatsächlich kein süßes Essen kommt, und sendet daher kein Signal aus, dass Sie satt sind. Sie werden zur Naschkatze und haben tagsüber Lust auf Süßes, wodurch Sie viel mehr Zucker essen, als sinnvoll verarbeitet werden kann.

Sehen wir uns speziell Aspartam an. Obwohl es null Kalorien hat, zeigten Studien, dass Aspartam dennoch Gewichtszunahme auslösen kann. Einige Forscher glauben, dass zwei Bestandteile von Aspartam, nämlich Phenylalanin und Asparaginsäure, die Aussonderung von Insulin und Leptin hervorrufen, Diese Hormone geben unserem Körper das Signal, Fett zu speichern, wie in der Studie »Physiological Mechanisms Mediating Aspartame-Induced Satiety« ausgeführt ist.

Die beste Wahl für einen kalorienfreien Süßstoff ist Stevia, eine Pflanze, die in Teilen Paraguays und Brasiliens wächst und mittlerweile fast überall erhältlich ist. Man braucht nicht viel davon – gemäß Studien ist es dreißigmal süßer als Zucker. Und doch hebt es den Blutzuckerspiegel nicht an und führt nicht zur plötzlichen Gier nach Süßem, wie es einfache Zuckerarten tun. Eine Studie, die im *Journal of Ethno-Pharmacology* veröffentlicht wurde, zeigte, dass Stevia die Blutgefäße erweitert und dabei hilft, hohen Blutdruck zu vermeiden. Es hilft auch bei der Regulierung des Verdauungssystems, regt das Wachsen zuträglicher Bakterien an und hilft uns bei der Entgiftung des Körpers und der natürlichen Ausscheidung von mehr Urin.

Nur weil ein Produkt als fettarm oder fettfrei beworben wird, bedeutet das nicht immer, dass das Produkt nicht mehr viel Zucker, Salz und Kalorien enthält. Sie sollten sich angewöhnen, die Etiketten zu lesen, um sicherzustellen, dass das Produkt gesund und nahrhaft ist. Wie auch immer, wenn Sie das Essen der oben angeführten Nahrungsmittel einschränken, wird es Ihnen viel leichter fallen, Ihr Idealgewicht zu erreichen.

Teil III:

Das DHEMM-System: Ein System für dauerhaften Gewichtsverlust

Das DHEMM-System bekämpft die verborgenen Gründe für Gewichtszunahme, die da sind:

- Toxische Überlastung
- Hormonelle Ungleichgewichte
- Träger Stoffwechsel
- Ungesunde Essgewohnheiten

Das DHEMM-System stellt Ihnen einen schnell umsetzbaren Fahrplan für einen drastischen, aber mit natürlichen Mitteln geführten Kampf gegen Übergewicht und für die Verbesserung Ihrer Gesundheit zur Verfügung. Machen Sie sich auf eine spannende Reise gefasst. Das DHEMM-System ist keine temporäre Lösung für den Gewichtsverlust. Stellen Sie sich darauf ein, dass Ihr gesamtes Leben sich zum Besseren wenden wird, weil Sie nicht nur Gewicht verlieren, mehr Energie haben und besser aussehen werden. Sie werden, wahrscheinlich zum ersten Mal in Ihrem Leben, den Wunsch nach gesunder, nährstoffreicher Kost verspüren.

Das DHEMM-System wird Ihrem Körper Nahrung, Ergänzungsmittel und Detox-Methoden zuführen, die dem Körper helfen, die Toxine loszuwerden, hormonelle Ungleichgewichte zu korrigieren und Lust auf gesunde

Nahrung zu haben. Den Rest erledigt Ihr Körper von selbst. Der Körper hat die natürliche Fähigkeit, das Richtige zu tun, wenn Sie ihn gewähren lassen. Wenn Sie ihm eine Ruhepause gönnen und eine Chance geben, sich zu regenerieren und zu heilen, wird er es tun. Durch die Eliminierung der wichtigsten Nahrungsmittel, die Toxine enthalten und Krankheiten verursachen, wie Zucker und Mehlprodukte, schlechte Fette/Öle und Allergene, ist der Körper in der Lage, sich selbst zu heilen

Das DHEMM-System konzentriert sich auf richtige Ernährung und gesundes Essen. Sie werden lernen, was Sie essen sollen und wie Ihr Körper effektiv Fett verbrennen und gleichzeitig Appetit und Hunger kontrollieren kann. Sie werden erfahren, welche Speisen tatsächlich den Stoffwechsel anregen und das überflüssige Fett in Ihrem Körper bekämpfen. Das DHEMM-System konzentriert sich auf »Supernahrungsmittel«, die den Körper entgiften und von Fett reinigen, während sie gleichzeitig die beste Quelle für Proteine, Kohlenhydrate und Ballaststoffe sind, die die Kilos wegschmelzen lassen.

Die Befolgung des DHEMM-Systems hat folgende Vorteile:

- Sie werden Abfälle und überflüssiges Fett schnell aus dem Körper spülen und lernen, wie Sie den Körper für die folgenden Jahre fettresistent halten können.
- Ihr Gesicht wird sich um Jahre verjüngen, wenn die feinen Falten und Runzeln verschwinden und Ihnen einen »zweiten Frühling« schenken.
- Sie werden durch die Eliminierung von überflüssigem Fett Gewicht verlieren. In Ihrem Dickdarm und Verdauungssystem verfestigte Fäkalien verursachen überflüssiges Gewicht im Körper.
- Sie werden mehr Energie haben, da Ihr Körper besser auf die richtige Nahrung anspricht. Durch die Entfernung des überflüssigen Gewichts wird Ihr Körper mehr Nährstoffe aus den Speisen, die Sie zu sich nehmen, absorbieren, was Ihnen das Gefühl von Energie und Wohlbefinden gibt.
- Verstopfung, Blähungen und Ermüdung nach dem Essen werden aufhören.

- Sie werden neue Wege lernen, um mehr Zeit für Schlaf, Ruhe und Entspannung zu haben, sowie leichte Methoden kennenlernen, sich zu bewegen und den Stoffwechsel zu beschleunigen, ohne ins Fitnesscenter zu gehen.
- Sie werden von ungesunder Esslust befreit. Wenn Sie Ihre Essgewohnheiten nur für einen Monat ändern, werden Sie sich bewusst werden, wie die Nahrung Sie beeinflusst, wodurch Sie Essen vermeiden können, das schlecht für Sie ist.
- Sie werden sich ausgeglichener und glücklicher fühlen aufgrund des gesunden Gleichgewichts der Hormone in Ihrem Körper.

Was das DHEMM-System Ihnen nicht bietet, ist Folgendes:

- *Kalorienzählen.* Es werden keine Kalorien und keine Gramm gemessen.
- *Trainingsprogramm.* Sie werden nicht mehrere Stunden in der Woche im Fitnesscenter trainieren müssen (wenn Sie es nicht wegen anderer positiver Auswirkungen auf die Gesundheit tun, die das Training bietet).
- *Hunger.* Sie sollten keinen starken Hunger während des Programms verspüren, wenn Sie den Empfehlungen folgen.
- *Esslust.* In der ersten Phase werden Sie möglicherweise Esslust verspüren, danach nicht mehr. Es ist notwendig, die Abhängigkeit von einer Reihe von ungesunden Nahrungsmitteln zu brechen, die Sie lange Zeit über zu sich nahmen.
- *Nichtssagende, langweilige Speisen.* Sie müssen sich auch keine Sorgen über geschmackloses Essen machen. Die Speisen sind köstlich und bieten viele Wahlmöglichkeiten.
- *Langsame Resultate.* Die Menschen beschweren sich oft, dass es bei den traditionellen Diäten zu lange dauert, bis positive Resultate zu sehen sind, beim DHEMM-System jedoch können Sie mit rapidem Gewichtsverlust rechnen.

Auf die Plätze, fertig, los: Bereiten Sie sich auf die Anwendung des DHEMM-Systems vor

Wann immer ich eine lange Ferienreise plane, nehme ich mir die Zeit, ein schönes Hotel auszusuchen. Ich buche den Flug und suche mir die Kleidung aus, die ich tragen will. Mit anderen Worten, ich nehme mir Zeit, mich vorzubereiten. Dasselbe gilt für die Reise Richtung Gesundheit und Wohlbefinden, die Sie antreten wollen. Nehmen Sie sich Zeit, sich richtig auf das Programm vorzubereiten. Das wird Ihnen den Übergang erleichtern, und Sie werden höhere Aussichten haben, das Programm erfolgreich zu verfolgen.

Bereiten Sie sich einige Tage auf das DHEMM-System vor. Besorgen Sie sich Nahrungsmittel, Ausrüstung, Ergänzungsmittel und was Sie sonst noch brauchen (z. B. Bücher). Vielleicht werden Sie auch schon einige Tage vor dem Beginn bei Nahrungsmitteln reduzieren, die Sie während der Detox-Phase eliminieren werden, wie Koffein, Zucker, Limos, verarbeitetes oder verpacktes Junkfood und Fastfood sowie Weißmehlprodukte. Eliminieren Sie die Speisen systematisch aus Ihrem Speiseplan, das hilft Ihnen dabei, Entzugserscheinungen zu minimieren, und macht den Weg frei für einen Blitzstart zum Gewichtsverlust und zur optimalen Gesundheit.

Ein Überblick über die fünf Schlüsselelemente des DHEMM-Systems

DHEMM steht für Entgiftung, hormonelle Ausgewogenheit, richtiges Essen, mentale Stärke und Bewegung. Das System hilft Ihnen, sich zu entgiften, zu reinigen und Ihre Geschmacksnerven so umzuprogrammieren, dass Ihnen gesundes, natürliches Essen viel besser schmeckt. Jedes der fünf Kernelemente des Programms enthält Detox-Methoden, Speisen und Getränke zur Auswahl sowie Ergänzungsmittel, um den Prozess zu beschleunigen.

D steht für *ENTGIFTUNG (DETOX)*. Werden Sie die Toxine in Ihrem Körper los, um schnell Gewicht zu verlieren. Sie werden den Körper durch die Streichung bestimmter Nahrungsmittel für die Dauer von drei Wochen entgiften, aber auch andere Detox-Methoden anwenden, um die toxischen Abfälle aus dem Körper zu entfernen. Dadurch programmieren Sie Ihre Geschmacksnerven um, die von nun an nach gesundem, nährstoffreichem Essen verlangen.

H steht für HORMONELLE AUSGEWOGENHEIT. Wie in Kapitel 6 diskutiert, kontrollieren Hormone den Appetit, den Stoffwechsel sowie den Gewinn und den Verlust von Gewicht. Durch das DHEMM-System sprechen wir die Hormone an, die Einfluss auf Ihr Gewicht und Ihre Gesundheit haben, und beraten Sie, wie Sie die Hormone ins Gleichgewicht bringen, um optimale Gesundheit und Gewichtsverlust zu erreichen.

E steht für ESSEN. Essen sie reine und ausgewogene Nahrungsmittel für dauerhaften Gewichtsverlust. Sie werden lernen, wie saubere und ausgewogene Nahrungsmittel Ihnen zu Ihrem Idealgewicht verhelfen werden. Genießen Sie einen gesunden Speiseplan mit Vollwertkost, den Sie bereits in der Detox-Phase begonnen haben. Setzen Sie einige der Speisen, die Sie mieden, wieder auf den Plan und finden Sie heraus, welche von ihnen negative Auswirkungen auf Ihre Gesundheit oder den Gewichtsverlust haben. Mit ihrer Wiedereinnahme können Sie ihre Auswirkungen auf Ihre Gesundheit feststellen. Wenn Sie beispielsweise Milch trinken und feststellen, dass Sie eine verstopfte Nase bekommen, dann ist es am besten, Sie halten sich von Milch völlig fern, weil sie Ihrem System nicht zuträglich ist.

M steht für BEWEGUNG (MOVE). Setzen Sie sich in Bewegung, ohne ins Fitnesscenter zu gehen oder einem Trainingsprogramm zu folgen. Diesen Teil des Programms können Sie sofort beginnen. Ich werde Ihnen dabei helfen, mit leichten und effektiven Methoden körperlich aktiv zu sein und die Muskeln zu stärken.

M steht für MENTALE STÄRKE. In Kapitel 18 beginne ich die Diskussion über Motivation und mentale Stärke – Gewichtsverlust beginnt im Gehirn, bevor er den Körper erreicht. Es ist wichtig, dass wir die richtige geistige Konzentration aufbringen, um unsere langfristigen Ziele zum Gewichtsverlust zu erreichen.

Als ich dieses 5-Phasen-System entwarf, hatte ich nicht nur Ihren Körper und Ihr Wohlbefinden vor Augen. Sie werden überschüssiges Fett in Ihrem Körper loswerden, einige Ihrer Gesundheitsprobleme lindern und einen optimalen körperlichen Zustand wiedererlangen. Heute ist der Zugang zu biologischer Nahrung in guter Qualität und zu Ergänzungsmitteln um vieles einfacher und billiger geworden, optimale Gesundheit ist heute für jedermann möglich. Das meiste von dem, was wir brauchen, finden wir gleich um die Ecke im Supermarkt oder Reformhaus.

Sie können eine Reihe von kleinen und größeren Änderungen in Ihrem Lebensstil und Ihrer Ernährung vornehmen, die eine sofortige, enorme Verbesserung Ihrer Gesundheit zur Folge haben. Wenn Sie das DHEMM-System anwenden, ist es ganz alleine Ihre Reise, und die Änderungen, die Sie durchmachen, werden maßgeschneidert für Sie sein.

Kapitel 10:

ENTGIFTUNG – Werden Sie die Toxine los, um dauerhaft Gewicht abzunehmen

Das DHEMM-System ist sowohl für Gewichtsabnahme als auch für Entgiftung geeignet. Sie werden nicht nur abnehmen, sondern einen Wechsel zu einem gesünderen, dynamischeren Leben vollziehen. Diese Detox-Phase soll Sie zu vollwertiger, unverarbeiteter und natürlicher Kost führen, die ungesunden Speisen werden vom Speiseplan gestrichen. In dieser Phase »erziehen« Sie Ihren Körper neu und programmieren ihre Geschmacksnerven auf den Genuss von wertvollen Nahrungsmitteln. Sie meiden Speisen, auf die Sie sensibel reagieren, weil sie Entzündungen im Körper hervorrufen. In diesen drei Wochen ist es keine Seltenheit, dass die Menschen bis zu zehn Kilogramm abnehmen. Abgesehen vom Gewichtsverlust werden Sie sich energiegeladener fühlen, Sie werden besser schlafen, chronische Nasennebenhöhlenentzündungen, Verdauungsprobleme und häufige Kopfschmerzen verschwinden.

In dieser Phase beginnen Sie den Reinigungsprozess mit Nahrungsmitteln, die den Körper reinigen und entgiften. Sie werden Ihre Geschmacksnerven auf vollwertige, natürliche und gesunde Speisen statt auf gezuckertes Junkfood programmieren und neue Speisen kennenlernen. In dieser Phase werden Sie die sogenannten »Bösen 6« eliminieren, das sind die Speisen, die Sie am meisten abhängig machen, am ungesündesten sind und dick machen. Nach den drei Wochen haben Sie höchstwahrscheinlich keinen Appetit mehr auf ungesundes Essen. Sobald Ihr Körper keine Lust mehr auf sie hat, ist die Chemie Ihres Körpers so ausgewogen, dass ein kleiner Ausrutscher Sie nicht in Schwierigkeiten bringen wird.

Sie werden Ihren Körper darauf einstellen, nach natürlichem und gesundem Essen zu verlangen, um die Insulinproduktion im Körper einzuschränken, die die Ursache für das überschüssige Fett im Körper ist. Sie nehmen Speisen zu sich, die Muskeln mit wenig Aufwand aufbauen und erhalten. Die Auswahl der Nahrung führt bei jeder Mahlzeit zur ausgewogenen Einnahme von Kohlenhydraten, Proteinen und Fetten. Sie werden keine Kalorien zählen: Es geht um die Qualität der Kalorien, nicht um ihre Zahl. Durch das Essen von großen Mengen von frischem Gemüse, Obst, Getreide, Bohnen, Nüssen, Keimen und Fetten werden Ihre Zellen nach der Detox-Phase neu aufgebaut. Wenn Sie, so wie ich, gerne essen, dann wird es Sie freuen zu hören, dass Sie in diesen drei Wochen köstlicher, nährstoffreicher Kost keinen Hunger haben werden. Haben Sie keine Angst vor einem Scheitern oder vor dem Aufgeben, wenn Disziplin nicht Ihre stärkste Seite ist. Tun Sie Folgendes: Wenn Sie einen Ausrutscher machen oder Speisen essen, die Sie meiden sollten, bleiben Sie einfach dabei, nichts von den »Bösen 6« einzunehmen, und machen Sie weiter. Bemühen Sie sich, das Programm einzuhalten, aber machen Sie sich keine Vorwürfe, wenn Ausrutscher passieren. Wenn Sie den Eindruck haben, dass Sie ein oder zwei Produkte, wie etwa Kaffee, nicht aufgeben können, meiden Sie weiterhin die anderen Speisen, machen Sie nur mit Koffein eine Ausnahme und setzen Sie auf diese Art Ihr Programm fort. Das ist immer noch viel besser, als ganz aufzugeben. Nächstes Mal, wenn Sie es versuchen, sind Sie vielleicht bereit dazu, alle großen Sechs aufzugeben. Es geht darum, gute Fortschritte zu machen, nicht darum, perfekt zu sein! Eine andere Möglichkeit ist, einen Freund, Kollegen oder ein Familienmitglied zu finden, die das DHEMM-Programm gemeinsam mit Ihnen durchmachen, sodass Sie sich gegenseitig stützen und motivieren können. Das ist Ihre Reise. Machen Sie sie zu Ihrer ganz persönlichen Reise, genießen Sie sie, passen Sie sie an Ihre Bedürfnisse an.

Die »Bösen 6« – Nahrungsmittel, die in dieser Phase zu meiden sind

In dieser ersten Phase werden Sie folgende sechs Nahrungsmittel und Getränke drei Wochen lang meiden. Die bösen sechs Nahrungsmittel sind fett, machen abhängig und/oder sind ungesund:

1. Koffein (Tee, Kaffee, Limonaden, Diätlimo)
2. Zucker (Süßigkeiten, Süßspeisen, Gebäck, Kuchen und Torten, industriell verarbeitete Speisen, die Zucker enthalten)
3. Weiße Kohlenhydrate (Weißbrot, weißer Reis, Pasta, Kartoffeln)
4. Tierische Proteine (Eier, Fisch, Huhn, Rind)
5. Milchprodukte (Milch und Käse)
6. Alkohol (Likör, Bier, Wein)

Ich empfehle, dass Sie sich in dieser Phase von den »Bösen 6« fernhalten und sie mit gesunder, vollwertiger Nahrung auf Pflanzenbasis ersetzen, wie etwa nährstoffreichem Gemüse, Vollkorn, Bohnen, Obst und Nüssen.

Das Erste, was die Menschen fragen, die sich dazu entschließen, sich von den »Bösen 6« fernzuhalten, ist Folgendes: »Was zum Teufel kann ich jetzt noch essen?« Doch Sie werden ein weites Spektrum köstlicher, natürlicher Speisen entdecken, die Sie gesund und energiegeladen machen werden. Keine Angst, Sie werden nicht hungern oder auch nur Hungergefühl verspüren, denn Sie werden Speisen essen, die – einfach etwas anders sind als das, was der Körper sonst vorgesetzt bekommt. Wie beim DHEMM-System insgesamt, werden Sie keine Kalorien zählen oder Kohlenhydrate, Proteine und Fette wiegen, Sie werden nur lernen, wie Sie gesündere Kost genießen können, die Ihrem Körper Treibstoff zuführt. Wenn Sie mit der Nahrung und dem Gewichtsverlust in dieser Phase zufrieden sind, können Sie sie fortsetzen, solange Sie wollen. Für diejenigen, die einige der Bösen 6 in ihren Speiseplan aufnehmen wollen, wird die nächste Phase zu einem langfristigen, gesunden Speiseplan führen.

Nahrung, die Sie in dieser Phase zu sich nehmen

Um sicher zu sein, dass Sie Speisen bester Qualität bekommen, werden Sie in den lokalen Naturkostladen gehen müssen statt in den normalen Supermarkt. Der Naturkostladen wird mehr natürliche, biologische Lebensmittel und mehr Wahlmöglichkeiten haben. Ich persönlich konnte mir niemals vorstellen, dass ich einmal Lust auf rohe Kerne und Nüsse haben würde, aber jetzt liebe ich sie einfach als Snack am Nachmittag, vor allem Sonnenblumenkerne und Cashewnüsse. Sie sind ganz sicher besser als die Bonbons, die ich früher kaufte, um meine Lust auf Zucker zu befriedigen.

Frühstücksspeisen

- *Vollkorn- oder Mehrkorn-Frühstücksflocken.* Es gibt viele kalte und warme Gerichte mit Frühstücksflocken, die Vollkorn- oder Mehrkorngetreide enthalten. Haferflocken sind eine großartige Wahl, und Sie können Stevia oder frisches Obst zum Süßen verwenden.

Mittagessen/Abendessen

- *Gemüse.* Gute Alternativen sind Spinat, Grünkohl, Blattkohl, Broccoli, Blumenkohl, grüne Bohnen, Spargel, Rosenkohl, Zucchini, Auberginen, Speisekürbis, Tomaten und Pilze.
- *Vollkornprodukte.* Brauner oder wilder Reis, Vollkorncracker, Buchweizen, Quinoa.
- *Salate.* Machen Sie sich üppige Salate mit gemischtem Blattgemüse, Spinat, Rucola, Karotten, Pilzen, Gurken, Radicchio, Endivien, Paprika, Avocado, Tomaten und Radieschen.
- *Hülsenfrüchte und Gemüse.* Obwohl sie Stärke enthalten, sind Hülsenfrüchte und Gemüse besonders gesund, weil sie reich an Ballaststoffen und fettarm sind. Schlagen Sie über die Stränge mit schwarzen Bohnen, Limabohnen, Feuerbohnen, Ackerbohnen, Linsen, Kichererbsen und anderen Bohnensorten. Bohnen aus der

Dose gehen in Ordnung, aber Sie sollten vor dem Kochen das Salz abspülen.

- *Tofu, Tempeh und Fleischersatz.* Backen, grillen oder braten Sie Tofu und Tempeh kurz an, dann mischen Sie sie mit Gemüse und braunem Reis. Es gibt auch guten Fleischersatz für Burger, Wurst oder Frikadellen.

Snacks

- *Obst.* Einige gute Wahlmöglichkeiten sind Äpfel, Brombeeren, Heidelbeeren, Himbeeren, Erdbeeren, Kirschen, Pfirsiche, Goji-Beeren, Grapefruit und Orangen.
- *Nüsse und Keime.* Das sind unter anderem Mandeln, Walnüsse, Macadamianüsse, Cashewnüsse, Sojanüsse, Sonnenblumenkerne, Kürbiskerne, Sesamsamen, Hanfsamen und frisch gemahlener Leinsamen. Kaufen Sie, wenn möglich, rohe Nüsse und Samen biologischer Herkunft.
- *Andere Snacks.* Reiswaffeln, ungesüßte Erdnussbutter und Popcorn (leicht mit Meersalz gewürzt geht in Ordnung).

Kochzutaten

- *Kochöle.* Die beste Wahl sind natives Olivenöl extra, Rapsöl, Sonnenblumenöl und Färberdistelöl.
- *Gewürze.* Verwenden Sie Meersalz, Knoblauch, Zwiebel, Ingwer und Tamari. Verwenden Sie nicht das normale jodierte Tafelsalz.
- *Salatöl.* Die beste Wahl sind Leinsamenöl, Avocadoöl und Olivenöl.
- *Glutenfreies Mehl.* Eine gute Alternative sind Mehle, die Reis, Bohnen, Hafer, Soja, Gerste, Kartoffel, Mais, Leinsamen, Nüsse, Samen, Quinoa oder Tapioka enthalten.
- *Kuhmilchbutterersatz.* Verwenden Sie Mandelbutter oder vegane Butter. Stellen Sie sicher, dass die Butter ungesüßt ist.

- *Süßstoffe*. Stevia ist bestens geeignet für Frühstücksflocken, Smoothies und Gebäck. Agavendicksaft kann in Maßen auch verwendet werden.

Getränke

In Kapitel 8 stellte ich einige der besten und gesündesten Getränke vor und erklärte die konkreten Vorteile, die sie für Ihre Gesundheit haben. Die empfohlenen Getränke in dieser Phase sind folgende:

- Wasser
- Kokosnusswasser
- Frisch gepresste Fruchtsäfte
- Pflanzliche, koffeinfreie Tees wie Minztee oder Kamillentee
- Mandelmilch, Reismilch, Hanfmilch oder Sojamilch

Detox-Methoden, die in dieser Phase helfen

Die Entgiftung des Körpers und Entfernung der Toxine kann durch verschiedene Detox-Methoden erfolgen, die wir in Kapitel 5 besprachen. In dieser drei Wochen dauernden Detox-Phase ist es meines Erachtens notwendig, dass Sie Kräuter bzw. Ergänzungsmittel nehmen, die den Dickdarm und die Leber reinigen. Sie müssen die Toxine so rasch als möglich aus dem Körper bekommen, um sich nicht schlecht zu fühlen und um Entgiftungserscheinungen zu vermeiden. Alle anderen erwähnten Detox-Methoden sind nicht verpflichtend, aber ich würde Ihnen raten, zwei oder drei auszusuchen und langfristig zu verwenden, wenn Sie Zeit und Geld dafür haben.

Manche Menschen können innerhalb weniger Tage eine Verbesserung ihrer Gesundheit und der verfügbaren Energie feststellen; andere werden Monate brauchen. Die toxische Überlastung ist von Mensch zu Mensch verschieden, viele verschiedene Faktoren können eine Rolle spielen, etwa

Ihr Gesundheitszustand, das Gewicht, der Stoffwechsel, das Alter und die Erbanlagen. Haben Sie daher Geduld und bleiben Sie standhaft während der Detox-Phase.

Ergänzungsmittel, die Sie in dieser Phase nehmen sollten

In Kapitel 8 stellte ich eine Auflistung der Ergänzungsmittel zur Verfügung, die Ihnen helfen, Ihr Gewicht zu kontrollieren, optimale Gesundheit zu erlangen, Krankheiten zu bekämpfen und den Alterungsprozess zu verlangsamen. Sie sollten in dieser Phase zumindest den grünen Drink und Ballaststoffe einplanen, da sie wichtig für die Entgiftung sind. Andere Ergänzungsmittel aus Kapitel 8 können Sie nach der 21 Tage dauernden Detox-Phase einbauen.

Womit Sie während dieser Phase rechnen können

Es wird Sie überraschen, wie gut Sie sich nach dieser Phase fühlen werden – leichter und energiegeladener. Vielleicht bemerken Sie auch größere geistige Klarheit. Viele Menschen, die glaubten, dass Schlappheit und Lethargie der Normalzustand sind, erlebten eine angenehme Überraschung, als sie feststellten, wie gut sie sich fühlten.

Die Detox-Phase gibt Ihrem Körper eine Chance, sich von Heißhunger und unguten Essgewohnheiten zu befreien. Vielleicht haben Sie Lust auf bestimmte Mahlzeiten, und an manchen Tagen ist das Programm möglicherweise schwierig auszuhalten, aber Sie werden bald Licht am Ende des Tunnels sehen. Manche Menschen verspüren überhaupt keinen besonderen Appetit.

Entgiftungserscheinungen sind zu erwarten und positiv zu bewerten

Möglicherweise treten Entgiftungserscheinungen auf, ihre Stärke hängt davon ab, wie toxisch Sie waren. Sie sollten mit diesen Erscheinungen rechnen und sie als positives Zeichen werten, denn obwohl sie unangenehm sein können, sind sie ein gutes Zeichen für die Fortschritte, die Sie machen. Ihr Körper ist von den »Bösen 6« abhängig; wenn Sie diese Abhängigkeit durchbrechen, erkennen Sie zum ersten Mal, wie abhängig Ihr Körper von diesen Nahrungsmitteln war.

Typische Entgiftungserscheinungen sind:

- *Verlangen.* Wenn sich Ihr Körper entgiftet, hat er Lust auf Nahrungsmittel wie Fleisch, Milchprodukte, Zucker und Koffein. Die Gier nach ihnen kann mehrere Stunden, aber auch Tage andauern, aber sie wird zurückgehen, wenn Ihr Körper die toxische Überbelastung abbaut.
- *Kopfschmerzen, Schmerzen, Übelkeit.* Wenn Sie viel Kaffee trinken, müssen Sie während der ersten Tage mit Kopfschmerzen rechnen. Möglicherweise werden Sie auch Körperschmerzen, Gelenkschmerzen oder Übelkeit verspüren.
- *Erschöpfung.* Nehmen Sie sich Zeit, sich auszurasten, wenn Sie die Detox-Phase durchlaufen, denn die Eliminierung der Toxine trocknet Sie aus und erschöpft Sie. Nehmen Sie sich einfach Zeit zum Ausruhen.
- *Hautausschläge.* Hautausschläge, z. B. Akne, sind ein Zeichen dafür, dass Ihr Körper die Toxine durch die Haut ausscheidet, die das größte Ausscheidungsorgan des Körpers ist. Wenn Sie Darmspülungen machen oder Gewürze zur Reinigung des Dickdarms nehmen, können Sie die Ausschläge stark einschränken.
- *Reizbarkeit.* Wenn Sie einige Ihrer Lieblingsspeisen nicht essen können, macht Sie das gereizt, rechnen Sie also damit, dass Sie schlecht gelaunt sein werden. Das ist der richtige Zeitpunkt, gesellschaftliche Treffen zu meiden.

Zusammenfassung der Entgiftungsphase (Phase 1)

Wir fassen noch einmal zusammen, was Sie während der 21 Tage andauernden Entgiftungsphase für rapiden Gewichtsverlust und regenerierte Gesundheit tun müssen. Viele Menschen bleiben sechs bis acht Wochen in dieser Phase, weil es ihnen so viel Spaß macht, Gewicht zu verlieren, die Energie zu steigern, die Verdauung zu verbessern und eine reinere Haut zu haben.

- *Meiden Sie die »Bösen 6«-Speisen.* Die »Bösen 6«-Speisen, die während dieser Phase der Entgiftung gemieden werden müssen, werden in diesem Kapital dargestellt. Speisen- und Getränkealternativen für diese Phase sind angeführt.
- *Schließen Sie eine Darmreinigung und eine Leberreinigung ab.* Sie sollten während der 21-tägigen Detox-Phase Gewürze bzw. Ergänzungsmittel sowohl zur Darmreinigung als auch zur Leberreinigung nehmen. Es gibt in Reformhäusern Empfehlungen für eine sanfte Darmreinigung, wie z. B. Flohsamenschalen, Mineralerde (Bentonit) und ein Probiotikum für den Aufbau einer gesunden Darmflora. Zur Reinigung der Leber kann beispielsweise Mariendistel beitragen. Fühlen Sie sich frei, zwei oder drei andere Detox-Methoden auszuwählen, wie in Kapitel 5 beschrieben; diese anderen Detox-Methoden sind in dieser Phase auf freiwilliger Basis.
- *Jeden Tag am Morgen sollten Sie einen grünen Drink und ein Ballaststoff-Ergänzungsmittel nehmen.* Der grüne Drink aus frischem Gemüse und die Ballaststoffe sind verpflichtend während der 21 Tage der Detox-Phase und helfen Ihnen stark bei der Entgiftung und Reinigung des Körpers. Nach der 21-tägigen Detox-Phase können Sie auch andere Ergänzungsmittel hinzufügen wie in Kapitel 8 beschrieben.

Schlussbemerkung

Der Körper ist imstande, sich selbst zu heilen, zu verjüngen und optimale Gesundheit wiederzuerlangen; die Entgiftung erlaubt Ihnen, genau das zu tun. Diese 21 Tage sollten Ihrem Körper genügend Zeit geben, die Geschmacksnerven wiederherzustellen; Sie werden beginnen, gesündere, natürlichere Speisen zu lieben, und nach und nach Ihre ungesunden Essgewohnheiten ablegen.

Nach dieser Entgiftungsphase werden Sie große positive Veränderungen in Ihrer Gesundheit feststellen. Sie werden auf natürliche Weise schlank werden, klarer denken, sich energiegeladener und lebendiger fühlen. Sie werden einen lebendigeren Teint haben. Die Entgiftung des Körpers auf langfristiger Basis wird sicherstellen, dass Ihr Körper keine toxischen Abfälle speichert, die zu überflüssigem Fett im Körper führen.

Kapitel 11:

ESSEN – Essen Sie reine und ausgewogene Nahrung, um dauerhaft abzunehmen

In diesem Kapitel konzentrieren wir uns darauf, wie viel wir essen sollen, welche Nahrungsmittel und welche Kombinationen von Nahrungsmitteln das Beste für unseren Körper sind.

Sie werden den gesunden, vollwertigen Speiseplan genießen, den Sie in der Detox-Phase kennenlernten. Wahrscheinlich essen Sie nach dieser Entgiftung wieder einige der Nahrungsmittel, die Sie in den letzten 21 Tagen vermieden haben. Wenn Sie sie wieder in den Speiseplan aufnehmen, können Sie ihre Folgen für die Gesundheit selbst beobachten und erleben, wie Sie sich fühlen. Sollten sich immer noch allergische Reaktionen auf bestimmte Speisen zeigen (Aufgedunsenheit, Gase, Kopfschmerzen), die das Abnehmen behindern, dann müssen Sie diese unguten Lebensmittel weiterhin meiden. Damit Sie verfolgen können, was Sie jeden Tag essen, welche Gefühle oder allergische Reaktionen mit bestimmten Speisen in Verbindung zu bringen sind, sollten Sie schriftliche Aufzeichnungen machen.

Die Nahrungsmittel im DHEMM-System werden Ihnen helfen, Ihre Hormone im Gleichgewicht zu halten, den Hunger lindern, den Stoffwechsel regulieren und Toxine entfernen, die zu chronischen Krankheiten führen. Die Nahrungsmittel im DHEMM-System, die bei jeder Mahlzeit magere Proteine, gute Kohlenhydrate und gesunde Fette enthalten, haben folgende Eigenschaften:

- Sie haben wenig Zucker
- Sie sind natürlich, vollwertig, roh und biologisch
- Sie sind reich an Ballaststoffen und Omega-3-Fettsäuren
- Sie sind reich an Vitaminen, Mineralien und Nährstoffen
- Sie haben wenig Salz

Der Übergang von der Detox-Phase zur Essensphase

Es folgen die wesentlichen Richtlinien für den Übergang von der Detox-Phase zur Essensphase. Das stellt sicher, dass der Gewichtsverlust während des Übergangs weitergeht.

Die »Bösen 6«, die Sie in Phase 1 mieden, können Sie auf folgende Art wieder in den Speiseplan aufnehmen:

1. *Getränke mit Koffein.* Es steht Ihnen frei, wieder Koffein in begrenzten Mengen in Ihren Speiseplan aufzunehmen. Koffein kann Ihren Stoffwechsel um 5 bis 8 Prozent beschleunigen, wodurch Sie 100 bis 175 Kalorien pro Tag verbrennen. Das bedeutet nicht, dass Sie es übertreiben und mehrere Tassen am Tag trinken sollten, aber eine Tasse Kaffee wird keine negativen Auswirkungen auf den Gewichtsverlust haben. Grüner Tee hat viele positive gesundheitliche Auswirkungen auf den Körper und hilft ihm, Fett zu verbrennen. Insbesondere die Sorten Matcha, Sencha und Oolong sind zu empfehlen.
2. *Zucker.* Zur Vermeidung von raffiniertem weißem Zucker und anderen Zuckerarten mit hohem Fructoseanteil wurden bereits in Kapitel 3 die Gründe genannt. Sie sollten weiterhin Stevia und andere natürliche Süßstoffe wie beispielsweise Ahornsirup, Apfeldicksaft, Agavendicksaft oder Reissirup verwenden, die keine negativen Auswirkungen auf Ihre Gesundheit haben.
3. *Kohlenhydrate.* Vermeiden Sie weiterhin Kohlenhydrate in Weißbrot, weißem Reis, Pasta, Weißmehl und Kartoffeln. Es steht Ihnen frei, ge-

sündere Alternativen zu verwenden, wie etwa Vollkornbrot, braunen oder wilden Reis, Vollkornnudeln, Vollkornmehl und Süßkartoffeln.

4. *Fleisch.* Fleisch versorgt den Körper mit mageren Proteinen, die äußerst effektiv für die Erhaltung von Muskeln, bei der Verbrennung von Kalorien und für den Ausgleich des Blutzuckerspiegels sind. In dieser Phase werden wir daher das Fleisch (magere Proteine) wieder auf den Speiseplan nehmen. Sie sollten in der ersten Woche wieder Fisch essen, dann das Huhn wieder aufnehmen und ab der Folgewoche gelegentlich rotes Fleisch. Rotes Fleisch enthält reichlich gesättigte Fette, beschränken Sie daher das Essen von rotem Fleisch auf zwei- bis dreimal die Woche. Essen Sie stattdessen mehr Proteine in Form von Fisch und Geflügel und reichlich Gemüse sowie Nüsse.
5. *Milchprodukte.* Wenn Sie während der Detox-Phase feststellten, dass Sie allergisch auf Milchprodukte (Kuhmilch) sind, sollten Sie sie weiterhin vermeiden. Eier, fettarmer Käse und Milchersatzprodukte (wie Mandelmilch und Sojamilch) sind langfristig ein großartiger Ersatz für sie.
6. *Alkohol.* Wenn Sie vor der Detox-Phase gerne Alkohol zu sich genommen haben, dann wollen Sie ihn sicher wieder auf den Speiseplan setzen. Sie sollten Alkohol allerdings nur in Maßen trinken. Denken Sie daran, wie schlecht Alkohol für die Leber sein kann; wenn Sie viel Alkohol trinken, sollten Sie routinemäßig alle paar Monate eine Leberreinigung durchführen.

Detox-Methoden. In der Detox-Phase schlossen Sie eine Dickdarmreinigung und eine Leberreinigung ab. Um sie sauber zu halten, können Sie immer dann eine Dickdarm- und eine Leberreinigung wiederholen wenn Sie spüren, dass sich eine toxische Überbelastung aufbaut. Normalerweise ist diese Reinigung alle drei bis sechs Monate sinnvoll. Wer aber gesund isst, reines oder basisches Wasser trinkt sowie wenige bis keine rezeptpflichtige Arzneien oder Nahrungsergänzungsmittel nimmt, wird Dickdarm- und Leberreinigung nur einmal im Jahr machen müssen. Das ist der richtige Zeitpunkt, um Kapitel 5 nochmals zu lesen und andere Detox-Methoden in Ihren Alltag zu integrieren.

Nahrungsergänzungsmittel. In der Detox-Phase sind grüne Drinks und Ballaststoffe verpflichtend. Im Anschluss daran können Sie diese Ergänzungsmittel weiter verwenden, da sie weiter zur Verbesserung der Gesundheit, Reinigung Ihres Darmtraktes und zu Gewichtsverlust beitragen können. Denken Sie daran, dass diese Ergänzungsmittel nicht notwendig sind, aber spezifische Leiden und Verdauungsprobleme bekämpfen können.

Eine Schlussbemerkung. Sie müssen den Unterschied zwischen »Körperfett« und »hartnäckigem Körperfett« verstehen. Normales Körperfett können Sie durch reine und ausgewogene Mahlzeiten und körperliche Aktivität verbrennen, doch um hartnäckiges Körperfett zu verlieren, müssen Sie hormonelle Ungleichgewichte korrigieren, wie in Kapitel 6 beschrieben. Wenn gesunde Ernährung und körperliche Aktivität nicht ausreichen, um die Gewichtsziele zu erreichen, sind wahrscheinlich hormonelle Ungleichgewichte schuld. Wenn es Sie Mühe kostet, Gewicht zu verlieren, oder wenn Sie nicht weiter abnehmen können, sollten Sie Methoden einbauen, die das hormonelle Gleichgewicht wiederherstellen, wie in Kapitel 6 beschrieben. Nehmen Sie auch Methoden auf, Ihren Stoffwechsel anzuregen, damit Ihr Körper ohne Anstrengung Fett verbrennt, siehe Kapitel 7.

Was ist reine und ausgewogene Ernährung?

Wie bereits ausgeführt, sind »reine« Nahrungsmittel vor allem natürlich, vollwertig, roh und biologisch – Nahrung, die der Körper effektiv verdauen und als Energie verwenden kann, ohne überschüssige Abfälle oder Toxine im Körper zurückzulassen. »Ausgewogene« Nahrung heißt, dass Sie jedes Mal, wenn Sie Proteine essen, auch Kohlenhydrate zu sich nehmen. Dieses Gleichgewicht zwischen Proteinen und Kohlenhydraten aufrechtzuerhalten ist sehr einfach und eine unglaublich effektive Methode, um Insulinspitzen zu verhindern und dem Körper zu helfen, das Fett zu verbrennen.

Warum benötigen Sie jedes Mal Proteine, wenn Sie essen? Proteine gleichen die Überreaktion des Körpers auf Kohlenhydrate aus, die Insulinspitzen und Fettablagerung auslöst. Mit Proteinen werden Sie sich länger satt fühlen, was Ihnen dabei hilft, Ihren Appetit zu regeln. Proteine helfen auch beim Aufbau und bei der Bewahrung von Muskelmasse, außerdem verbrennen Muskeln auf natürliche Weise mehr Kalorien als Fett.

Das Essen von reiner und ausgewogener Nahrung hilft Ihnen beim Gewichtsverlust:

- Es bekämpft die verborgenen Ursachen für die Fettablagerung.
- Sie werden lernen, welche Nahrungsmittel Ihnen helfen, dünn zu bleiben und ein gesundes Gewicht zu halten.
- Sie werden die Kontrolle über ihren Insulin- und Ihren Blutzuckerspiegel gewinnen.
- Sie werden Fett verbrennen, und zwar besonders Bauchfett und Fettpölsterchen an anderen Körperstellen.
- Sie werden die Kontrolle über zu großen Appetit bekommen.

Zwölf Prinzipien für das Essen von reiner und ausgewogener Nahrung

Die folgenden Grundsätze sind Ihre Anleitung, wie Sie reine und ausgewogene Nahrung essen sollten.

- *Prinzip 1: Wählen Sie nährstoffreiche Nahrung, keine leeren Kalorien.* Das bedeutet, dass Sie Speisen essen, die reich an Vitaminen, Mineralien, Phytonährstoffen, Ballaststoffen und Omega-3-Fettsäuren sind. Fragen Sie sich daher, bevor Sie etwas essen: »Ist das gesunde, nährstoffreiche Kost oder sind das leere Kalorien?« Behalten Sie immer im Auge, was Sie essen.
- *Prinzip 2: Essen Sie bei jeder Mahlzeit Proteine.* Essen Sie jedes Mal Proteine, und essen Sie sie vor den Kohlenhydraten oder Fetten. Sie können auch Proteine alleine essen. Essen von Proteinen löst keine Insulinspitzen aus, was sie zu einem Grundnahrungsmittel für die reine und ausgewogene Ernährung macht.
- *Prinzip 3: Gleichen Sie immer Kohlenhydrate mit Proteinen aus.* Immer wenn Sie Kohlenhydrate essen, dann sollen Sie auch einige Proteine zu sich nehmen. Als generelle Regel können wir sagen,

dass die Proteine etwa die Hälfte der Kohlenhydrate ausmachen sollten. Wenn Sie beispielsweise 30 Gramm Kohlenhydrate zu sich nehmen, dann essen Sie 15 Gramm Proteine mit ihnen, um Insulinspitzen zu verhindern. Ziehen Sie die Etiketten auf den Nahrungsmitteln zu Rate, um herauszufinden, wie viele Kohlenhydrate (oder »Netto-Kohlenhydrate«) und Proteine im Essen sind. (Lesen Sie die Beispiele am Ende dieses Abschnittes, damit Sie besser verstehen, wie Sie Kohlenhydrate und Proteine bei jeder Mahlzeit im Gleichgewicht halten können.)

- *Prinzip 4: Essen Sie nicht zu viele Kohlenhydrate.* Es ist wichtig, nicht zu viele Kohlenhydrate zu essen. Essen Sie niemals mehr als zwei Portionen von Speisen oder Snacks, die reich an Kohlenhydraten sind. Das verhindert, dass sich überschüssige Kohlenhydrate im Fett ablagern. Wenn Sie hungrig bleiben, essen Sie mehr Gemüse, um Ihren Hunger zu stillen. Versuchen Sie nicht, andere Speisen zu essen, die reich an Kohlenhydraten sind, da sie sich in Fett verwandeln werden. Das gilt auch für zu viele Proteine, weil Sie das durch die zusätzlichen Kalorien am Abnehmen hindern wird. Eine Portion kohlenhydratreicher Kost besteht etwa aus einer halben Tasse oder 15 Gramm Kohlenhydraten. Das Maximum, das Sie an kohlenhydratreicher Kost essen sollten, beträgt also zwei Portionen, das sind 30 Gramm oder eine Tasse, ausgeglichen durch eine proteinreiche Speise.
- *Prinzip 5: Meiden Sie Zucker, Salz und Transfette.* Wir diskutierten eine Reihe von Nahrungsmitteln, die Gewichtszunahme zur Folge haben und schlecht für Ihre Gesundheit sind. Wie auch immer, diese drei Nahrungsmittel stehen an der Spitze. Versuchen Sie unter allen Umständen, sie zu vermeiden. Sie haben keinen Nährwert und sind einfach schlecht für Ihre Gesundheit. Das ganze Kapitel 3 beschäftigt sich damit, wie schädlich Zucker ist. Auch Salz ist schlecht für Ihre Gesundheit und verursacht Blähungen, Aufgedunsenheit und Flüssigkeitsansammlungen. Die gute Nachricht ist, dass die US-Lebensmittelbehörde ihren Gebrauch regelt, die Nahrungsmittelindustrie muss nun auflisten, wie viele Transfette in jeder Portion enthalten sind, wenn ihre Anzahl 0,5 Gramm pro Portion überschreitet.

- *Prinzip 6: Essen Sie jeden Tag mindestens fünf Portionen Obst und Gemüse.* Obst spaltet sich schneller im Körper als jedes andere Nahrungsmittel, was Energie gibt, und da es eine stark reinigende Kost ist, lässt es keine toxischen Rückstände zurück. Wenn Sie dünn werden wollen, sollten Sie auch Gemüse essen. Studien haben gezeigt, dass diejenigen, die große Mengen Gemüse essen, den geringsten Anteil an Körperfett haben. Gemüse und Obst sind natürlich ausgewogene Kost, weil sie sowohl Proteine als auch Kohlenhydrate enthalten. Sie bestehen vor allem aus Wasser und Ballaststoffen, können daher in größeren Mengen gegessen werden. Ausnahmen bestätigen die Regel: Der Konsum von Mais und Kartoffeln sollte sich auf ein Minimum beschränken und natürlich immer mit Proteinen ausgeglichen werden.
- *Prinzip 7: Beschränken Sie den Konsum von rotem Fleisch auf zwei- bis dreimal die Woche.* Rotes Fleisch enthält viel gesättigtes Fett, versuchen Sie daher, den Konsum auf zwei- bis dreimal pro Woche zu beschränken. Essen Sie stattdessen mehr Proteine in Form von Fisch, Geflügel und Gemüse, die gute, wichtige Fette enthalten.
- *Prinzip 8: Essen Sie zwei gesunde Snacks pro Tag.* Snacks verhindern, dass Sie zwischen den Mahlzeiten hungrig werden. Das Essen von Snacks erlaubt Ihnen, Ihren Körper alle drei bis fünf Stunden zu ernähren, was den Stoffwechsel in Bewegung hält. Studieren Sie die Auflistung von Snacks weiter unten in diesem Kapitel.
- *Prinzip 9: Essen Sie mindestens 30 Gramm Ballaststoffe täglich.* Viele Studien haben gezeigt, dass ballaststoffreiche Speisepläne gut für den Gewichtsverlust sind und vor Herzkrankheiten, Schlaganfällen und bestimmten Arten von Krebs schützen. In Kapitel 8 stellen wir eine Auflistung der Speisen zur Verfügung, die ballaststoffreich sind, sowie Ballaststoff-Ergänzungsmittel, die dabei helfen, auf 30 Gramm pro Tag zu kommen.
- *Prinzip 10: Essen Sie Obst alleine, und zwar eine Stunde vor oder eine Stunde nach einer Mahlzeit.* Die Enzyme im Obst können besser verdaut werden, wenn sie allein gegessen werden. Daher ist Obst ein idealer Snack.

- *Prinzip 11: Essen Sie vier- bis fünfmal pro Tag.* Sie werden schneller Gewicht verlieren, wenn Sie vier- oder fünfmal am Tag essen, anstatt nur dreimal (oder weniger). Versuchen Sie alle drei bis vier Stunden zu essen, am besten drei Mahlzeiten und zwei Snacks. Jedes Mal wenn Sie essen, regen Sie Ihren Stoffwechsel für kurze Zeit an. Wenn Sie alle zwei bis drei Stunden essen, ernähren Sie Ihre Muskeln und hungern Ihr Fett aus.
- *Prinzip 12: Kaufen Sie so viel biologische Kost wie möglich.* Kaufen Sie biologische Nahrungsmittel, die keine chemischen Konservierungsmittel, keine Nahrungsmittelzusätze, Hormone, Pestizide oder Antibiotika haben. Frische biologische Nahrungsmittel sind weniger toxisch als stark verarbeitete und verpackte Speisen und lassen weniger Rückstände und Abfälle im Körper zurück.

Es folgen einige Beispiele, wie Kohlenhydrate mit Proteinen »ausgeglichen« werden können (die Proteine sind in Kursivschrift aufgelistet):

Frühstück

- Haferflocken in *fettfreier* oder *fettarmer* Milch gekocht (fügen Sie zum Süßen frisches Obst hinzu)
- *Omelett mit magerer Putenwurst* und Kartoffelpuffer
- *Ei* oder *Eiweiß* mit Vollkornweizentoast
- Pfannkuchen oder Waffeln mit *magerem Schweinswürstchen*
- Ungesüßter *Joghurt* mit Vollkorn-Frühstücksflocken

Mittagessen

- *Thunfisch* auf Vollkornweizenbrot mit Gartensalat
- Fettarmer, nitratfreier Aufschnitt auf Vollkornweizenbrot
- *Chili-, Bohnen-* oder *Erbsensuppe* mit Vollkorncrackern
- *Huhn* oder *Steak* mit Caesar Salad
- Sandwich mit gegrilltem *Huhn* auf Vollkornbrötchen
- Gegrillter *Lachs* mit Gartensalat

Abendessen

- Mageres *Steak* mit süßen Kartoffeln und Gemüse
- Gegrillter *Lachs* mit Quinoa und Gemüse
- Gebackenes *Huhn* mit Kartoffelpüree und kurz angebratenem Gemüse
- In der Pfanne gebratenes *Huhn* mit braunem Reis
- Mageres *Rinderfiletsteak* mit *Limabohnen*
- *Frikadellen* mit fettarmem Käse auf Vollkornweizennudeln mit Salat
- *Chili* mit Vollkorncrackern und Salat

Snacks

- Ungesüßte *Erdnussbutter* mit Selleriesticks
- Fettreduzierte *Käsestäbchen* mit Apfel
- Ungesüßter *Joghurt* mit frischem Obst
- Zwei Esslöffel *Nüsse* (Mandeln, Macadamia, Paranuss) mit frischem Saft
- Karotten- oder Selleriesticks mit fettarmem *Streichkäse*
- Grahambrot mit *fettarmer oder fettfreier Milch*
- Fettreduzierte *Käsesticks (Käsefäden)* mit Crackern

Reine und ausgewogene Speisen

In dieser Phase essen Sie reine und ausgewogene Kost mit Proteinen, guten Kohlenhydraten und guten Fetten wie unten aufgelistet. Diese Listen sollen Ihnen eine große Bandbreite von Auswahlmöglichkeiten eröffnen, auf ihnen sind jedoch nicht alle Speisen angeführt, die zum DHEMM-System passen. Wenden Sie immer die oben angeführten Prinzipien an, um magere Proteine, gute Kohlenhydrate und gesunde Fette täglich richtig auszuwählen. Am Ende essen Sie die bestmögliche Kombination aus Kohlenhydraten, Proteinen und Fetten, was durch die Schnelligkeit, in der Ihre Nahrung in Energie zerlegt wird, beim Abnehmen hilfreich ist.

In der Folge finden Sie Anleitungen, wie viel von jedem Nahrungstyp Sie auf einem gut ausgewogenen Speiseplan zu sich nehmen sollten.

- *Magere Proteine* (30 Prozent des täglichen Speiseplans): Zwei oder drei Portionen (90 bis 110 Gramm pro Portion) magere Proteine wie mageres rotes Fleisch, Geflügel und Fisch.
- *Gute Kohlenhydrate* (45 Prozent des täglichen Speiseplans): Zumindest fünf Portionen Obst und Gemüse/Hülsenfrüchte (z. B. Bohnen) und zwei bis drei Portionen Vollkorn (eine halbe Tasse = eine Portion).
- *Gesunde Fette* (25 Prozent des täglichen Speiseplans): Ein oder zwei Portionen (ungefähr 30 g) Nüsse und Keime täglich und ein bis drei Esslöffel gesunde Öle.

Magere Proteine Essen Sie 2 oder 3 Portionen (90–110 g pro Portion) magere Proteine täglich	
Fisch und Meeresfrüchte	**Huhn und Putenfleisch**
Barsch, Tintenfisch, Seewolf, Venusmuschel, Kabeljau, Krebsfleisch, Flunder, Zackenbarsch, Schellfisch, Heilbutt, Hummer, Makrele, Auster, Wildlachs, Sardinen, Muscheln, Garnelen, Roter Schnapper, Seezunge, Buntbarsch, Forelle, Thunfisch	Hühnerbrust ohne Haut, Cornwall-Huhn ohne Haut, Putenbrust ohne Haut
Mageres rotes Fleisch	**Milchprodukte**
Mageres Rindfleisch, Flankensteak, Filet, Oberschale, gekochtes Flankensteak, Schweinefilet, Schweinekotelett, Schweinebraten	Proteingetränke/-pulver, Ziegen- und Schafmilchprodukte, ungesüßter Joghurt, ungesüßte Mandel-, Reis-, -Hanf oder Sojamilch

Gute Kohlenhydrate Obst: 2 Portionen oder 2 ganze Früchte täglich Gemüse/Hülsenfrüchte: 3 oder 4 Tassen täglich Vollkorn: 2 oder 3 Portionen täglich (½ Tasse = 1 Portion)		
Obst	**Gemüse/Hülsenfrüchte**	**Vollkorn**
Apfel, Aprikose, Avocado, Banane, Brombeere, Heidelbeere, Kirsche, Preiselbeere, Dattel, Feige, Weintraube, Kiwi, Grapefruit, Guave, Honigmelone, Zitrone, Limette, Mango, Nektarine, Orange, Papaya, Pfirsich, Birne, Ananas, Pflaume, Granatapfel, Dörrpflaume, Himbeere, Erdbeere, Mandarine, Wassermelone	Alfalfa, Artischocke, Spargel, Rote Rübe, Grünzeug der Roten Rübe, Broccoli, Rosenkohl, Kohl, Karotte, Blumenkohl, Sellerie, Chili, Koriander, Gemüsekohlblätter, Gurke, Grünzeug des Löwenzahns, Aubergine, Fenchel, Knoblauch, grüne Bohne, Grünkohl, Seetang, Lauch, Kopfsalat, Pilz, Okraschote, Zwiebel, Petersilie, Pastinake, Erbsenhülse, Erbse, Pfeffer, Kürbis, Radieschen, Rhabarber, Kohlrübe, Jungzwiebel, Spinat, Kürbis, Süßkartoffel, Tomate, Rübe, Grünzeug der Rübe, Brunnenkresse, Zucchini, schwarze Bohne, Linse, rote Bohne, Pintobohne, Schälerbse, Kichererbse, Limabohne, Wachsbohne	Gerste, Kleie, brauner Reis, Buchweizen, Bulgur, Maisgrieß, Hirse, Hafer, Haferkleie, Hafergrieß, Quinoa, Roggen, Dinkel, Weizenkeim, wilder Reis, Vollkorn-/glutenfreies Brot, Vollkorn-/glutenfreie Pasta, Vollkorn-Frühstücksflocken

Gesunde Fette Nüsse und Keime: 1 oder 2 Portionen (etwa 30 g) Nüsse/Samen täglich Gesunde Öle: 1 bis 3 EL täglich		
Nüsse	**Keime**	**Gesunde Öle**
Mandel, Paranuss, Cashewnuss, Kastanie, Kokosnuss, Haselnuss, Macadamia, Pekannuss, Pistazie, Walnuss	Gemahlener Leinsamen, Kürbiskerne, Sesamkerne, Sonnenblumenkerne	Avocadoöl, Rapsöl, Kokosnussöl, natives Olivenöl extra, Leinsamenöl, Fischöl, Sesamöl, Walnussöl

Gesunde Snacks Essen Sie zwei gesunde Snacks pro Tag		
Gesundes kalorienarmes Obst und Gemüse (weniger als 100 Kalorien)	**Gesunde kalorienarme Nüsse und Samen (roh oder trocken geröstet)** (weniger als 100 Kalorien)	**Gesunde proteinreiche/ fettarme Snacks**
▪ 1 großer Apfel ▪ ½ Tasse ungesüßtes Apfelmus ▪ 1 große Orange ▪ 1 mittelgroße Grapefruit ▪ 1 mittelgroße Birne ▪ 1 mittelgroße Banane ▪ 1 Tasse Heidelbeeren ▪ 1 Tasse Brombeeren ▪ 1 Tasse Himbeeren ▪ 1 Tasse frische Kirschen ▪ 1 große Nektarine ▪ 2 mittelgroße Pflaumen ▪ 2 Tassen Weintrauben ▪ 2 Kiwis ▪ 1 Tasse Sellerie/Selleriesticks ▪ ½ Tasse Babykarotten ▪ 1 Tasse Broccoli ▪ 1 Tasse Blumenkohl	▪ 12 rohe Mandeln ▪ 8 Walnusshälften ▪ 4 Paranüsse ▪ 15 g Kürbiskerne ▪ 2 EL Sonnenblumenkerne ▪ 20 Macadamianüsse ▪ 20 Erdnüsse	▪ 1 hartgekochtes Ei ▪ 60 g Thunfisch, leicht gesalzen ▪ ½ fettarmer Hüttenkäse ▪ 30 g Ziegenkäse ▪ 1 Tasse reiner, fettfreier Joghurt ▪ 8 gebackene Tortillachips mit 3 EL Salsa ▪ 5 Tassen reines Popcorn

Getränke für diese Phase

Erlaubte Getränke in dieser Phase sind Wasser, grüner Tee, frisch gepresste Fruchtsäfte, grüne Smoothies, Kokosnusswasser, Milchersatzprodukte und von Zeit zu Zeit Diätlimos, wenn Sie Sehnsucht danach haben, sowie eine Tasse Kaffee pro Tag.

In intensiven Detox-Phasen (wie in Phase 1) trank ich keinen Kaffee, aber in anderen Phasen genieße ich eine Tasse pro Tag. Obwohl Kaffee säurebildend wirkt, ist er nicht unverträglich für die Leber; meiner Ansicht nach stört er daher auf lange Sicht weder Entgiftung noch Reinigung. Wie auch immer, in der ersten Phase des DHEMM-Systems sollte er ganz vermieden werden. Am Ende werden Sie feststellen, dass Sie weniger Lust auf Kaffee haben. Auf jeden Fall ist Kaffee nicht das Haupthindernis, wenn Sie schlank und gesund bleiben wollen. Wenn Sie maßvoll Koffein einnehmen (ein bis zwei Tassen Kaffee oder Tee pro Tag), in der Nacht schlafen und sowohl Energie als auch Ihr Gleichgewicht tagsüber aufrechterhalten können, dann kann Ihnen Koffein sogar helfen, Ihre Gesundheit und Ihren Stoffwechsel zu verbessern. Ich empfehle außerdem, grünen Tee statt Kaffee zu trinken, da er viele Vorteile für die Gesundheit hat. Aber wenn eine (nur eine) Tasse Kaffee (normaler Kaffee oder koffeinfrei) am Morgen ein Vergnügen für Sie ist, dann sollte das kein Problem für Ihre Gesundheit sein.

Detox-Methoden und Ergänzungsmittel, die diese Phase stützen

Die Anwendung der verpflichtenden Detox-Methoden und die Einnahme von Ergänzungsmitteln sollte in dieser Phase fortgesetzt werden. Vielleicht werden Sie andere Detox-Methoden versuchen wollen, um festzustellen, welche für Sie am effektivsten sind. Wenn Sie beispielsweise mit Verstopfung und Aufgedunsenheit kämpfen, wäre zusätzlich zum grünen Drink und zu Ballaststoffen die Einnahme von Probiotika und Verdauungsenzymen eine gute ergänzende Möglichkeit in dieser Phase.

Wiederaufnahme von Nahrung in den Speiseplan und das Erkennen von Nahrungsmittelallergien

In dieser Phase können Sie Nahrungsmittel wieder auf den Speiseplan setzen, die Sie in Phase 1 mieden, doch achten Sie darauf, wie Ihr Körper darauf reagiert. In Phase 1 könnten Sie Nahrung eliminiert haben, auf die Ihr Körper sensibel reagiert oder sogar allergisch ist, ohne dass Sie es wissen.

Wenn Sie diese Speisen wieder essen, wird das zu denselben Reaktionen wie zuvor führen.

Lebensmittelallergien rufen nicht nur dramatische Reaktionen hervor, die Menschen ins Krankenhaus bringen, etwa von Haselnuss verursachte Ausschläge und Atemnot oder Ähnliches. Das ist eine direkte und akute allergische Reaktion. Das kommt nicht sehr häufig vor, kann jedoch sehr gefährlich sein. Es gibt weniger dramatische Reaktionen auf Lebensmittel, die jedoch genauso tödlich sein können. Die Rede ist von verzögerten Allergien, sie sind weitaus häufiger und betreffen Millionen von Menschen. Sie sind nicht leicht zu diagnostizieren, aber sie spielen eine sehr große Rolle bei chronischen Krankheiten und bei Gewichtsproblemen. Jeder Zweite reagiert schlecht auf bestimmte Nahrungsmittel, die eine verzögerte Allergie auslösen. Symptome treten bereits nach einigen Stunden oder erst nach mehreren Tagen auf. Diese verzögerte Reaktion kann Gewichtszunahme, Flüssigkeitsansammlungen, Hautausschläge, Erschöpfung, Benommenheit, Reizdarmsyndrom, Stimmungsschwankungen, Kopfschmerzen, Nebenhöhlenverstopfung sowie Muskelschmerzen oder -schwellungen, Gelenkschmerzen oder -schwellungen auslösen. Lebensmittel zu essen, gegen die Sie allergisch sind, verursacht Entzündungen, die letztlich zu Schwellungen oder Flüssigkeitsansammlungen führen. Es wirkt sich sehr positiv aus, wenn Sie diese Flüssigkeiten so schnell wie möglich wieder loswerden, indem Sie die Entzündung reduzieren. Ihr Körper kann in der Folge den Heilungsprozess beginnen, was für Sie dauerhaften Gewichtsverlust und optimale Gesundheit ermöglicht.

Die Nahrungsmittel, gegen die die meisten Menschen allergisch sind, sind Gluten, Kuhmilch, Eier, Mais, Haselnuss, Hefe und Weizen. Gluten ist ein Sammelbegriff für ein Stoffgemisch aus Proteinen, das in Roggen, Weizen, Dinkel, Hafer, Emmer, Kamut und Gerste zu finden und für die Dehnbarkeit des Teigs verantwortlich ist. Es ist in den meisten Frühstücksflocken und im Brot zu finden. Nicht alle Getreidesorten bzw. Pseudogetreide enthalten Gluten. Arten, die kein Gluten enthalten, sind beispielsweise wilder Reis, Mais, Teff, Buchweizen, Hirse, Quinoa und Amaranth. Da Gluten kein körpereigenes Protein ist, kann es laut Studien Entzündungen des Darmtraktes und der Dünndarmschleimhaut auslösen, was die Aufnahme der Nährstoffe aus der Nahrung schwierig macht.

Die Ausschaltung von Allergien ist die Voraussetzung dafür, dass Sie sich besser fühlen und chronische Beschwerden bekämpfen können. Um zu bestimmen, gegen welche Speisen Sie allergisch sind, können Sie Bluttests zur Feststellung von Immunglobulin-G(IgG)-Antikörpern durchführen. Das kann hilfreich sein, aber möglicherweise wird es nicht alle Allergien aufspüren. Es kann nützlicher sein, wenn Sie Lebensmittelallergien durch ein Ausschlussverfahren feststellen. Das bedeutet ganz einfach, dass Sie alle Nahrungsmittel, von denen Sie annehmen, dass Sie gegen sie allergisch sein könnten, für drei bis vier Wochen vom Speiseplan nehmen und dann langsam, eines nach dem anderen, wieder essen, wobei Sie beobachten, wie das System auf jedes von ihnen reagiert. Führen Sie Aufzeichnungen und notieren Sie, wie die verschiedenen Lebensmittel auf Sie wirken, wie Sie sich fühlen oder welche Symptome sie in Ihrem Körper hervorrufen. Schreiben Sie nieder, was Sie essen, wann Sie es essen und wie Sie sich die nächsten Tage nach dem Essen fühlen. In den Aufzeichnungen werden auch Ihr Gewichtsverlust, ihr Gesundheitszustand und Ihr Wohlbefinden allgemein festgehalten.

Wenn Sie beispielsweise testen wollen, ob Sie gegen Weizen allergisch sind, könnten Sie einen Frühstücksbrei mit Weizen sowie ein Sandwich aus Weizenbrot zum Mittagessen zu sich nehmen. Beobachten Sie dann Ihren Körper in den kommenden zwei bis drei Tagen genau. Verfolgen Sie, ob der Weizen Symptome wie Flüssigkeitsansammlung, Kopfschmerzen, Nasenrinnen oder Gelenkschmerzen auslöst. Wenn Sie solche Reaktionen oder Symptome nach der Wiedereinführung dieser Lebensmittel auf dem Speiseplan feststellen, dann streichen Sie sie vom Speiseplan. Warten Sie ab und versuchen Sie es in einem oder zwei Monaten nochmals. Wenn Sie immer noch negativ darauf reagieren, sollten Sie es völlig vom Speiseplan streichen beziehungsweise einen Diätspezialisten oder Ernährungsberater aufsuchen, der Erfahrung mit der Bekämpfung von Allergien hat.

Da die Speisen, auf die wir am meisten allergisch oder empfindlich reagieren, gerade diejenigen sind, die wir täglich essen und auf die wir Appetit haben, kann die Vermeidung dieser Speisen am Anfang ein Problem darstellen. Sie sollten mit Entzugserscheinungen und starkem Appetit auf die abhängig machenden Speisen für drei bis vier Tage rechnen. Außerdem könnten sich Symptome von Allergien in dieser Zeit verstärken. Wie auch immer, nach diesen wenigen Tagen werden Sie sich besser fühlen und beginnen, ein Gefühl des Wohlbefindens zu verspüren. Symptome wie Benommenheit, Flüssigkeitsansammlung, verminderte Energie, Blähungen, Kopfschmerzen und andere Verdauungsprobleme werden abnehmen. Wenn Sie die Speisen, die Sie angreifen, einmal entfernt haben, wird Ihr Körper besser auf das Programm ansprechen und Heilung beziehungsweise Verlust von Körpergewicht ermöglichen.

Gönnen Sie sich eine Belohnung

Das Halten des Gewichts ist eine Lebensaufgabe, und doch sollten wir uns in dieser Phase Mahlzeiten als »Belohnung« gönnen. Das Ziel ist, die gesunden neuen Essgewohnheiten zu erhalten und sich an den Wochenenden zwei »Belohnungsmahlzeiten« zu gönnen. So sehr ich meine Belohnung genieße, so sehr freue ich mich aber auf die Wiederaufnahme meines gesunden Speiseplans, weil ich mich dabei gut fühle und danach aussehe. Durch die zwei Belohnungen am Wochenende veranlassen Sie keine Änderungen im Stoffwechsel. Da der Stoffwechsel so gut auf die gesunden Essgewohnheiten eingestellt ist, werden die beiden Belohnungsmahlzeiten am Wochenende keine negativen Auswirkungen auf Ihre Gewichtsziele haben.

Es gibt jedoch eine Einschränkung: Wenn einige wenige Belohnungsmahlzeiten eine Rückkehr zu Ihren alten Essgewohnheiten mit sich bringen, dann sollten Sie sie völlig sein lassen. Es hat keinen Sinn, Ihre Erfolge und Fortschritte aufs Spiel zu setzen. Gönnen Sie sich also zweimal pro Woche weniger gesundes Essen unter der Voraussetzung, dass Sie den Rest der Woche gesunde, fettverbrennende, entgiftende Nahrung essen werden, die sie schlank hält. Ich persönlich genieße an den Wochenenden – vor allem wenn ich Sportsendungen verfolge – meine Pizza mit dünner Kruste und meine Diätlimo außerordentlich.

Zusammenfassung der Phase: Essen von reinen und ausgewogenen Nahrungsmitteln (Phase 2)

Hier ist eine kurze Zusammenfassung dessen, was Sie in dieser Phase für dauerhaften Gewichtsverlust, optimale Gesundheit und Vitalität tun müssen:

- *Folgen Sie den 12 Prinzipien beim Essen von reinen und ausgewogenen Mahlzeiten.* Es handelt sich um die Richtlinien und Anleitungen, mit denen Sie sicherstellen, dass das, was Sie zu sich nehmen, Ihnen hilft, Körperfett zu verlieren und Ihr Gewicht langfristig zu kontrollieren.
- *Wählen Sie Speisen und Getränke aus.* Es werden Ihnen konkrete Menüvorschläge für magere Proteine, guten Kohlenhydrate und gesunde Fette gemacht. Stellen Sie sicher, dass Sie diese Speisen täglich in ausgewogenen Mengen essen. Sie sollten in dieser Phase auch auf Lebensmittelallergien achten und weiterhin die »Bösen 6« vermeiden, die Unwohlsein hervorrufen und ungesund sind. Sie können sich auch Belohnungen gönnen, wenn Sie sich unter der Woche an Ihre Prinzipien beim Essen halten.
- *Wählen Sie Detox-Methoden und Nahrungsergänzungsmittel aus.* Alle verpflichtenden Detox-Methoden und Ergänzungsmittel der Phase 1 sollten auch in Phase 2 übernommen werden. Sie werden verschiedene Detox-Methoden und Nahrungsergänzungsmittel versuchen, um zu testen, welche am wirkungsvollsten für Sie sind.

Schlussbemerkung

In dieser Phase werden Sie Ihr ersehntes Gewicht erreichen und sich optimaler Gesundheit erfreuen. In diesem Kapitel erfahren Sie alles, was Sie brauchen, um Ihr Gewicht ein Leben lang zu halten. Sie können damit rechnen, dass Sie einen schlanken und auch gesunden Körper haben werden, und ein gesunder Körper ist auch ein sexy Körper! Sie werden weniger

Gesundheitsprobleme haben, Sie werden sich Ihr Leben lang vitaler und besser fühlen. Sie wissen nun, welche Speisen Ihrem einzigartigen Körper die Chance geben, schlank, gesund und energiegeladen zu bleiben. Sie werden diese Speisen weiterhin essen und möglicherweise am Wochenende einige »Belohnungen« zu sich nehmen.

Kapitel 12:

BEWEGUNG – Setzen Sie sich in Bewegung, ohne Fitnesscenter und Trainingsprogramm

Die meisten von uns verbringen den größten Teil des Tages sitzend. Wir fahren im Auto, mit dem Bus, mit der U-Bahn zur Arbeit; wir sitzen und arbeiten stundenlang an einem Computer, dann fahren wir zurück nach Hause und verfolgen auf unserem bequemen Sofa Lieblingssendungen im TV. Für die meisten von uns ist der Fernseher der beste Freund geworden, die Hauptquelle für Unterhaltung, der Babysitter für unsere Kinder. Unser Körper leidet, weil wir vierzehn, fünfzehn oder mehr Stunden am Tag sitzen. Das schwächt unser Herz, verlangsamt unseren Stoffwechsel und schmälert unsere Muskelkraft. Früher war es üblich, sich zu setzen, wenn an einem hektischen Tag Pause gemacht wurde. Nun aber sitzen wir mehr als achtzig Prozent pro Tag, wenn wir einen sitzenden Beruf ausüben.

Die heutigen Diäten, die mit Training verbunden sind, funktionieren nicht, weil sie unnatürlich sind. Wir können nicht fünfzehn Stunden sitzen und erwarten, dass dreißig Minuten auf dem Laufband, auf dem wir nur 250 Kalorien verbrennen, alle körperliche Aktivität sind, die wir brauchen. Wir sollten Kalorien durch tägliche, stetige körperliche Bewegung verbrennen. Wenn wir versuchen abzunehmen, indem wir selektiv ganze Nahrungsgruppen eliminieren, scheitern wir häufig, weil wir alle grundlegenden Nahrungsmittel brauchen, wenn unser Körper gesund und schlank bleiben soll. Unser Körper profitiert von gutem Essen und guter Rundumversorgung, nicht durch Hunger und Unterversorgung. Vor einem Jahrzehnt gab es nicht einmal halb so viele Fitnesscenter wie heute, und doch hatten wir weniger Probleme mit Fettleibigkeit. Vor einem Jahrhundert kontrollierten die Menschen ihr Gewicht, indem sie sich bewegten; sie bewegten sich, um Nahrung zu finden, sie bewegten sich, weil sie arbeiteten, und sie bewegten sich in ihrer Freizeit. Das moderne elektronische Zeitalter hat uns fauler als jemals zuvor gemacht. Bei der Arbeit wechseln wir nicht einmal das Stockwerk, um mit einem Kollegen zu sprechen. Wir verwenden stattdessen E-Mail oder das Telefon. Der einzige Körperteil, der möglicherweise stärker und ausdauernder gebraucht wird, sind die Finger.

Das DHEMM-System ist keineswegs ein Anti-Fitness-Programm. Sport ist großartig für die Gesundheit Ihrer Herzkranzgefäße, aber er ist kein entscheidender Faktor für den Gewichtsverlust. In diesem Buch diskutieren wir die tatsächlichen Faktoren für schnellen und nachhaltigen Gewichtsverlust. Ich glaube, dass es wichtig ist, körperlich aktiv zu sein, dass aber anstrengendes Training – und damit meine ich dreißig bis sechzig Minuten aerobes Training – keine Voraussetzung für Fettverlust ist. Sie brauchen den ganzen Tag über erhöhte körperliche Aktivität, um überschüssiges Körperfett zu eliminieren. Das Ziel ist daher einfach: Setzen Sie sich in Bewegung und werden Sie aktiver, dann werden Sie sowohl den Gewichtsverlust beschleunigen als auch die Gesundheit insgesamt stärken.

In diesem Kapitel werden wir vorstellen, wie Sie während des Tages Kalorien verbrennen, während Sie Ihren alltäglichen Arbeiten nachgehen, und Ihnen Tipps geben, wie Sie fitter werden. Mit körperlicher Aktivität sind die größeren und kleineren Bewegungen gemeint, die wir während des Tages machen. Sie verbrennen Kalorien, wenn Sie von der U-Bahn aus Ihr Ziel ansteuern, wenn Sie das Haus säubern, wenn Sie zum Einkaufen gehen und während Sie tanzen und Spaß haben. Wir konzentrieren uns nicht auf das Fitnesscenter oder die Trainingseinheit als Hauptmethode, um körperlich aktiv zu werden. Wenn Sie wie ich sind, können Sie nur schwer die Zeit erübrigen, zum Training zu gehen.

Es ist wichtig hinzuzufügen, dass Sie Ihre Entgiftung fortsetzen, reine und ausgewogene Ernährung essen und Nahrungsergänzungsmittel zu sich nehmen

Die Überwindung der üblichen Ausreden, um nicht körperlich aktiv zu werden

Welche Ausrede haben Sie auf Lager, um nicht körperlich aktiv zu werden? Wir wollen zunächst die üblichen Ausreden ansprechen, die Leute haben, um nicht aktiv zu werden. Hier finden Sie die vier beliebtesten Ausreden.

Ich habe nicht genug Zeit. Viele Menschen führen ein hektisches Leben, und zwar vom Moment des Aufwachens am Morgen bis zum Schlafengehen am Abend. Das ist der Grund dafür, dass viele Menschen Zeitmangel als Ursache für die mangelnde Bewegung angeben. Für viele Frauen sind es Arbeit, Kinder und Haushalt, die sie so stark beschäftigen, dass sie nicht körperlich aktiv werden. In diesem Kapitel werden Sie leichte und effektive Methoden lernen, körperlich aktiver zu werden, ohne ins Fitnesscenter zu gehen oder sich stundenlang Zeit nehmen zu müssen, um einem Trainingsplan zu folgen. Wenn Sie wirklich schlank und gesund werden wollen, dann sollten Sie auch körperliche Aktivität in Ihr Leben einbauen. Denken Sie einfach daran, wie viel Zeit Sie aufwenden, um Ihre Lieblingsserie zu verfolgen. Wenn Sie dafür Zeit finden, können Sie auch Zeit für körperliche Aktivität investieren. Auch wenn Sie nur kurze Phasen körperlicher Bewegung im Alltag einbauen, werden Sie gute Ergebnisse erzielen. Wenn Sie beispielsweise ins Shoppingcenter oder in den Supermarkt gehen, parken Sie so weit wie möglich vom Eingang, um sicherzustellen, dass Sie ein paar Schritte extra in Ihre tägliche Routine einbauen. Schon ein zehnminütiger Spaziergang macht den Kopf klar und erlaubt Ihnen, nachzudenken, sich zu sammeln und zu sich zu kommen. Anstatt sich also für eine Stunde ins Fitnesscenter zu hetzen, versuchen Sie, im Laufe des Tages hier und da zehn Minuten abzuzweigen.

Ich bin zu müde. Wenn Sie körperlich aktiver wären, hätten Sie mehr Energie, aber wenn Sie sich nicht bewegen, fehlt Ihnen die Energie zu beginnen. Gerade dann aber ist es ungemein wichtig, nur schrittweise körperlich aktiv zu werden, Sie sollten sich nicht überfordern. Je mehr Sie sich bewegen, desto mehr spüren Sie Ihren Stoffwechsel und Ihren Hormonspiegel, was letztlich stärkere körperliche Belastung möglich macht. Rechnen Sie damit, dass Sie zunächst mehr Energie haben werden, im Laufe der Zeit konzentrieren Sie sich auf die Aktivierung und Stärkung Ihrer Muskelgruppen. Ich kann Ihnen versprechen, wenn Sie Ihre Müdigkeit überwinden, werden Sie die Energie zurückgewinnen, die Sie im Alltag brauchen.

Es ist mir peinlich. Es mag Ihnen peinlich sein, dass Sie übergewichtig oder fettleibig sind, aber wenn Sie nichts tun, dann werden Sie übergewichtig bleiben und höchstwahrscheinlich noch mehr Gewicht zulegen. Setzen Sie Ihre Scham als Motivation ein, um in Bewegung zu kommen. Die Tatsache, dass Sie übergewichtig sind, ist ein Hinweis darauf, dass Sie nicht ausreichend auf Ihren Körper und auf Ihre Gesundheit achten. Es ist überhaupt nicht schlimm, große, weite Kleidung zu tragen, wenn Sie das Gefühl haben, dass Sie Ihren Körper verstecken müssen, aber setzen Sie sich unter allen Umständen in Bewegung. Sie werden unglaublich an Selbstbewusstsein gewinnen und viel Freude haben, wenn Sie abnehmen und vielleicht engere Kleidung tragen können. Wenn es Ihnen lieber ist, bewegen Sie sich in der Sicherheit der eigenen vier Wände oder vielleicht sogar am Arbeitsplatz. Wenn Sie sich vor den anderen schämen, dann sollten Sie es überwinden! Wir alle waren an diesem Punkt. Es ist Zeit, sich einen Körper zu schaffen, den Sie mit Stolz herzeigen können.

Training ist langweilig. Alles, was mir nicht gefällt, führt bei mir zu Langeweile. So ist das Leben. Ich musste mich auch motivieren und mir ständig sagen, dass Bewegung wichtig für meine Gesundheit ist.

Eine Möglichkeit, der Eintönigkeit körperlicher Aktivität entgegenzuwirken, ist es, eine Freundin einzuspannen, die Ihnen helfen kann, sich zu motivieren, und mit der gemeinsam schneller die Zeit vergeht. Abgesehen davon ist Abwechslung die Würze des Lebens, mischen Sie daher die verschiedensten Aktivitäten wie Laufen, Autowaschen, Yoga, Gartenarbeit usw. Führen Sie die verschiedensten körperlichen Aktivitäten durch, bis

Sie herausgefunden haben, was für Sie passt. Weitere Möglichkeiten, um gleichzeitig fit und sexy zu werden, finden Sie in Kapitel 16.

Sie benötigen wenig oder kein Geld, um körperlich aktiv zu werden. Wenn Sie sich die Liste der Aktivitäten ansehen, die ich vorschlage, werden Sie feststellen, dass die meisten umsonst, leicht zu erlernen und tatsächlich lustig sind. Fitness ist nicht abhängig von einer Mitgliedschaft im Fitnesscenter, sondern vom eigenen Willen und Durchhaltevermögen.

Warum körperliche Aktivität statt Training?

Es gibt viele Arten körperlicher Aktivität. Ein gesundes Training ist körperliche Aktivität, für die Sie sich Zeit nehmen, um die Herz- und Lungenaktivität zu steigern, während Sie parallel dazu Muskeln und Gelenke stärken. Wie auch immer, körperliche Aktivität ist in Wahrheit jede Art von Bewegung. Es können große oder kleine Bewegungen sein, aber es ist alles, was Sie auf die Beine bringt und sich in Bewegung setzen lässt. Unser Ziel ist es, dass Sie während des ganzen Tages körperlich aktiv sind. Die gute Nachricht ist, dass auch minimale Bewegung eine große Hilfe bei der Verbesserung Ihrer Gesundheit und der Erreichung Ihres Traumgewichts sein kann. Ihr Ziel ist es, einen körperlich passiven Lebensstil aufzugeben und aktiver zu werden, bis zu dem Punkt, an dem Ihr allgemeiner körperlicher Zustand sich deutlich verbessert. Keine Angst, Sie müssen nicht den ganzen Tag im Fitnesscenter verbringen oder Bodybuilder werden, um in einem akzeptablen körperlichen Zustand zu sein.

Körperliche Aktivität hält das Blut in Bewegung und das Herz am Pumpen, macht aber auch den Geist schärfer, da Sauerstoff in alle Zellen gepumpt wird. Körperliche Aktivität hält Ihren Stoffwechsel den ganzen Tag über auf Touren. Außerdem verarbeiten Ihre Muskeln die Glucose (die Hauptquelle für Energie aus Kohlenhydraten) besser, was Blutzucker und Insulinspitzen verhindert. Körperliche Aktivität verbessert auch die Insulinfunktionen im Körper, was besonders hilfreich ist, wenn Sie insulinresistent sind. Es wurde nachgewiesen, dass ein kurzer täglicher Spaziergang das Risiko von Diabetes, Krebs, Herzkrankheiten, hohem Blutdruck und vielen anderen Krankheiten verringert.

Verwendung eines Schrittzählers

Eine Studie von Dr. James Hill zeigte, dass übergewichtige Menschen um die 1500 bis 2000 Schritte pro Tag weniger machten als Menschen mit einem gesunden Gewicht. Das heißt, wenn Sie einen Weg finden, 2000 Schritte am Tag mehr zu tun – das ist nur ein Spaziergang um einige Häuserblöcke –, dann könnten Sie schneller ein gesundes Gewicht erreichen. Je mehr Schritte Sie unternehmen, desto mehr wird Ihr Stoffwechsel angeregt und verbrennt Kalorien und Fett. Das ist wahrscheinlich der Grund, warum Stadtmenschen im Durchschnitt ein gesünderes Gewicht haben als Menschen, die in weniger dicht besiedelten, ländlichen Gegenden leben, wo sie überallhin mit dem Auto fahren.

Um zu messen, wie aktiv Sie zurzeit körperlich sind, sollten Sie einen Schrittzähler, auch Taschenpedometer genannt, kaufen. Der Schrittzähler wird ermitteln, wie viele Schritte Sie an einem bestimmten Tag machen. Er wird Ihnen eine Vorstellung des aktuellen Niveaus Ihrer körperlichen Aktivität geben. Ein Schrittzähler ist günstig und leicht zu verwenden. Sie klemmen ihn einfach am Morgen an den Rock oder an die Hose und lassen ihn den ganzen Tag bis zum Abend, wenn Sie ins Bett gehen, an seinem Platz. Notieren Sie sich etwa drei Tage lang, wie viele Schritte Sie an einem normalen Arbeitstag tun.

Wenn sie 5000 Schritte oder weniger pro Tag machen, dann sind Sie relativ inaktiv und haben einen sitzenden Lebensstil. Ihr Ziel sollte sein, 7500 Schritte oder mehr pro Tag zu tun, um körperlich aktiv zu sein. Eine Möglichkeit, dieses Ziel zu erreichen, könnte es sein, jede Woche 250 Schritte hinzuzufügen, bis Sie das Niveau von 7500 Schritten pro Tag oder mehr erreicht haben. Wenn sie beginnen, Gewicht zu verlieren, dann werden Sie natürlich mehr Energie haben, um Woche um Woche aktiver zu werden.

Wenn Sie im Alltag routinemäßig einen Besuch im Fitnesscenter eingeplant haben, dann ist das noch besser, denn die zusätzlichen Schritte und Bewegungen während des Trainings werden zur Summe der täglichen Schrittmenge hinzugezählt. Der Schrittzähler motiviert Sie, weil er eine visuelle Erinnerung daran ist, dass Sie sich im Alltag bewegen sollen.

Tipps für mehr körperliche Aktivität

Es gibt viele großartige Möglichkeiten, sich in Bewegung zu setzen, ohne in das Fitnesscenter zu gehen. Unser Ziel ist es, kleine Änderungen in Ihrem persönlichen Umfeld und in Ihrem Berufsleben vorzunehmen, die mit minimalem Aufwand zu schaffen sind. Eine Kundin von mir kaufte beispielsweise ein Minicycle, ein Gerät mit Fußpedalen, das auf dem Boden oder unter dem Tisch Platz hat. Sie verwendete es, wenn sie vor dem Fernseher saß und ihre Lieblingssendung verfolgte. Sie sagte, dass sie den Schwierigkeitsgrad zunächst sehr gering einstellte, damit es nicht zu anstrengend wird, aber sie machte ihre langsamen Bewegungen fortwährend. Das Resultat war, dass sie in der ersten Woche ein Kilogramm verlor. Da verdoppelte sie die Übungszeit, in der sie vor dem Fernseher saß, und verlor in der zweiten Woche eineinhalb Kilogramm. Es wurde ihr bald zur Gewohnheit, denn sie kam in den Rhythmus und vergaß sogar, dass sie radelte.

Manche Menschen gehen so weit und stellen sich ein bewegliches Laufband in ihrem Büro auf, damit sie jederzeit aufstehen und eine Weile am Laufband gehen können, während sie arbeiten oder telefonieren. Ich kenne Frauen, die Kilogramm und Bauchumfang verloren, nur weil sie eine oder zwei Stunden am Tag ein Minicycle verwendeten, während sie am Schreibtisch saßen. Wenn es Ihnen unangenehm ist, ein tragbares Laufband im Büro zu verwenden, dann sollten Sie aufstehen und umhergehen, während Sie telefonieren, und die Treppen benutzen, anstatt mit dem Aufzug zu fahren.

Im Anschluss finden Sie fünfundzwanzig leicht anwendbare Methoden, um sich in Bewegung zu setzen, ohne zu trainieren oder ins Fitnesscenter zu gehen. Wählen Sie zumindest fünf bis zehn Möglichkeiten zur Anwendung in Ihrem Alltag aus und beginnen Sie gleich heute. Diese Aktivitäten bringen Sie dazu, zwischen 50 und 500 Kalorien zusätzlich zu verbrennen.

1. Machen Sie einen schnellen fünfzehn Minuten langen Spaziergang in der Mittagspause. Sie könnten beispielsweise zu Fuß zum Restaurant gehen, in dem Sie essen.
2. Machen Sie Gartenarbeit; die frische Luft und die Schönheit der Natur lassen Sie ruhig und entspannt werden.
3. Fegen Sie Laub als Bewegungstherapie zusammen.
4. Schneiden Sie das Gras mit Ihrem Rasenmäher.
5. Nehmen Sie Yogastunden, vor allem Bikram Yoga.
6. Bringen Sie Ihre Garage auf Hochglanz.
7. Reinigen Sie Ihren Boden oder mehrere Fußböden.
8. Waschen Sie Ihr Auto mit dem Schwamm anstatt in der Waschanlage.
9. Gehen Sie Rad fahren in Ihrem Viertel.
10. Führen Sie Ihr Baby mit dem Kinderwagen spazieren.
11. Parken Sie so weit wie möglich vom Lebensmittelgeschäft oder vom Einkaufszentrum und gehen Sie die Strecke zu Fuß.
12. Gehen Sie rascher, während Sie im Einkaufszentrum einkaufen.
13. Wenn Sie stundenlang Ihre Lieblingssendungen im TV verfolgen, machen Sie Übungen mit Handhanteln oder verwenden Sie ein Minicycle, um Muskelmasse und Kraft aufzubauen.
14. Gehen Sie auf der Grundlinie auf und ab, wenn Ihr Kind sich sportlich betätigt.
15. Fangen Sie einen neuen Sport oder ein neues Hobby an, wie Tennis, Skating, Bowling, Radfahren, Formationstanz oder Volleyball.
16. Steigen Sie eine Station früher aus dem Bus oder aus der U-Bahn aus und gehen Sie die Distanz zu Fuß.
17. Schreiben Sie den Kollegen im Gebäude keine E-Mails – suchen Sie sie in ihren Büros auf.
18. Fahren Sie nicht mit dem Golfmobil, wenn Sie Golf spielen.
19. Führen Sie Ihren Hund täglich Gassi.
20. Nehmen Sie die Treppe, anstatt mit dem Aufzug zu fahren.
21. Betreiben Sie Springschnurspringen, Seilspringen über zwei Seile, Hula-Hoop oder spielen Sie mit Ihren Kindern an der Konsole (z. B. Wii Balance Board).
22. Gehen Sie während einer Konferenzschaltung auf und ab.

23. Singen Sie oder spielen Sie ein Musikinstrument.
24. Legen Sie Ihr Lieblingslied auf und tanzen Sie, so viel Sie können!
25. Haben Sie häufig Sex, denn im Zeitraum von dreißig Minuten verlieren Sie 200 Kalorien … keine schlechte Alternative zum Fitnesscenter!

Der Übergang von körperlicher Aktivität zu besserer Fitness

Wenn Sie körperlich aktiver werden, gehen Sie mit der Zeit zu Stärkung des Herzens und verstärktem Krafttraining über. Aktivitäten wie schnelles Gehen, Schwimmen, Radfahren, Jogging, Zumba oder andere aerobe Übungen sind ideal. Das regt die Durchblutung an, vermindert den Blutdruck und den Cholesterinspiegel und erlaubt dem Körper, den Blutzucker besser zu verwerten. Zusätzlich sollten Sie die großen Muskelpartien aktivieren, indem Sie Krafttraining machen. Fühlen Sie sich nicht überfordert bei dem Gedanken, dass Sie Gewichte stemmen und Krafttraining machen müssen. Sie können auch magere Muskeln aufbauen, ohne Gewichte zu heben, während Sie ein besseres Gleichgewicht sowie Knochen- und Gelenkstärke erlangen. Es gibt einige sehr einfache Möglichkeiten, die Muskeln zu aktivieren und zu stärken, die Sie auch alleine zu Hause praktizieren können. Ich persönlich ziehe Bikram Yoga vor, weil es die Muskeln streckt und stärkt, die Durchblutung und die Blutzirkulation erhöht, was es zu einem kompletten Trainingsprogramm macht.

Wenn Sie körperlich aktiver geworden sind, sollten Sie auch Krafttraining in Ihre Routine einbauen, da es der Schlüssel zum Aufbau von Muskeln und zum Abbau von Fett ist. Beim Krafttraining arbeiten Sie mit freien Gewichten, Kraftmaschinen oder mit dem eigenen Körpergewicht, um Muskelmasse und Kraft aufzubauen. Beginnen Sie in kleinen Schritten, wenden Sie zunächst fünf Minuten zur Reizung Ihrer Muskeln auf, um die Muskelmasse beizubehalten. Da Muskeln mehr Kalorien verbrennen als Fett, ist es sehr wichtig, so viel Muskelmasse wie möglich zu erhalten. Um tatsächlich Muskeln aufzubauen, können Sie auch Gewichttraining machen. Wenn Sie aber keine Gewichte stemmen oder Bodybuilding machen wollen, erreichen Sie Spannkraft und Schlankheit der Muskeln durch die tägliche Reizung der Muskeln mit dem eigenen Körpergewicht.

Schon fünf Minuten tägliche Reizung der Muskeln am Morgen erinnert das Gehirn daran, dass Sie Ihre Muskeln brauchen, und veranlassen es, Fett zu verbrennen. Kurze Muskelreizung führt zu mehr Spannkraft der Muskulatur und verhindert Muskelschwund.

Jeden Tag sollten Sie sich Zeit nehmen, die folgenden kleinen Muskelübungen durchzuführen, um Ihre Muskeln zu aktivieren und zu stärken:

- Sit-ups
- Liegestütze
- Ausfallschritte mit Beinbeugen
- Stehendes Wadenheben
- Armheben vorwärts und seitwärts mit Kurzhanteln sowie Kniebeugen

Setzen Sie sich in Bewegung und bringen Sie Ihr Herz zum Pumpen, indem Sie schnelle, vergnügliche und leichte Dinge tun, sodass »Training« ein selbstverständlicher Teil Ihres Alltags wird. Training ist keine Sache, die Sie an einem bestimmten Ort tun müssen. Sie sollten auch den ganzen Tag über »trainieren«, um Ihren Stoffwechsel in Trab zu halten.

Vergessen Sie den Ausspruch »Ohne Fleiß kein Preis«. Das ist falsch. Leichte, natürliche Bewegungen wie Gehen haben beachtliche positive Auswirkungen, da sie die Muskeln erhalten, den Herzrhythmus steigern und den ganzen Tag über den Stoffwechsel in Bewegung halten.

Warum Vibrationstraining effektiv für Gewichtsverlust ist

Sie haben noch nicht davon gehört? Ganzkörpervibration (GKV) ist die Übung der Zukunft und wird vielleicht bald so weit verbreitet sein wie das Laufband. Die GKV-Maschine hat eine vibrierende Platte, auf der Sie zehn bis fünfzehn Minuten stehen, was schnelle Muskelkontraktionen hervorruft, die Kalorien verbrennen und eine Stärkung der Muskeln zur Folge haben, für die Sie im Fitnesscenter eine Stunde lang trainieren müssten. Bei der GKV schwitzen Sie nicht und fühlen sich nicht unwohl, sondern fühlen sich verjüngt, ruhiger und schlanker.

Viele aktive Sportler, Olympiaathleten und Hollywoodstars benutzen GKV, um Gewicht zu verlieren, Muskeltonus und Knochendichte aufzubauen sowie Rückenschmerzen und Arthritis zu lindern, den Blutkreislauf zu stärken und den Stoffwechsel zu beschleunigen. Als Frau ist es besonders vorteilhaft zur Verbrennung von Fett und Cellulite an Oberschenkeln, Bauch und Gesäß.

Die Anregung durch Ganzkörpervibration bringt schnelle und phänomenale Resultate. GKV bringt die Muskeln in eine Lage, in der sie sich fortwährend in schnellem Rhythmus dehnen und kontrahieren müssen, ungefähr fünfundzwanzig bis fünfzig Mal pro Sekunde, was zu ihrer Stärkung führt. Diese Kontraktionen pumpen zusätzlichen Sauerstoff in die Zellen, was zu schneller Heilung und Regenerierung führt. Beachten Sie jedoch, dass maximale Fettverbrennung und maximaler Gewichtsverlust durch GKV nur erreichbar sind, wenn sie mit angemessener Ernährung verbunden sind.

Die von einer Vibrationsplatte ausgelösten Muskelkontraktionen bauen wahrscheinlich nicht so viel Muskelmasse auf wie ein Krafttraining, aber sie sind sehr effektiv, um Muskeltonus und Kraft zu erhalten.

Die Ergebnisse einer Studie, die vor einigen Jahren durchgeführt wurde, schockte die internationale medizinische Fachwelt. Sie zeigte, dass Vibrationstraining viermal effektiver ist, um abzunehmen, als traditionelles Training in Fitnesscentern. Darüber hinaus konnte die Gruppe, die GKV einsetzte, das Gewicht sechs Monate lang nach Beendigung des Trainings mit der Vibrationsmaschine halten. Diejenigen, die nur auf Diät waren oder Diät mit traditionellem Training verbanden, legten das Gewicht plus einige zusätzliche Kilos wieder zu.

Es gibt zwei Haupttypen von GKV-Maschinen, diejenigen, bei denen die Vibration in einer kolbenartigen Bewegung auf und ab geht (linear), während andere von einer Seite zur anderen vibrieren, wie bei einer schwingenden Wippe (Achsenbewegung). Ich habe beide versucht und bevorzuge die

Achsenmaschine. Beide Maschinentypen sind nachweisbar effektiv, aber testen Sie ruhig beide, bevor Sie Ihr GKV-Training beginnen. Sie können auch bestimmte Muskelgruppen ansprechen, indem Sie die Position auf der Vibrationsmaschine verändern, um noch schnelleren Muskelaufbau zu erreichen. Vibrationsmaschinen sind bei Stars und Topathleten, deren Lebensunterhalt von ihrer guten körperlichen Verfassung abhängt, sehr in Mode.

Zusammenfassung der Phase Bewegung (Phase 3)

Es folgt eine kurze Zusammenfassung dessen, was Sie in dieser Phase tun müssen, um körperlich aktiv zu werden und eine bessere körperliche Verfassung zu erreichen.

- *Werden Sie sich der häufigsten Ausreden bewusst, die Sie verwenden, um sich nicht zu bewegen.* Die wichtigsten vier Ausreden, warum Menschen körperlich nicht aktiver sind, werden in diesem Kapitel vorgestellt. Achten Sie darauf, ob irgendeine dieser Ausreden auf Sie zutrifft, und wenn das so ist, versuchen Sie darüber hinwegzukommen.
- *Messen Sie Ihren augenblicklichen körperlichen Zustand.* Um zu sehen, wie viel Sie sich zurzeit bewegen, kaufen Sie einen Schrittzähler, um die Schritte zu zählen, die Sie an einem Tag machen. Wenn Sie keinen Schrittzähler haben, achten Sie einfach darauf, wie viel Sie sich im Laufe des Tages bewegen. Ihr Ziel ist es, sich jeden Tag mehr zu bewegen, damit Sie Woche für Woche aktiver werden.
- *Wählen Sie zumindest fünf Möglichkeiten, um sich in Bewegung zu setzen.* Wählen Sie von der Liste der fünfundzwanzig leichten Methoden aus, die Ihnen Wege zeigt, wie Sie sich einfach in Bewegung setzen können, ohne ins Fitnesscenter zu gehen – oder werden Sie selbst kreativ. Bauen Sie Ihre Möglichkeiten noch heute in den Alltag ein.

- *Entgiften Sie Ihren Körper, indem Sie weiterhin reine und ausgewogene Ernährung sowie Nahrungsergänzungsmittel zu sich nehmen.* Alle gesundheitsfördernden Aktivitäten, die wir in den Phasen 1 und 2 beschrieben haben, sollten auch in Phase 3 fortgesetzt werden.

Schlussbemerkung

Ich will Sie dazu motivieren, Ihr Leben so zu leben, wie es gelebt werden sollte: aktiv, engagiert und präsent. Kommen Sie hinter dem Ofen hervor, stellen Sie sich auf Ihre eigenen Beine und leben Sie Ihr Leben. Da der Großteil Ihrer Gewichts- und Gesundheitsprobleme durch die Umsetzung der Entgiftungsrichtlinien, der Ratschläge im Hinblick auf reine und ausgewogene Ernährung sowie der Vorschläge für körperliche Aktivität im Rahmen des DHEMM-Systems eliminiert werden können, ist es in greifbarer Nähe für Sie, optimale Gesundheit zu erlangen. Sie werden Ihren neuen Körper, Energie, Gesundheit und Wohlbefinden genießen können. Freuen Sie sich auf Ihr neues Leben. Es geht nicht nur ums Abnehmen – es ist eine Reise zu optimaler Gesundheit und Wohlbefinden. Sie werden erstaunt sein, wie sich Ihr Körper verwandelt, und sich über Ihre persönlichen Erfolgserlebnisse freuen.

Kapitel 13:

DHEMM-Erfolgsgeschichten

Wir freuen uns darüber, dass so viele Menschen Erfolg mit dem DHEMM-System hatten! Es folgen einige wenige Erfolgsgeschichten, die wir jede Woche zugesandt bekommen, von den Menschen, die Gewicht verloren und gesund wurden durch das DHEMM-System. Ihre Erfolgsgeschichten sind in ihren eigenen Worten wiedergegeben; so können Sie sehen, was auf Sie zukommt, wenn Sie das DHEMM-System anwenden. Es ist wirklich eine Erfahrung, die das ganze Leben verändert!

Die Geschichte von Angela

»Ich verlor in sieben Monaten 35 Kilogramm ganz ohne Training!«

Das DHEMM-System hat es geschafft – es rettete meine Gesundheit, mein Selbstwertgefühl und es hat dazu beigetragen, dass ich wieder besser mit meinem Mann kommunizieren kann! Nachdem ich dieses Buch gelesen hatte, hörte ich auf, die Versuche meines Mannes zu ignorieren, mit mir über mein Gewicht zu sprechen. Stellen Sie sich einen Menschen vor, der sich die Ohren zuhält und ruft: »La la la la la la!« So war es bei mir.

Aber ich schweife ab. Ich startete das DHEMM-System am 9. März 2012 – drei Tage nach der Feier meines neunzehnten Hochzeitstages. Nach der dreiwöchigen Detox-Phase/Phase 1 hatte ich 9 Kilogramm und 10 Gramm verloren. Im Oktober 2012 hatte ich bereits 35 Kilogramm abgenommen! Das Programm ist noch nicht ganz abgeschlossen, aber ich habe schon jetzt ausgiebig gefeiert. Ich trage wieder Stöckelschuhe. Ich habe einen kleineren Bauch, meine Taille existiert wieder, ich habe sichtbare Wangenknochen, ein Kinn und einen schönen, langen Hals (jetzt wieder sichtbar, weil ich nur noch ein Kinn habe).

Der Gewichtsverlust ist wirklich unglaublich, aber das Abnehmen ist nur ein Segen unter vielen Veränderungen. Ich habe mehr Energie, eine reinere Haut und eine andere Einstellung mir selbst gegenüber. Ich habe einen seeeeeeeehr weiten Weg in sehr kurzer Zeit zurückgelegt. Viele sagen, dass Dummheit ein Segen ist, und für manche mag das zutreffen. Aber meine Ignoranz machte mich fertig, ich lebte Jahre hindurch in völliger Verleugnung der Realität (das Offensichtliche missachtend und das Unabweisbare, tatsächlich Logische verneinend).

Zu meiner Konfektionsgröße: Meine Hosengröße 52/54 bezeichnete ich als meine »dicken Hosen«, sie waren gemütlich, die Blusen der Größe 58 schlossen nicht mehr richtig. Hosengröße 48 erreichte ich Ende April. Als ich das DHEMM-System im März begann, war mein Ziel, Hosengröße 48/50 an meinem vierzigsten Geburtstag im August zu erreichen. Bereits im Mai war es so weit; im Juni trug ich Größe 46. Bei der Obergröße passte ich rasch in Blazer mit Größe 50 und konnte sie zuknöpfen, nicht nur einfach zusammenziehen. Eines Tages versuchte ich im Kleidergeschäft einen Blazer mit Größe 48. Ich war völlig überrascht, als ich ihn zuknöpfen konnte. Ich war so erstaunt, dass ich weinte. Mitte Juni passte mir bereits ein Kleid in Größe 46 – von Kopf bis Fuß. Das war WEIT VOR meinem Geburtstag. Im Oktober 2012 trug ich Tops in Größe 40/42 und Hosen/Jeans/Röcke in Größe 42!

Dank dem DHEMM-System konnte ich auch mein Gesicht verschönern. Durch die Beobachtung des Körpers bei der Wiederaufnahme verschiedener Nahrungsmittel konnte ich feststellen, dass mein Gesicht, das am sensibelsten reagierte, nicht gut auf Brot, speziell mit Gluten, reagierte. Nachdem ich diese Elemente dauerhaft aus meinem Speiseplan entfernt hatte, klarte mein Gesicht auf. Juhuu!

Studium und Anwendung des DHEMM-Systems waren der Anlass für wunderbare Ereignisse. Bei unserer letzten Reise nach Myrtle Beach konnte ich tatsächlich mit meinem Mann einen Strandspaziergang machen. Wir fahren oft hin, aber normalerweise bleibe ich im Hotel und betrachte den Strand vom Balkon aus. Da ich jetzt mehr Energie habe, bin ich dazu bereit, am Strand oder auf der Uferpromenade zu gehen. Wir laufen nun viel mehr zusammen. Als ich im Juni meine Ärztin aufsuchte, umarmte sie mich, weil sie so stolz auf die Fortschritte, die mein Gesicht zeigte, und auf die starke Gewichtsabnahme war. Bei einer Geburtstagsfeier für meine Großmutter (sie wurde einundneunzig Jahre alt), tanzte ich den größten Teil des Abends mit meiner Familie. Nur vier Monate früher hätte ich nicht so lange durchhalten können. Das, was ich lernte und anwendete, hat meine Lebensqualität entscheidend verändert. Ich sehe tatsächlich jünger aus und bin sicherlich gesünder als früher!

Die Geschichte von Dotta

»Ich nahm in der dreiwöchigen Detox-Phase 9 Kilogramm ab!«

Während ich hier sitze und nicht weiß, wo ich beginnen soll, habe ich Tränen in meinen Augen. Niemand kann wissen, wie dankbar ich dafür bin, dass ich das DHEMM-System gefunden habe. Vor dem DHEMM-System diagnostizierte man leichte Arthrose in beiden Knien, wobei das rechte Knie das schlechtere war. Tag für Tag ging ich umher, als wäre ich im neunten Monat schwanger. Sicherlich wissen Sie, wie schwangere Frauen schwanken. Nun, ich war 35 Jahre alt und machte es genauso! Nicht weil ich schwanger war, sondern weil meine Knie so schmerzten, dass ich nur hinkend vorwärtskam, von einer Seite zur anderen schwankend. Oft wachte ich aufgrund der Schmerzen in meinem rechten Knie mitten in der Nacht auf. Der Schmerz war schrecklich!

Nach der ersten Woche der Detox-Phase verspürte ich keinerlei Schmerzen mehr in meinen Knien! Ja, Sie lesen richtig! Ich stellte die Veränderung nach einer einzigen Woche fest und konnte nicht glauben, wie schnell ich Resultate hatte. Der Schmerz kam nie wieder zurück! Ich danke Ihnen, JJ!

Heute, am 14. Juni 2012, ist der zwanzigste Tag der Phase D (Detox), und bis jetzt habe ich unglaubliche 9 Kilogramm abgenommen! Alleine in der ersten Woche verlor ich 6 Kilogramm! Ich habe allen Grund, begeistert zu sein! Mein Herz fließt über vor Glück, ich bin einfach verrückt vor Freude. Mein Körper dankt es mir jeden Tag, dass ich dieses wertvolle Werkzeug fand. Ich habe noch nie so viel Gewicht auf einmal verloren – weder mit irgendeiner der populären Diäten noch mit einem Trainer. Ich fühle mich darüber hinaus GROSSARTIG! Mit anderen Diätprogrammen bin ich normalerweise deprimiert, nicht aber mit dem DHEMM-System! Das DHEMM-System hat mich gelehrt, wie ich essen muss und was ich essen muss, um meinen Körper dazu zu bringen, schneller Fett zu verbrennen. Ich habe keine Lust mehr auf Süßigkeiten, inklusive früherer Lieblingsspeisen wie Eis, Schokoriegel, schlechter Kohlenhydrate (Kartoffelchips, Reis, Spaghetti und Käse) und Limos. Ich war abhängig von Zucker – aber jetzt nicht mehr! Das DHEMM-System hat mein Leben buchstäblich verändert! Ich bin über die Maßen glücklich!

Ich bin nun so energiegeladen und überhaupt nicht mehr müde! Bislang hasste ich es, von meinem Sofa aufzustehen, um etwas zu tun! Abgesehen von meinen Knieschmerzen dachte ich, dass ich faul war, weil ich mich die ganze Zeit erschöpft und müde fühlte. Dem DHEMM-System habe ich es zu verdanken, dass ich realisierte, warum ich müde war. Ich nahm die falschen Nahrungsmittel in meinen Körper auf, deshalb war er voll von Toxinen. Das Fett, in dem mein Körper gefangen war, fühlte sich an wie riesige Ziegelsteine, die mich krank machten. Ich fühlte mich nicht attraktiv, meine Selbstachtung benötigte sicherlich einen starken Schub. Wegen des DHEMM-Systems habe ich nun Lust auf Obst und Gemüse und ich finde neue, innovative Wege, Bohnen zu kochen! Ich habe eine viel höhere Selbstachtung, andere nehmen Notiz von mir. Allen ist mein Gewichtsverlust aufgefallen.

Ich will NIE WIEDER zu meinen alten Essgewohnheiten zurückkehren; ich fühle mich zu gut, um wieder dorthin zurückzugehen! Ich gehe nun mit erhobenem Kopf und zielgerichtet – ohne Schwanken! Ich gehe, als wäre ich TATSÄCHLICH die sexyeste Frau auf der Welt. Nicht genug damit, ich bekomme jeden Tag Komplimente. Es geht nur darum, sich gesund zu fühlen. Ich verdiene es, gesund zu sein, und mit dem DHEMM-System komme ich meinem Ziel jeden Tag näher!

Als ich mit dem DHEMM-System begann, trug ich Größe 56. JETZT passt mir Größe 52 und ich habe auch Größe 50 in meinem Schrank! Ich trage nun Hosen, die ich zum letzten Mal vor zwei Sommern trug! Und das ist UNBEZAHLBAR!!! Ich danke Ihnen so sehr, JJ Smith! Ich danke Gott für Sie an jedem Tag! Gott segne Sie!

Die Geschichte von Alicia

»Ich nahm über 22 Kilo ab und mein Cholesterinspiegel fiel um 50 Punkte!«

Zunächst will ich sagen: Ich danke Gott für JJ Smith und dieses Buch! Ich erfuhr über das Radio vom DHEMM-System und spontan haben meine Freundin und ich entschieden, dass wir das machen wollen. Wir kauften das Buch noch am selben Tag. Ich wollte abnehmen, weil ich 127 Kilogramm wog und Schmerzen und Schwellungen am linken Knie hatte. Ich hatte gerade vom Arzt erfahren, dass mein Cholesterin zu hoch war und dass ich Medikamente nehmen musste, um es zu senken. Da ich keine Medizin nehmen wollte, fragte ich ihn, ob ich eine Diät und Training versuchen könnte, bevor er mir das Medikament verschrieb.

So begann im Februar 2012 meine Reise. Ich las Ihr Buch in nur einer Nacht und begann sofort mit dem gesunden Essen. Ich muss zugeben, dass ich nicht das volle Detox-Programm machte, sondern zunächst nur Stärke, Reis, Kartoffeln, Pasta und Zucker eliminierte. Im ersten Monat verlor ich 9 Kilogramm. In drei Monaten fiel mein Cholesterinspiegel um 50 Punkte. Meine Gürtellinie verringerte sich um 13 Zentimeter. Im August 2012 hatte ich 104 Kilogramm und war um 23 Kilo leichter als zuvor. Ich liebe es, wenn JJ erklärt, wie das Essen der falschen Nahrungsmittel uns übergewichtig macht und wie es unseren Stoffwechsel beeinflusst. Es war auch gut zu wissen, dass sich der Stoffwechsel in einem bestimmten Lebensalter verlangsamt, und dass erklärt wurde, wie wir unseren Stoffwechsel anregen können.

Ich dachte, das gesunde Essen würde eine große Herausforderung für mich werden, da ich gebackenes Huhn liebe. Davor machte ich mir jeden Sonntagmorgen Röstkartoffeln mit Speck oder Würstchen und drei Spiegeleier. Aber ich muss zugeben, dass das überhaupt keine Herausforderung war. Tatsächlich machte es Spaß, aufregende neue, gesunde Speisen für mich und meinen Mann auszuwählen. Ich kann Ihnen gar nicht beschreiben, wie groß der Unterschied ist, den ich fühle. Ich bin voller Energie und fühle mich großartig, wenn ich am Morgen aus dem Bett komme. Mein Mann und ich haben viel mehr Spaß miteinander, und ich kann Ihnen gar nicht beschreiben, wie gut das für unsere Beziehung war. Ich habe überhaupt keine Knieschmerzen und Knieschwellungen mehr. Ich gehe heute mehr als drei Kilometer mit Leichtigkeit. JJ, ich kann nur sagen: DANKE, DANKE, DANKE! Möge Gott Sie weiter segnen und inspirieren, noch mehr Frauen zu diesem System zu ermutigen. Sie waren eine wirkliche Ermutigung für mich, und ich freue mich darauf vor, die nächsten 13 Kilogramm zu verlieren. Meine Definition für DEM – Daily Energy to Move!

Die Geschichte von Bruce

»Nach drei Wochen beginne ich endlich meine Bauchmuskeln zu sehen!«

Lassen Sie mich zunächst ein »DANKE, JJ« sagen für das Schreiben dieses großartigen Buches. Es hat wirklich mein Leben verändert und war eine große Erfahrung. Vor dem DHEMM-System ging ich drei bis vier Mal die Woche ins Fitnesscenter für jeweils eine Stunde, machte dreißig Minuten Ausdauertraining und dreißig Minuten Krafttraining. Nichtsdestotrotz wog ich 115 Kilogramm. Ich baute Muskeln auf, verlor aber nicht viel Gewicht. Mit dem DHEMM-System und ohne Fitnesscenter bin ich nun auf 103 Kilogramm. Was auch immer ich im Fitnesscenter anstellte, ich legte Muskelmasse zu, behielt aber meinen Bauch (den Muffin-Muskel, wie ich es nannte). Nach der dreiwöchigen Detox-Phase begann ich meine Bauchmuskeln zu sehen, das erste Mal seit meinem Tagen im Footballteam an der Universität.

Es funktioniert so gut, dass ich die Detox-Phase auf fünf Wochen verlängert habe. Wirklich, ich fühle mich, als wäre ich immer noch voll Schlacke. In den nächsten zwei Wochen werde ich Jogging in meinem Schwitzanzug beginnen und hoffentlich überleben, aber ich bin wirklich bereit, die nächste Hürde zu nehmen. Ich glaube wirklich an JJ und ihr Produkt und bin neugierig, was mich als Nächstes erwartet!

Die Geschichte von Carrie

»Ich nahm in drei Monaten 20 Kilogramm ab, ohne zu trainieren!«

Ich teile gerne meine Begeisterung für das DHEMM-System. Am liebsten würde ich auf die Straße laufen und laut HURRA schreien! Ich begann das DHEMM-System vor drei Monaten, und im Augenblick bin ich 20 Kilogramm leichter. Ich kann es gar nicht glauben, dass ich mit dem DHEMM-System 20 Kilogramm abgenommen habe. Mein Körper verwandelt sich immer mehr in eine Fettverbrennungsmaschine, ich verliere mit diesem System wöchentlich eineinhalb bis zwei Kilos OHNE KÖRPERLICHES TRAINING! Allein in den ersten beiden Wochen, in der Detox-Phase, nahm ich 6 Kilogramm ab. Ich muss eines klarstellen: Es ist wichtig, auch in der Detox-Phase zu essen, aber eben die Lebensmittel, die dem Körper helfen, gesund zu werden und Fett zu verbrennen!

Ich bin wirklich überrascht, dass ich ohne Training 20 Kilogramm verloren habe. Jeder weiß, dass man eigentlich Sport machen sollte, aber manchmal ist man einfach zu schwerfällig oder zu erschöpft, um überhaupt erst damit zu beginnen. Es belastete meine Knie und meine Gelenke zu sehr, aber ab der kommenden Woche werde ich mein Laufband in Gang setzen, das ich jahrelang als Kleiderständer benützte. HURRA!

Dieses Buch ist wirklich wunderbar! Ich glaube, mein Lieblingsabschnitt ist jener über die zwölf Methoden, den Körper zu entgiften. Es sind fantastische Detox-Methoden, die ich nicht kannte. Ich lernte die Bürstenmassage kennen, die dabei half, die tiefe Cellulite zu glätten, die ich auf der

Oberschenkelrückseite hatte. Dieses Buch enthält unzählige Geheimtipps, um besser auszusehen und sich danach zu fühlen.

Das Beste ist: Meine Kolleginnen sprechen mich darauf an und sagen mir, wie toll ich aussehe, und ich sage ihnen, sie sollen sich dieses Buch kaufen – es ist EINE OFFENBARUNG! Eine von ihnen hat Diabetes, also zeigte ich ihr das Kapitel über Insulin, und sie war sofort überzeugt davon, dass sie dieses Buch auch braucht. Sechs meiner Kolleginnen werden nun die dreiwöchige Detox-Phase gemeinsam beginnen. Auch ich werde die Phase gemeinsam mit ihnen nochmals durchmachen, einfach weil ich den gesunden Lebensstil liebe, für den dieses Buch steht! Ich liebe dieses Buch … und lege es allen ans Herz!

Die Geschichte von Jennifer

»Ich nahm in der dreiwöchigen Detox-Phase 7 Kilogramm ab!«

Einleitend lassen Sie mich sagen, dass das DHEMM-System funktioniert und dass es Sinn macht! Ich hatte viele Aha-Erlebnisse beim Lesen dieses Buches! JJ ist unglaublich, sie ist einfach eine fantastische Mentorin und Motivatorin! Ich habe gerade meine dreiwöchige Detox-Phase abgeschlossen. In der ersten Woche verlor ich 2 Kilogramm. Ich erinnere mich, dass mein Freund zu mir sagte, dass mein Gesicht dünner wird und dass ich eine andere Ausstrahlung habe. Das motivierte mich sehr! Ich muss Ihnen sagen, dass diese erste Woche hart für mich war. Dieser Heißhunger nach Zucker, der mich packte, war kaum auszuhalten! Wenn ich nahe daran war nachzugeben, dann schnappte ich mir stattdessen ein Stück Obst, und der Heißhunger ging vorüber. Nach der zweiten Woche hatte ich weitere 3 Kilo verloren und war ziemlich verblüfft, denn mein Heißhunger war weg, stattdessen hatte ich Appetit auf Obst und Salate. Ich erinnere mich, dass ich mit einer Freundin mittagessen ging, sie aß einen fettigen Burger, Pommes frites und trank dazu eine Limo. Es störte mich nicht im Geringsten. Ich hatte meinen üppigen leckeren Salat und fühlte mich wohl. Ich konnte es gar nicht glauben!! Nach Woche drei hatte ich die nächsten 2 Kilogramm abgenommen! Der gesamte Gewichtsverlust der Detox-Phase betrug also 7 Kilogramm!

Ich kann Ihnen sagen, dass mein Selbstvertrauen zurückkehrte und weiter wächst! Ich feiere kleine Erfolge wie die Tatsache, dass meine Jeans nun lockerer sitzen und ich meine Beine bequem übereinanderschlagen kann. Ich kann nun einen meiner Lieblingsmäntel zuknöpfen. Ich kann das Badetuch um meinen Körper wickeln. Das Wichtigste aber ist: Ich habe Asthma, und manchmal muss ich mich nun extra daran erinnern, mein Medikament zu nehmen, weil ich viel besser atmen kann! Ich schlafe besser und tiefer! Die positiven Auswirkungen dieses Programms sind einfach unglaublich! Das sind die unmittelbaren Erfolge nach Ende der dreiwöchigen Detox-Phase. Ich kann nicht sagen, dass es einfach war. Das war die erste Woche ganz bestimmt NICHT. Tatsache ist, dass eine der schwierigsten Dinge in meinem Leben war, mit den Abhängigkeiten zu brechen, aber es funktioniert, wenn man dabeibleibt, und dann geht es einfacher. Man beginnt zu realisieren, dass man genügend Kraft hat, sich aus dem Sumpf zu ziehen!

Das DHEMM-System hat mein Leben verändert. Obwohl ich mein überflüssiges Gewicht loswerden will (und ich werde), ist das nicht die Hauptsache. Es geht mir nicht mehr um eine schnelle Reparatur, vielmehr geht es um Entwicklung und eine vollständige Veränderung – die meine Beziehung zum Essen auf völlig neue Beine stellt! Ich hatte keine Ahnung, was gesundes Essen wirklich bedeutet, bis ich dieses Buch las, obwohl ich selbst einen Heilberuf ausübe! Dieses Buch lehrt Sie, worauf Sie achten müssen und wie Sie die richtige Wahl treffen. Ich bin zum Etikettenleser geworden und achte jetzt auf alles, was ich meinem Körper gebe. Was ich besonders daran schätze, ist: Das System ist keine Diät. DHEMM steht für die Änderung des Lebensstils. In der Tat wiederhole ich jetzt die dreiwöchige Phase des DHEMM-Systems, weil ich begeistert von den Resultaten bin und vom Gefühl, das ich dabei hatte. Es funktioniert, wenn Sie dabeibleiben. Halten Sie sich daran – Sie haben andernfalls alles zu verlieren! Ich jedenfalls fühle mich nun wieder sexy.

Die Geschichte von Todd

»Das DHEMM-System schenkte mir den Waschbrettbauch, den ich immer haben wollte!«

Dieses Buch ließ mich die Erfahrung machen, wie gut ich mich fühle, wenn ich schlechte Ernährung vom Speiseplan streiche, wie es in der Detox-Phase geschieht. Ich bin jetzt aufmerksamer, fühle mich geistig wacher und habe nicht mehr die Stimmungsschwankungen, die ich normalerweise hatte. Ich hatte nie den Eindruck, dass ich »wirklich« Übergewicht habe, aber ich bin jetzt 44 Jahre alt und wie die meisten Männer träumte ich immer davon, einen Waschbrettbauch zu haben. Mein ganzes Leben lang hatte ich immer wieder Phasen, in denen ich trainierte, aber den Waschbrettbauch konnte ich nie verwirklichen, bis ich das DHEMM-System entdeckte. Ich nahm in drei Wochen 6 Kilogramm ab. Nun sehe ich mir meinen Bauch ständig an und fotografiere ihn auch. Meine Bauchmuskeln sehen besser aus als im Alter von 21 Jahren!

Die Geschichte von Whitley

»Ich nahm in drei Wochen 8 Kilogramm ab, obwohl ich essen durfte!«

Ich kaufte dieses Buch und las es an einem einzigen Tag. Zunächst möchte ich anmerken, dass ich so ziemlich jede populäre Diät auf dieser Welt studiert habe, dass ich aber niemals gelernt habe, warum ich mein ganzes bisheriges Leben über so dick war. Dieses Buch ist wirklich WUNDERBAR. Aber ich will gar nicht vom Abnehmen schreiben, obwohl ich vor Freude wahre Luftsprünge vollführe. Die Menschen müssen verstehen, dass sich für mich erstmals etwas Wesentliches veränderte, etwas, das KEIN anderes Diätbuch bisher schaffte. Ich änderte meinen Lebensstil. Ich habe kein Verlangen nach ungesundem Essen, weil ich es einfach nicht mehr will. Ich habe tatsächlich Lust auf Salate, frisches Obst, Nüsse und Kerne. Meine

Einstellung hat sich geändert, mein Appetit hat sich verändert, und mein Körper ist dankbar dafür.

Das Buch beginnt mit einer einundzwanzig Tage langen Detox-Phase ohne ungesunde Nahrung, mit Entgiftung und mit Dickdarmreinigung. Das war die Phase, in der ich meinen Appetit und meine Essgewohnheiten umstellte. Die Detox-Phase war leicht für mich, weil ich zu essen bekam … so viel ich wollte. Es war aber ganz andere Kost als das Essen, das ich sonst zu mir nahm. Mit Hilfe des Buches verstand ich, dass ich zuckerabhängig war. Ich war abhängig von Limos, Süßigkeiten, Kuchen und Energydrinks. Deshalb nahm ich nach meinen Diäten jedes Mal wieder zu; ich brach niemals wirklich mit meinen Abhängigkeiten und kehrte immer zur ungesunden Kost zurück. Nach der dreiwöchigen Detox-Phase war ich sehr glücklich, als ich 8 Kilogramm abgenommen hatte.

Es gibt viele Diäten, mit denen du Gewicht verlieren kannst, doch das Geheimnis ist, wie man das Gewicht hält. Im Gegensatz zu allen anderen Diäten, die ich versuchte, fühle ich mich so gut wie schon zwanzig Jahre nicht mehr. Ich bin 49 Jahre alt, ständig müde, erschöpft, unglücklich, mit stumpfer Haut und mattem Haar. Doch jetzt sagen mir meine Kollegen, wie gut ich aussehe. Sie machen mir Komplimente, weil ich schlanker und viel jünger aussehe. Das Wesentliche ist aber, dass ich mich durch dieses Buch buchstäblich zwanzig Jahre jünger fühle. Ich LIEBE es einfach, wie ich mich fühle, und das erste Mal seit langer, langer Zeit kann ich es GAR NICHT ERWARTEN, dass der Sommer kommt. Wann ist es endlich so weit?

Die Geschichte von Carolyn

»Das DHEMM-System ist klar, knapp und macht viel Sinn!«

Das System von JJ für Entgiftung, Essen und Bewegung ist leicht verständlich und enthält klare Anweisungen. Die schwierigste Phase ist, wie sie selbst sagt, die dreiwöchige Detox-Phase, in der man den Körper durch die Vermeidung von bestimmter Nahrung und andere Detox-Methoden, wie die Reinigung des Verdauungstraktes und das Trinken von grünen

Smoothies, entgiftet und säubert. In dieser Phase spült man Toxine aus, die Gewichtszunahme verursachen, und programmiert die Geschmacksnerven auf gesündere Essgewohnheiten um.

Als Frau schätzte ich besonders die Informationen, die nur für Frauen bestimmt waren, etwa wie wir Gewichtszunahme in der Menopause verhindern können. Beispielsweise die Tipps, um Cellulite und Bauchfett loszuwerden und andere Themen, mit denen Frauen kämpfen.

Am meisten schätze ich an diesem Buch, dass ich zwar schon immer Informationen über gesunde Ernährung, Entgiftung und Abnehmen an verschiedenen Stellen bekommen hatte, dass ich jedoch niemals ALLES zusammengefasst in einem Buch finden konnte. JJ legt mit ihrem leicht zu folgenden DHEMM-System alle Fakten auf den Tisch. Es gibt so viele Speisen und Nahrungsergänzungsmittel, die sie vorstellt, und bislang schleppe ich immer das ganze Buch mit mir herum, wenn ich einkaufen gehe. Das Buch ist voll von großartigen Anregungen OHNE Kalorienzählen (das sinnlos ist, wie JJ sagt), abgepacktes Essen oder extremes Training … es handelt sich einfach um großartige, umsetzbare Informationen!

Die Geschichte von Megan

»Dieses Buch ist die Bibel für gesundes Leben!«

Ich muss gestehen, dass dieses Buch mein Leben verändert hat! O MEIN GOTT! Ich wollte abnehmen, als ich das Buch kaufte, und das tat ich auch. Das Buch wurde tatsächlich meine Bibel für gesunde Ernährung. NIEMALS zuvor hatte ich so viel über meinen Körper und meine Gesundheit gelernt! Das Buch hat meine Essgewohnheiten völlig verändert, und die Entgiftung ließ meine Akne, meine Verdauungsstörungen und meine Aufgedunsenheit verschwinden. Ich kämpfte sehr mit diesen Problemen, jetzt jedoch fühle ich mich großartig!

Ich mache das DHEMM-System nun zwei Monate, habe 10 Kilogramm abgenommen und ordentlich an Bauchumfang verloren. Ich habe bald Geburtstag und weiß schon jetzt, dass es mir an meinem 40. Geburtstag gut gehen wird! Es fühlt sich großartig an, SO GUT AUSZUSEHEN! WAHNSINN! Es ist erstaunlich, wie viel Gewicht und wie viel Bauchfett ich verlor, ohne zu trainieren. Ich bin wirklich sehr glücklich darüber.

Zuletzt möchte ich noch auf das wirklich großartige Kapitel »Selbstvertrauen tanken mit einem neuen Körper und einem neuen Ich« hinweisen. Es war so bewegend zu lesen, dass die Selbstliebe der Schlüssel zur Erhaltung der Gesundheit und des Idealgewichtes ist. Ein starkes, ein sehr starkes Kapitel … das alleine war schon den Kauf des Buches wert!

ICH KANN DAS BUCH NUR WÄRMSTENS EMPFEHLEN. Ich kaufte bereits fünf Exemplare für meine Mutter und schenkte es meinen Freundinnen. Alle, die ich kenne und liebe, MÜSSEN dieses Buch einfach haben!

Die Geschichte von Laura

»Als Fitnesstrainer empfehle ich dieses Buch allen meinen Kunden!«

Als privater Fitnesstrainer wäre es mir lieber gewesen, wenn mir dieses Buch nicht gefallen hätte. Aber die Wahrheit ist, dass es wirklich gut ist. Das Buch rät von »Diäten« ab und gibt stattdessen großartige Ratschläge für gesundes und cleveres Essen. Das gefiel mir UNHEIMLICH!

Das Buch lehrt ein bestimmtes System (Entgiftung, Essen, Bewegung), und es trifft die Sache auf den Punkt; speziell im »Bewegungs«-Teil erklärt es Methoden, wie man körperlich aktiv sein kann. Das Buch sagt, dass man auch ohne striktes Trainingsprogramm Erfolg haben kann, gleichzeitig ermuntert es jedoch alle Menschen, körperlich aktiver zu werden. Wenn das Buch von Übungen völlig abgeraten hätte, dann wäre ich sicherlich nicht so begeistert. Tatsächlich ist es das umfassendste Buch über Abnehmen, das ich jemals gelesen habe. Es gibt keine einzige Frage, die man über Gewichtsverlust stellen könnte, die nicht beantwortet wird. Ich habe begonnen, auch meine Kunden mit dem DHEMM-System zu trainieren. Die Tipps, die Sie in diesem Buch bekommen, werden Ihnen GANZ SICHER helfen, dünner UND gesünder zu werden. Ich bin ein GROSSER Fan von JJ Smith und diesem Buch!

Die Geschichte von Marcia

»Ich nahm in weniger als fünf Wochen 8 Kilogramm ab, obwohl ich gar nicht trainierte!«

Das DHEMM-System ist ERSTAUNLICH! Ich startete das System am 30. April und war mehr als skeptisch, denn ich habe schon sehr viel versucht, um abzunehmen, konnte mein Ziel aber nie erreichen. Ich würde JJ gerne persönlich treffen, um ihr zu danken und um ihr um den Hals zu fallen. Sie hat mir zu einem neuen Leben verholfen. Das ist keine DIÄT, das ist ein neuer Lebensstil, mit dem du auf dich und deinen Körper achtgibst.

In weniger als fünf Wochen nahm ich mit dem DHEMM-System 8 Kilogramm ab und trainierte überhaupt nicht. Normalerweise fahre ich auf meinem Standrad und habe auch noch andere Trainingsgeräte, aber in diesen fünf Wochen verwendete ich diese überhaupt nicht. Ich bin mir auch sicher, dass ich ein paar Zentimeter dünner geworden bin, weil mir nun alles viel besser passt. Ich werde nun weiter mit dem Standrad fahren und Bauchpressen machen, um zu sehen, ob ich noch mehr Gewicht verlieren kann.

Ich werde im September heiraten und will für meinen Verlobten außergewöhnlich schön sein. Ursprünglich begann ich das Programm wegen meiner Hochzeit, aber jetzt glaube ich, dass ich niemals wieder die alten Essgewohnheiten aufnehmen werde. Das DHEMM-System von JJ Smith ist der einzige Weg, wie Sie Ihr Leben gesund und natürlich leben können! JJ, ich danke Ihnen aus tiefstem Herzen!

Die Geschichte von Tennille

»Ich nahm in sechs Tagen 3 Kilogramm ab und stellte fest, dass ich eine schmalere Taille habe!«

Ich danke Ihnen so sehr, dass Sie Ihr Wissen mit uns teilten! Ich habe Ihr wundervolles Buch gerade fertig gelesen (ich habe meiner Mutter und zwei

Freundinnen ebenfalls Exemplare geschickt) und Tag acht der Detox-Phase absolviert. Ich kann es gar nicht glauben, dass ich acht Tage ohne Zucker aushielt und mich noch dazu großartig fühle! Ich bin begeistert! Ich hatte ganz sicher toxische Überbelastung, als ich das Programm begann, und baute die leberfreundliche Ernährung ein, die Sie im Buch erwähnen. Meine Taille ist bereits schmaler geworden. In den ersten sechs Tagen nahm ich bereits 3 Kilogramm ab!

Ihr Wissen trifft den richtigen Punkt und macht viel Sinn. Ich arbeite im Gesundheitssystem und kann Ihnen nur recht geben, wenn Sie sagen, dass viele Krankheiten auf schlechte Essgewohnheiten zurückzuführen sind, aber leider dann oft mit Medikamenten »behandelt« werden. Anstatt den Körper zu entgiften und ihm in der Folge die gesunde, natürliche Ernährung zu geben, nach der er verlangt. Ihr Buch kann ganz sicher ein Leben verändern, ich bin schon neugierig auf die Fortsetzung und auf die positive Reaktion meines Körpers. Ich war beispielsweise jahrelang abhängig von Koffein. Ich stelle fest, dass ich nach jedem »grünen Drink« am Morgen einen richtigen Energieschub bekomme und über eine mentale Schärfe verfüge, die stundenlang anhält! Danke, dass Sie Ihr Wissen mit uns teilen. Sie hätten das alles für sich behalten können, doch haben sich dafür entschieden, es weiterzugeben! Ich danke für Ihr segensreiches Wirken!

Die Geschichte von Cheri

»Meine Akne geht zurück und ich habe eine glänzende, weiche Haut!«

Zunächst möchte ich Ihnen für Ihr Buch danken. Ich bin absolut begeistert davon! Ich bin eine begeisterte Leserin und viele Bücher, die ich liebe, empfehle ich anderen Menschen, weil ich der Ansicht bin, dass sie informativ oder reizvoll sind. Aber es ist selten, dass ich ein Buch entdecke, dass tatsächlich Resultate hervorbringt.

Ich bin unendlich dankbar, weil Sie durch Ihre Einsicht und Ihr Wissen, die Sie durch Ihre Bücher mit der Öffentlichkeit teilten, erreicht haben, was Ärzte und Dermatologen nicht zustande brachten! Ich gebe nicht nur mehr acht auf meine Gesundheit, zum ersten Mal bekomme ich Selbstbewusstsein und finde neue Freude an meinem Leben, meinem Körper und meinem Gesicht – mit nichts in der Welt würde ich dieses Erlebnis tauschen.

Mehr als zwanzig Jahre kämpfte ich mit Akne, versuchte zahlreiche Produkte, alle waren enttäuschend. Nun geht meine Akne zurück, ich habe eine weiche, glänzende Haut, und auch die anderen Menschen geben mir ein positives Feedback, anstatt verlegen wegzusehen.

Teil IV:

Ausschließlich Frauensache

Die Forschung hat bestätigt, dass es für Frauen schwieriger als für Männer ist, Gewicht zu verlieren, weil der Körper der Frauen einfach besser Fett speichern kann. Deshalb müssen Frauen dem Verlust von Körperfett und richtigem Gewichtsmanagement bei weitem mehr Aufmerksamkeit zukommen lassen. Das DHEMM-System hilft Ihnen, einige entscheidende Veränderungen im Speiseplan und im Lebensstil vorzunehmen, um ein schlankes, sexy und gesundes Ich zu entwickeln!

In diesem Abschnitt werden wir einige natürliche Möglichkeiten erforschen, Ihr schönes, jugendliches und dynamisches Selbst zu entdecken. Wir werden Themen behandeln, die nur Frauen betreffen, wie die Gewichtszunahme während der Menopause und alternde Haut. Darüber hinaus bieten wir Ihnen interessante Methoden an, fit und sexy zu sein!

Kapitel 14:

Gesundheit, Schönheit und Lebensfreude für Frauen über vierzig

Ich glaube, dass natürliches, gesundes Essen das Geheimnis innerer und äußerer Schönheit ist. Wenn Sie natürliche, biologische Nahrung zu sich nehmen, sehen Sie einfach besser aus und fühlen sich wesentlich jünger. Wenn Sie einmal dazu übergegangen sind, so zu essen, dass Ihre Zellen sauber und gesund bleiben, dann werden Sie trotz Ihres Alters zu strahlen beginnen. Der Mensch ist dazu gemacht, vor allem Obst, Gemüse, Keime und Nüsse zu essen. Diese natürlichen, gesunden Nahrungsmittel lassen unseren Körper blühen und geben ihm alle nötigen Nährstoffe, um ihn toxinfrei zu machen und am besten aussehen zu lassen. Viele beginnen das DHEMM-System einfach, um Gewicht zu verlieren, doch schließlich stellen sie eine dramatische Verbesserung ihrer Gesundheit fest, freuen sich über erneuerte Energiereserven und den Rückgang von Leiden und Krankheiten.

Wenn Sie mit dem DHEMM-System beginnen, dann werden Sie als eines der ersten Resultate eine Veränderung Ihrer Haut feststellen. Gesundes Essen und Leben zaubert Jahre aus Ihrem Gesicht, eliminiert Falten, lässt Altersflecken verschwinden und schenkt Ihnen einen »zweiten Frühling«. Ihre Haut wird geschmeidig, Akne wird zurückgehen. Ihre Augen werden strahlen und zu funkeln beginnen. Trauerränder und Schwellungen werden verschwinden sowie die gelben Verunreinigungen im Augenweiß.

Im Körperinneren werden die Zellen ebenfalls verjüngt, was Ihre Organe besser funktionieren lässt. Das Fasten und die Reinigung der Detox-Phase sind nicht nur gut für den Gewichtsverlust, sondern weisen auch den Weg zu einer zweiten Jugend, größerer geistiger Klarheit und ausgeglichener Stimmung.

Die fünf Topmethoden, das Altern zu verlangsamen, Falten zu bekämpfen und die Haut jugendlich zu erhalten

Haben Sie festgestellt, dass Ihre Haut matt und müde aussieht? Haben Sie feine Linien und Falten festgestellt? Hat Ihr jugendlicher Glanz zu verblassen begonnen? Es gibt natürliche Wege, Ihre Haut mit den Nährstoffen zu versehen, die sie braucht, um gesünder, heller und jünger auszusehen! Die folgenden fünf Nahrungsmittel werden das Altern Ihrer Haut verlangsamen sowie die Falten und feinen Linien reduzieren.

- *Blattgemüse.* Blattgemüse wie Grünkohl, Spinat, Kohl usw. enthalten Vitamin A und Betacarotin, sie verhelfen Ihnen zu einer strahlenden und glatten Haut. Vitamin A hilft Ihrer Haut bei der Produktion von frischen Zellen und bei der Entfernung der alten, bekämpft Trockenheit und lässt Ihr Gesicht strahlend und jung aussehen.
- *Zitrusfrüchte.* Vitamin C, Hauptbestandteil von unzähligen Schönheitscremes, trägt zur Produktion von Collagen bei. Ab fünfunddreißig Jahren beginnt sich das Collagen zu verringern, Ihre Haut wird schlaffer. Zitrusfrüchte wie Orangen, Zitronen, Grapefruits und sogar Tomaten enthalten Vitamin C, was Ihnen zu einer weichen und festen/straffen Haut verhilft.
- *Beeren (besonders Heidelbeeren und Brombeeren).* Diese köstlichen Beeren lassen die Haut länger jung aussehen und bekämpfen Falten. Beeren halten viele Experten für eine der besten Quellen für Antioxidantien, die freie Radikale bekämpfen und somit verheerende Schäden an den Hautzellen verhindern können. Vor allem Heidelbeeren bekämpfen den Alterungsprozess, am besten sind

biologische, wilde Heidelbeeren. Frische oder tiefgefrorene Heidelbeeren sind auch eine gute Option.

- *Nüsse und Keime.* Diese Nahrungsmittel enthalten Vitamin E, das Ihnen eine weiche, jugendliche Haut gibt. Nehmen Sie eine größere Menge dieser gut verdaulichen Keime und Nüsse wie Mandeln, Pistazien, Walnüsse, Leinsamen, Kürbiskerne, Sesamkerne und Sonnenblumenkerne in Ihren Speiseplan auf.
- *Fisch.* Die Omega-3-Fettsäuren und das Zink in bestimmten Fischsorten und Meeresfrüchten vermindern Trockenheit und Entzündung der Haut. Viele von uns wissen, dass Fisch gesund für die Gesundheit ist – er ist das Hauptelement der sogenannten »Mittelmeerdiät«. Insbesondere Austern, Lachs und Thunfisch können Wunder an Ihrer Haut vollbringen.

Ergänzungsmittel für eine jugendliche, glänzende Haut

Sie können Ihren Speiseplan mit bestimmten Vitaminen und anderen Elementen ergänzen, die gesunde, glänzende Haare, Haut und Nägel stützen.

- *Vitamin C* ist ein natürliches Botox. Bei Frauen mit einem höheren Vitamin-C-Konsum auf ihrem Speiseplan ist die Wahrscheinlichkeit von Faltenbildung 11 Prozent niedriger.
- *Vitamin E* gibt der Haut Feuchtigkeit zurück und verlangsamt das Altern der Hautzellen. Blattgemüse und Nüsse sind gute Vitamin-E-Quellen.
- *Vitamin A* hält Falten fern. Die besten Formen von Vitamin A sind seine Ableitungen wie die Retinoide Retinol-A und das feuchtere Renova. Sie entfernen die aufliegende Schicht toter Hautzellen und generieren Collagen in der Haut. Collagen ist der strukturelle Faserstoff der Haut. Hautexperten sind selten einer Meinung, aber für die meisten sind Retonoide Wundermittel zur Rettung der Haut. Eine Retinoid-Behandlung kann auch gegen Akne, Altersflecken, Sonnenschäden und Sommersprossen helfen.

- *Niacin* (Vitamin B3) wird gegen eine Reihe von Hautproblemen verwendet, beispielsweise Akne, Entzündungen, schlaffe und fahle Haut. Regelmäßige Verwendung von Niacin hilft bei der Eindämmung dieser Leiden.
- *Omega-3-Fettsäuren* sind »gesunde Fette«, die die Funktion der Zellmembranen stützen, um Wasser und Nährstoffe in die Haut eindringen zu lassen und Toxine auszuleiten. Sie helfen auch beim Aufbau von Haut gegen Sonnenschäden.

Sie müssen nicht unbedingt alle diese Ergänzungsmittel einzeln einnehmen. Es gibt Multivitamine für gesunde Haare, Haut und Nägel, die viele dieser Elemente enthalten.

Reduzieren Sie Cellulite und schlaffe Haut

Cellulite ist die dellenförmige Ansammlung von gespeichertem Fett an den Schenkeln und am Gesäß, hervorgerufen durch ein träges Lymphgefäßsystem. Dieses ist ein sekundäres Kreislaufsystem unter der Haut, das den Körper von toxischen Substanzen, Bakterien und toten Zellen befreit. Durch die Reinigung von Leber und Lymphgefäßsystem helfen Sie dem Körper, die Fettablagerungen loszuwerden – einer der Schlüssel für das Schwinden von Cellulite.

Ein anderer Grund für Cellulite ist schwache Haut und Bindegewebe, das nicht in der Lage ist, die Fettgewebe in den Zellen zu halten. Wenn die Fettgewebe oder Fettablagerungen durch die geschwächten Bindegewebsstränge entkommen, entsteht der gekräuselte, dellenartige Effekt, der als Cellulite bekannt ist. Daher beugt die Stärkung der Haut und der Muskeln der Cellulite vor. Nahrung, die Proteine enthält, hilft bei der Festigung der Muskeln, die Fettspeicher am Platz halten, und somit den dellenartigen Effekt von Cellulite lindern.

In der Folge finden Sie einige Tipps gegen Cellulite:

- *Bürstenmassage*. Bürstenmassage verbessert die Blutzirkulation, entfernt Schichten toter Haut und regt die Zellerneuerung mit glatterer Haut an. Dieser Prozess eliminiert durch die Stimulation des Lymphgefäßsystems Toxine im Körper. (Siehe Kapitel 5 für Details, wie und wann Körpermassage durchgeführt wird.)

- *Grünen Tee trinken.* Grüner Tee verbrennt Fett sehr gut, besonders hartnäckige Bereiche wie Cellulite. Ich trinke zwei Tassen pro Tag.
- *Magere Proteine essen.* Wenn Ihrem Körper Proteine fehlen, beginnt die Gesichtshaut sowie die Haut an Armen und Beinen schlaff zu werden wegen des Schwundes an Collagen. Wenn sich die Haare im Alter frühzeitig ausdünnen, sich ungewöhnlich viele Falten bilden und die Augen geschwollen sind, dann ist das möglicherweise auf Proteinmangel zurückzuführen. Muskeln, Haare, Nägel, Haut und Augen bestehen aus Proteinen. Sie sind für die Gewebeerneuerung notwendig, und jede Zelle in Ihrem Körper braucht Proteine, um zu überleben und tote Zellen zu ersetzen. Wenn Sie den Anleitungen dieses Buches täglich folgen (zum Beispiel die Proteinmenge betreffend, die gegessen werden sollte), dann bekommen Sie die täglich benötigte Menge. Wie auch immer, wenn Sie sehr aktiv sind oder Krafttraining machen, sollten Sie den Protein-Input erhöhen, normalerweise mit Eiweißshakes, um Muskeln zu reparieren und wiederaufzubauen.

Reduktion von Bauchfett für eine sexy Taille

Es gibt einige ganz spezielle Probleme, wenn wir Frauen Gewicht verlieren wollen. Eine der Fragen, die man mir am häufigsten stellt, ist: »Wie werde ich das Bauchfett los?« Analysieren wir das Thema Bauchfett zunächst allgemein und sehen uns dann die folgenden Strategien für die Erreichung einer schlankeren Taille an:

- Werden Sie die Toxine los
- Schalten Sie Stress aus
- Behandeln Sie Östrogendominanz

Menschen mit schlankem Bauch und Waschbrettmuskeln verkörpern Gesundheit, Fitness und Stärke. Ein schlanker, fester Bauch ist ein Zeichen dafür, dass wir unseren Körper und unsere Gesundheit unter Kontrolle haben. Viele Menschen hätten gerne eine dünnere Taille, und das ist ganz und gar nicht eitel. Feste, sexy Bauchmuskeln werden von Männern und Frauen als der erotischste Körperteil eingestuft. Wenn Sie die Kontrolle über Ihre Gesundheit übernommen haben, ist das das Zeichen für die Welt, dass Sie nicht nur hoch motiviert, diszipliniert und gesund sind, sondern dass Sie auch eine attraktive und begehrenswerte Frau sind.

Wir alle wissen, was Bauchfett ist; wir sehen es jeden Tag, wenn wir aus dem Haus gehen. Bauchfett, auch als Eingeweidefett bekannt, sitzt hinter der Bauchwand und umgibt Ihre inneren Organe. Eingeweidefett erscheint typischerweise in Form von Fettbauch/Wohlstandsbauch um die Hüfte und den Bauch. Auch dünne Menschen können überschüssiges Gewicht um den Magen und den Bauch speichern. Eingeweidefett enthält Toxine und andere Substanzen, die gefährlich für die Gesundheit sind und das Nervensystem sowie das endokrine System (Hormonsystem) negativ beeinflussen können, was letztlich den Stoffwechsel und den Appetit beeinflusst.

Viele wissen nicht, dass das Bauchfett das gefährlichste Fett im Körper ist. Wegen seiner Position um die sensiblen Organe kann es potenziell die Gesundheit stark beeinträchtigen. Da Bauchfett in unmittelbarer Nähe Ihres Herzens, Ihrer Leber und anderer Organe liegt, ist es für viele Gesundheitsprobleme verantwortlich. Gemäß einer Studie aus dem Jahr 2006, die in der Zeitschrift *Obesity* erschien, ist Eingeweidefett ein wichtiger Vorbote für einen vorzeitigen Tod. Mit anderen Worten, Eingeweidefett bedeutet, dass Sie ein erhöhtes Risiko für ein verkürztes Leben haben. Selbst wenn Sie Eingeweidefett durch Fettabsaugung entfernen, kann das körperlich zu einem besseren Aussehen führen, aber wenig zur Verbesserung der Gesundheit beitragen, weil Eingeweidefett immer noch eine Gefahr für Sie darstellt. Die gute Nachricht ist, dass schon leichte körperliche Aktivität und eine Änderung der Essgewohnheiten sehr viel zum Schwinden des Eingeweidefetts beitragen.

Werden Sie die Toxine los, um Bauchfett zu vermindern

Wie Studien zeigten, bildet sich bei Menschen, die starken Umweltgiften ausgesetzt sind, verstärkt Bauchfett. Der effektivste Weg, um Eingeweidefett/Bauchfett zu bekämpfen, ist die Eliminierung von Toxinen im Körper. Folgen Sie den Detox-Methoden in Kapitel 5, um Toxine zu eliminieren und dadurch den Fettbauch zu reduzieren.

Schalten Sie Stress aus, um Bauchfett zu reduzieren

Ein anderer Faktor, der Auswirkungen auf das Bauchfett haben kann, ist Stress. Wenn Sie gestresst sind, sondert Ihr Körper Hormone ab, die Cortisol genannt werden (auch als Stresshormone bekannt). Wenn Cortisol in den Blutkreislauf abgegeben wird, sprechen wir weniger auf Leptin an, das Hormon, das unserem Gehirn signalisiert, dass wir satt sind. Wenn das geschieht, essen wir mehr und mehr und beginnen, Heißhunger zu haben. Und Fett, das durch Stress verursacht wird, wird tendenziell im Bauch gespeichert.

Folgen Sie diesen Tipps, um weniger Stress in Ihrem Leben zu haben:

- *Hängen Sie sich Ihre Lieblingsfotos am Arbeitsplatz oder im Auto auf (beispielsweise auf der Sonnenblende).* Wenn Sie sie ansehen, wird Sie das sofort an einen schönen Ort entführen, das Stressniveau wird sinken.
- *Sex.* Je mehr wir Liebe machen, desto mehr Endorphine werden vom Gehirn freigesetzt. Diese »Neurohormone« sind natürliche Schmerztöter und lindern Stress.
- *Planen Sie »Spielzeit« mit Ihrer besseren Hälfte oder mit den Kindern ein.* Spaßige Aktivitäten wie Minigolf, Bowling und Kino entspannen Sie.
- *Lächeln Sie häufig und lachen Sie so oft wie möglich.* Spielen Sie eine CD mit Ihrem Lieblingskomiker ab, wenn Sie im Auto unterwegs sind. Oder sehen Sie Filme, die Sie laut lachen lassen. Oder hören Sie Musik, die Sie beruhigt oder mitsingen lässt.

- *Lassen Sie sich massieren.* Tiefdruckmassagen stimulieren die Nerven, die den Spiegel des Stresshormons Cortisol senken. Wie die Forschung zeigte, senken auch diejenigen die *massieren*, ihren Stresshormonspiegel.
- *Setzen Sie sich in Bewegung.* Es ist gut dokumentiert, dass regelmäßige körperliche Bewegung Stress mindert und die Körpertemperatur anhebt, was den Körper auf den Schlaf vorbereitet. Nachweisbar regt maßvolles Training wie schnelles Gehen die sogenannten »Glückshormone« Dopamin und Serotonin an, die Depressionen dämpfen.
- *Bauen Sie bessere Beziehungen auf.* Der größte Feind der Gesundheit ist Stress. Der größte Feind von Stress sind solide Beziehungen zu anderen Menschen. Zeigen Sie den anderen gegenüber Respekt und Anteilnahme, auch wenn Sie das Gefühl haben, dass sie es nicht verdienen. Das könnte kurzfristig ein ungutes Gefühl in Ihnen auslösen, aber es ist langfristig eine gute Investition.
- *Schlafen Sie mehr.* Zu viele Amerikaner leiden an Schlafmangel. Ich jedenfalls gehöre nicht dazu. Ich schlafe sehr gerne. Ich schlafe jeden Tag meine acht Stunden, und wenn ich es einmal nicht schaffe, dann gleiche ich es am Wochenende wieder aus. Schlaf ist der Weg des Körpers, das System neu aufzuladen. Es ist die leichteste, aber gleichzeitig am meisten unterschätzte Methode, den Körper zu heilen. Schlaf hilft außerdem bei der Eliminierung von roten Augen und Trauerrändern. Nichts kann Schlafmangel ausgleichen. Schlafmangel verstärkt Kummer und Tränen, frühes Altern und reißt den Körper aus seinem natürlichen Gleichgewicht und Rhythmus. Zu wenig schlafen oder gestresst ins Bett zu gehen bedeutet, dass die beste Zeit, um Extrakilos loszuwerden, nicht genützt wird. Entspannen Sie sich oder meditieren Sie daher vor dem Schlafengehen. Entspannung bringt den Cortisolspiegel zum Fallen, was dem Körper hilft, mehr Kalorien zu verbrennen. Um es kurz zu machen: Genug Schlaf hilft bei der Kalorienverbrennung sowohl bei Tag als auch bei Nacht.

Behandeln Sie Östrogendominanz, um den Fettbauch und Aufgedunsenheit zu reduzieren

Wenn Sie wie ich von den Ringen um die Hüfte und den Bauch frustriert sind, wird es eine willkommene Nachricht für Sie sein, dass das überschüssige Gewicht wenig damit zu tun hat, wie viele Sit-ups Sie machen und wie viel Sie essen, sondern mit Veränderungen der Hormone, die auf fast alle zukommen, die über fünfunddreißig sind. Überschüssiges Bauchfett ist oft auf ein Ungleichgewicht des Hormonspiegels zurückzuführen, das Östrogendominanz genannt wird, sie kommt meist bei Frauen vor, kann aber auch bei Männern in Erscheinung treten. Wenn Sie die Östrogendominanz nicht richtig bekämpfen, wird das hartnäckige Bauchfett auch mit viel Fasten und Training nicht verschwinden.

Die gute Nachricht ist, dass Östrogendominanz behandelt werden kann, und wenn Ihre Hormone erst einmal im Gleichgewicht sind, wird das überschüssige Fett um die Hüfte zu schmelzen beginnen. Für eine ausführliche Darstellung der Östrogendominanz siehe Kapitel 15.

Bei Frauen und Männern bringt ein höherer Östrogenspiegel den Körper dazu, mehr Fett um Hüfte und Bauch anzulegen. Konkret veranlasst ein hoher Östrogenspiegel die Speicherung von Fett um Magen, Taille, Hüften und Schenkel, was dazu führt, dass wir rund oder birnenförmig wirken, wenn wir vierzig werden. Beim Mann ist das Resultat der Fettbauch, der aussieht wie ein Rettungsring, der um die Hüften liegt.

Die drei besten Methoden zur Bekämpfung eines Fettbauchs, der durch Östrogendominanz hervorgerufen wurde, sind:

- Das Essen von reiner und ausgewogener Nahrung, wie in Kapitel 11 dargestellt. Das stellt sicher, dass keine Toxine im Körper zirkulieren, die Östrogene nachahmen.
- Eine natürliche Hormonersatztherapie, auch bioidentische Hormonersatztherapie (BHT) genannt, um das Hormongleichgewicht wiederherzustellen (siehe Kapitel 15 für eine ausführliche Behandlung).
- Nahrungsergänzungsmittel, die überschüssiges Östrogen im Körper eliminieren, was das Hormongleichgewicht aufrechterhält, das

nötig ist, um unerwünschtes Fett zu verlieren, vor allem Bauchfett (siehe Kapitel 14 für eine ausführliche Behandlung).

Frauen, die diese drei Methoden anwenden, können die Östrogendominanz, und vor allem den aufgedunsenen Bauch, innerhalb von ein bis zwei Monaten abbauen. Das Ablassen der Luft, was wörtlich zu nehmen ist, von einem aufgedunsenen zu einem flachen Bauch dauerte bei mir einige wenige Wochen.

Die meisten Frauen über vierzig stellen die oben diskutierten Problemzonen fest: Fettbauch, Cellulite und feine Linien und Falten im Gesicht. Nun haben Sie einige konkrete Strategien an der Hand, wie Sie die Problemstellen bekämpfen und den Alterungsprozess aufhalten können, damit Sie jünger aussehen und sich auch jünger fühlen.

Kapitel 15:

Stoppen Sie die Gewichtszunahme während der Perimenopause und der Menopause

Wenn Sie Mitte dreißig sind, haben Sie möglicherweise einige Kilogramm extra an Taille, Hüften und Schenkeln festgestellt. Vielleicht haben Sie Ihre Essgewohnheiten umgestellt und zu trainieren begonnen, können Ihr Gewicht aber dennoch nicht halten. Es sollte Sie beruhigen, dass Sie ganz sicher nicht die Einzige sind.

Gewichtszunahme ist normal und zu erwarten. Über 90 Prozent der Frauen nehmen im Alter zwischen fünfunddreißig und fünfundfünfzig zu. Die durchschnittliche Gewichtszunahme in der Periode der Perimenopause und Menopause beträgt sieben bis neun Kilo, ein halbes bis ein Kilo pro Jahr, und je schneller Sie in die Perimenopause übergehen, desto größer und schneller wird die Gewichtszunahme sein. Aber es ist nicht nur die Gewichtszunahme an sich, das Problem ist, dass sich das Gewicht um Bauch, Schenkel, Hüften und Gesäß legt, was den Körper runder und weniger kurvenreich aussehen lässt. Wenn Ihre Östrogenwerte abnehmen, beeinflusst das auch die Produktion von Collagen, das Ergebnis ist trockenere, dünnere Haut, schlaffes Gewebe und schwache Muskelspannung – alles Faktoren, die Ihre Körperform verändern.

Selbst wenn Sie genauso essen, wie Sie es immer taten, müssen Sie mit Gewichtszunahme rechnen, wenn Sie sich den Jahren der Perimenopause/Menopause nähern. Ich habe diese Entwicklung selbst mitmachen müssen und kenne viele Frauen, die unerwünschtes Gewicht zulegten. Unglücklicherweise wird unser Körper auf natürliche Art insulinresistent, wenn wir altern, was uns mehr Fett speichern lässt. Außerdem produzieren unsere Eierstöcke weniger Östrogen während der Perimenopause, was die Körperzellen dazu veranlasst, mehr Östrogen zu produzieren. Fettzellen sind zwar nicht die Hauptquelle für Östrogen im Körper, aber sie können es produzieren. Wenn Sie aber wieder im hormonellen Gleichgewicht sind, werden Sie wieder einen Körper haben, der Fett verbrennt, anstatt es zu speichern.

Die Gewichtszunahme in dieser Lebensphase ist auf fluktuierende Hormone zurückzuführen, aber die gute Nachricht ist, dass ein besseres Hormongleichgewicht möglich ist. Sie müssen nicht akzeptieren, dass Sie in diesem Alter schwerer und schwerer werden. Sie können diese überflüssigen Kilogramm verlieren.

Perimenopause und Menopause verstehen lernen

Menopause ist der Zeitpunkt im Leben einer Frau, wenn die Menstruation aussetzt und sie nicht mehr fruchtbar ist (das heißt, sie wird nicht mehr schwanger). Perimenopause ist die Stufe, die der Menopause vorausgeht, und sie kann Jahre andauern. Sie ist die Übergangsphase von der normalen Menstruation zu ihrem völligen Aussetzen.

Frauen in der Perimenopause können sehr emotional sein, launisch und leicht erregbar, weil sie zwar noch eine Periode haben, aber sehr unregelmäßig – manchmal schwer, manchmal sehr leicht. Dieser Zustand starker hormoneller Schwankungen ruft zeitweise einen Anstieg der Hormonwerte und andere Symptome hervor. Diese Stufe ist mehr oder weniger der offizielle Beginn des Hormonabbaus, der Symptome wie Gewichtszunahme, Stimmungsschwankungen, Hitzewallungen, Schlaflosigkeit, geringe Lust auf Sex, Erschöpfung und Gereiztheit zur Folge hat. Bereits bei Frauen in den späten Dreißigern und frühen Vierzigern kann diese Übergangsphase einsetzen. Wenn ihr Körper hormonellen Schwankungen ausgesetzt ist, zeigen sich auch zunächst unerklärliche Symptome. Beispielsweise hatte ich zum ersten Mal in meinem Leben Heuschnupfen.

Obwohl Perimenopause und Menopause normale Prozesse sind, die jede Frau durchläuft, können die Symptome minimiert oder völlig umgangen werden. Wenn Sie in dieser Lebensphase sind, müssen Sie darauf Wert legen, einen Arzt auszuwählen, der versteht, was tatsächlich in Ihrem Körper vor sich geht. Viele Ärzte werden einfach die Symptome behandeln; sehr wenige können die verschiedenen Symptome auf ein Grundproblem zurückführen und dieses an der Wurzel packen. Das Grundproblem ist der Hormonabbau, und je schneller Sie diese Hormone ersetzen, desto besser werden Sie aussehen und sich fühlen. Es kommt nur auf Ihren Willen an, niemand wird Ihnen diese Arbeit abnehmen. Sehen Sie die Perimenopause als einen Weckruf, die Dinge in die Hand zu nehmen und Ihre Gesundheit so weit zu verbessern, dass Sie sich ausgeglichen, jung und energiegeladen fühlen.

Wenn Sie in die Menopause eintreten, sollten Sie bereits aktiv Ihren Hormonspiegel ausgleichen, damit diese nächste Transformation in Ihrem Leben weniger schmerzvoll und deprimierend ausfällt. Das Ziel ist, weniger Symptome wie Hitzewallungen, Schwitzen während der Nachtstunden, Stimmungsschwankungen und andere Menopausensymptome zu haben. Der Hormonabbau wird sich verstärken, aber Sie werden in der Lage sein, den Hormonspiegel auszugleichen.

Es ist wichtig, den Vorgang des Hormonabbaus in all seinen Übergangsphasen von der Perimenopause zur Menopause und darüber hinaus zu erforschen und verstehen zu lernen.

Drei entscheidende Sexualhormone, die Gewichtszunahme bewirken

Es gibt drei entscheidende Sexualhormone, die aus dem Gleichgewicht geraten können, wenn Sie altern. Fluktuierende Hormonwerte von Östrogen, Progesteron und Testosteron haben Gewichtszunahme, Stimmungsschwankungen, schwankende Menstruationszyklen und viele andere Symptome zur Folge, die wir in diesem Kapitel ansprechen werden.

Östrogen

Östrogene, die von den Eierstöcken produziert werden, verwandeln Mädchen zu Frauen. Sie geben uns Kurven und geleiten uns durch die Lebensphase der Fruchtbarkeit und Menstruation. Östrogen kommt im Körper in drei Verbindungen vor: Estradiol (das wirkungsvollste Östrogen), Estron (das dominante Östrogen nach der Menopause) und Estriol (die schwächste Form des Östrogens mit Höchstwerten während der Schwangerschaft). Östrogen führt zum Wachstum der Brüste, Eierstöcke und des Uterus. Sowohl Männer als auch Frauen haben Östrogene, aber Frauen erreichen viel höhere Werte.

Östrogen ist eines der beiden wichtigen Hormone, die in den Eierstöcken produziert werden. Das andere, Progesteron, wird vor allem in der zweiten Hälfte des Menstruationszyklus der Frau produziert. Wenn Frauen in ihre Dreißiger und Vierziger kommen, kommt es häufig vor, dass sich das Gleichgewicht dieser Hormone stark zugunsten des Östrogens verändert, was die sogenannte Östrogendominanz auslöst. Die Folgen sind Schwitzen in der Nacht, Depression, Erschöpfung, Gewichtszunahme, Stress, Blutzuckerschwankungen, geringe sexuelle Lust, trockene Haut und trockenes Haar, Cellulite und Benommenheit. Zu viel Östrogen im Körper ruft auch die Zurückhaltung von Salz und Wasser im Körper hervor, was uns aufgedunsen, schlaff und weich aussehen lässt. Doch der Östrogen- und der Progesteronspiegel können ausgeglichen werden, um diese Symptome zu vermeiden.

Progesteron

Ihr Körper sondert jeden Monat nach dem Ausstoß einer Eizelle Progesteron ab. Wenn der Progesteronspiegel hoch ist, verbrennt der Körper 100 bis 300 Kalorien pro Tag mehr als in Phasen eines hohen Östrogenspiegels.

Progesteron reduziert auch Aufgedunsenheit und Uterusmyome, erhöht die sexuelle Lust und die geistige Wachheit.

Wie bereits gesagt, setzt die Östrogendominanz ein, wenn der Progesteronspiegel abnimmt, dann können frühe Menopausensymptome auftreten, bekannt als Perimenopause. Wenn Sie einen niedrigen Progesteronspiegel haben, treten möglicherweise auch das prämenstruelle Syndrom und Depressionen auf. Speziell das plötzliche Erscheinen von Bauchfett ist ein Zeichen dafür, dass der innere Hormonhaushalt von Progesteron und Östrogen aus dem Gleichgewicht gekommen ist.

Das Hauptziel des Hormonausgleichs ist die Wiederherstellung des Gleichgewichts zwischen Östrogen und Progesteron, um Harmonie und Ausgeglichenheit im Körper hervorzurufen. Wenn Östrogen und Progesteron im richtigen Gleichgewicht sind, helfen diese Hormone dem Körper bei der Fettverbrennung, bei der Anregung des Stoffwechsels, und die Symptome von Hormondominanz gehen zurück.

Glücklicherweise gibt es Nahrungsmittel, die Ihren Progesteronspiegel erhöhen, eine effizientere Fettumwandlung zulassen und für besseren Schlaf sorgen. Die Familie von Vitamin B, vor allem B6, ist der Schlüssel für die Stärkung des Progesteronspiegels. Vitamin B beziehen Sie aus Fleisch, Geflügel, Fisch, Bohnen und einigen Früchten und Gemüsen wie Bananen, Avocados, Spinat und Tomaten. Ein anderer Nährstoff, der die Progesteronproduktion stützt, ist Magnesium, in dunklem Blattgemüse, Eiern, Fleisch, Kernen, Nüssen und Bohnen zu finden. Diese Nahrungsmittel mit reichem Magnesiumanteil halten auch die Leber gesund. Eine schlechte Funktion der Leber verursacht hormonelle Ungleichgewichte, insbesondere wird die Progesteronproduktion unterdrückt.

Testosteron

Das Testosteron wird oft übersehen, wenn Frauen mit den Symptomen von Perimenopause und Menopause zu kämpfen haben. Doch Frauen mit niedrigen Testosteronwerten leiden häufig an Schlaflosigkeit, Schwäche, wenig Energie, geringer Motivation, Muskelrückbildung und schwache sexueller Lust.

Natürlich haben Männer 50 Prozent mehr Testosteron als Frauen; und doch ist es auch für Frauen ein wichtiges Hormon. Frauen sind oft überrascht, wenn sie hören, dass Testosteron in kleinen Mengen von den Eierstöcken und den Nebennieren erzeugt wird. Dieses Hormon stützt den Körper der Frau durch die Aufrechterhaltung der Energie, der Muskelspannung, der Elastizität der Vagina, der sexuellen Lust und der Vitalität.

Im Alter zwischen fünfunddreißig und fünfundfünfzig verlieren Frauen 50 Prozent ihres Testosterons, auch das führt zu unerfreulichen Symptomen. Während der Perimenopause, die bereits mit fünfunddreißig einsetzen kann, findet der Eisprung nur noch unregelmäßig statt, und sowohl der Progesteronspiegel als auch der Testosteronspiegel beginnen zu sinken. Manchmal kann eine Frau auch einen hohen Testosteronspiegel haben; dann können Akne oder Hautausschläge, Haare im Gesicht und Gewichtszunahme die Folge sein.

Wenn wir altern, verringert sich generell der Hormonspiegel. Frauen haben bis zum fünfzigsten Lebensjahr 30 Prozent des Östrogens verloren, zwischen fünfunddreißig und fünfzig 75 Prozent des Progesterons und 50 Prozent des Testosterons. Sowohl Progesteron als auch Östrogen fallen nach der Menopause weiterhin stark. Es ist unvermeidbar, bei allen tritt Hormonabbau in Erscheinung. Doch es gibt Methoden, ein besseres hormonelles Gleichgewicht zu halten und die unerfreulichen Symptome auf ein Mindestmaß zu beschränken.

Östrogendominanz ist der Hauptgrund für hormonelle Ungleichgewichte, die Gewichtszunahme auslösen

Wenn die Östrogenwerte im Verhältnis zu Progesteron im Körper hoch sind, ist Östrogendominanz die Folge. Die Hauptsymptome der Östrogendominanz sind Gewichtszunahme (vor allem um den Bauch, die Hüften und die Schenkel), träger Stoffwechsel, Stimmungsschwankungen, unregelmäßige Periode und Schwellungen. Ich kenne Östrogendominanz sehr gut, und jedes einzelne dieser Symptome setzte mir ganz konkret zu und frustrierte mich.

Östrogendominanz ruft Aufgedunsenheit und das Zurückhalten von Wasser hervor – was nicht mehr Fett produziert, Sie jedoch schwerer aussehen lässt und Schwankungen im Blutzuckerspiegel hervorruft, die den Appetit erhöhen und den Stoffwechsel verlangsamen. Bei menstruierenden Frauen tritt diese Aufgedunsenheit rund um den Menstruationszyklus auf. Wenn Frauen keine Periode mehr haben und kein Progesteron produzieren, werden diese Schwellungen zu einem Dauerproblem. Progesteron ist ein natürlicher Harntreiber. Progesteron bringt darüber hinaus den Körper dazu, Kalorien aus den Nahrungsmitteln als Energie zu verwenden; wenn er nicht genügend Progesteron hat, ist der Körper nicht in der Lage, Kalorien umzuwandeln, was ihre Ablagerung als Fett im Körper zur Folge hat.

Östrogendominanz kann Insulinresistenz hervorrufen (siehe Kapitel 6 für weitere Informationen), was eine häufigere Insulinausschüttung als notwendig zur Folge hat. Diese unnötige Insulinausschüttung lässt den Körper nach Zucker verlangen und Fett speichern. Der Ausgleich der Östrogen- und Progesteronwerte jedenfalls kann die Ausschüttung von Insulin regulieren. Für Männer wie Frauen wird Östrogendominanz als eine der Hauptursachen für Brust-, Uterus- und Prostatakrebs gesehen.

Entgegen der landläufigen Auffassung ist Östrogen kein »weibliches« Hormon, auch bei Männern kann Hormondominanz in Erscheinung treten. Eine mögliche Ursache für Hormondominanz ist die Exposition gegenüber Umweltöstrogenen, und Männer sind diesen Östrogenen genauso wie Frauen ausgesetzt. Männer, die Anzeichen für Hormondominanz zeigen, sind normalerweise über vierzig und haben unter Gewichtszunahme rund um die Hüften, Haarausfall, der Entwicklung von Brüsten und Erschöpfung zu leiden.

Das »Dickerwerden« des Frauenkörpers und die »Verweichlichung« des Männerkörpers stehen oft im Zusammenhang mit überschüssigem Östrogen. Zu viel Östrogen fördert das Wachstum von östrogenanfälligen Geweben, als »hartnäckiges Fett« bekannt, weil sie in hohem Maß der Fettverbrennung widerstehen. Selbst wenn Sie weniger essen und trainieren, kann damit das östrogenanfällige Fett nicht entfernt werden. Sie sind in einem Teufelskreis von überschüssigem Östrogen, das wiederum Fettzuwachs fördert, gefangen.

Die häufigsten Symptome für Östrogendominanz sind:

- Hartnäckiges Fett/Gewichtszuwachs um die Bauchgegend, Hüften, Schenkel und Gesäß
- Zurückhalten von Wasser/Aufgedunsenheit
- Weiche Brüste
- Geringe sexuelle Lust
- Problematisches prämenstruelles Syndrom/Krämpfe bei der Menstruation
- Trockene Haut/trockene Vagina
- Stimmungsschwankungen oder Gereiztheit
- Hitzewallungen/Nachtschweiß
- Schlaflosigkeit
- Benommenheit und »unscharfes« Denken
- Unregelmäßige oder schwere, lange andauernde Periode
- Erschöpfungszustände
- Depression und schwache Motivation
- Wiederkehrende Migräne
- Unfruchtbarkeit oder häufige Fehlgeburten
- Fibrozystische Brüste
- Uterusmyom
- Endometriose
- Symptome, die typisch für Schilddrüsenunterfunktion sind
- Polyzystisches Ovarsyndrom (PZOS)

Was ruft Östrogendominanz hervor?

Es gibt drei plausible Ursachen für Östrogendominanz. Sehen wir sie uns näher an.

- Wenn wir altern, beginnen die Hormonwerte zurückzugehen und unser Körper produziert zu viel Östrogen im Verhältnis zum Progesteronspiegel.
- Langjährige Hormonersatztherapie oder Einnahme von Antibabypillen

- Regelmäßige Exposition gegenüber Xenoöstrogenen, künstlichen Verbindungen, die die Wirkung des natürlichen Östrogens im Körper nachahmen. Xenoöstrogene sind Chemikalien in Pestiziden, in Plastik, Seifen, Haushaltsreinigern und Autoabgasen, die ähnlich zusammengesetzt sind und wie natürliche Östrogene wirken, sodass sie der Körper irrtümlich als Östrogen ansieht. Viele Xenoöstrogene sind fettlöslich und dringen leicht durch die Haut ein. Sie sammeln sich im Laufe der Zeit an, was überschüssige Mengen von Östrogen im Blutkreislauf zur Folge hat.

Bioidentische Hormonersatztherapie (BHT) für den natürlichen Hormonausgleich

Die gute Nachricht für Sie ist, dass die bioidentische Hormonersatztherapie (BHT) das Problem der Östrogendominanz lösen kann, indem sie die Zunahme der Progesterone im Körper zulässt. Das Resultat ist eine Minderung oder gar eine Eliminierung vieler Symptome der Perimenopause/Menopause. Da jedoch die BHT von der Schulmedizin noch nicht überall akzeptiert und als »Alternativmedizin« betrachtet wird, müssen Sie zunächst recherchieren, um einen guten Arzt zu finden, der in der Lage ist, Ihnen die Therapie zu verschreiben. Glauben Sie mir, die Suche lohnt sich.

Bioidentische Hormone sind Hormone, die Pflanzen, normalerweise Sojabohnen oder der wilden Yamswurzel, entnommen werden, und zwar durch einen biochemischen Prozess, der sicherstellt, dass die molekulare Struktur identisch mit den Hormonen ist, die eine Frau in ihrem Körper erzeugt. Synthetische Hormone sind weder in ihrer Struktur noch in ihrer Wirkungsweise mit den natürlichen Hormonen identisch, die sie nachahmen. Der Körper kann nicht zwischen bioidentischen Hormonen und den Hormonen unterscheiden, die die Eierstöcke produzieren, so passen sie perfekt, wie ein Schlüssel ins Schloss, zu den Hormonrezeptoren. Synthetische Hormone passen zu manchen, aber nicht allen Hormonrezeptoren. Deshalb haben synthetische Hormone häufiger Nebenwirkungen als bioidentische Hormone. Bioidentische Hormone (Schlüssel) passen perfekt in die Hormonrezeptoren (Schloss) und veranlassen den Körper, die bioidentischen Hormone zu akzeptieren, genauso wie er natürliche menschliche Hormone erkennen würde.

Der große Reiz an den bioidentischen Hormonen ist, dass unser Körper sie normal abbauen kann, was Nebeneffekte minimiert. Synthetische Hormone sind sehr stark und rufen oft unakzeptable Nebeneffekte hervor. Ein anderer wichtiger Faktor ist, dass bioidentische Hormone individuell an die hormonellen Bedürfnisse einer Frau angepasst werden können, was bei synthetischen Produkten in Massenproduktion so gut wie unmöglich ist. Nach einer im *Journal of the American Medical Association* veröffentlichten Studie können synthetische Hormone die Wahrscheinlichkeit von Brustkrebs, Herzkrankheiten, Blutknoten und Schlaganfall bei einer Frau erhöhen. Studien zeigen, dass bioidentische Hormone sicherer und effektiver sind.

Wenn Sie Ihrem Körper natürliche, bioidentische Hormone zuführen, können diese ein gutes hormonelles Gleichgewicht zwischen Östrogen und Progesteron herstellen. Bioidentische Hormone können beliebige Steroide sein, inklusive Östrogen, Progesteron und Testosteron. Doch viele Artikel und Blogs verwirren die Hilfesuchenden, da sie ihnen vermitteln, dass natürliche oder bioidentische Hormone das Gleiche wie synthetische Hormone sind. Das sind sie ganz sicher nicht. Wie auch immer, wenn ich bioidentisches Progesteron sage, dann meine ich natürliches Progesteron und nicht synthetisches Progesteron. Wenn Sie den Progesteronspiegel Ihres Körpers erhöhen, können Sie das überflüssige Östrogen ausgleichen und ein gesundes hormonelles Gleichgewicht herstellen, das Ihrem Körper erlauben wird, Fett effizienter zu verbrennen.

Warum wissen Ärzte so wenig über bioidentische Hormone?

Die hormonelle Struktur natürlicher menschlicher Hormone kann nicht patentiert werden, noch kann das mit den identen molekularen Strukturen der bioidentischen Hormone geschehen. Ohne Patent können die Pharmaunternehmen sie nicht für den Massenmarkt produzieren, vermarkten und verkaufen. Da sie keine großen Profite damit machen können, bedeutet das für die großen Pharmaunternehmen, dass sie kein Interesse an der Produktion haben. Anstatt die natürlicheren Produkte zu verkaufen, produzieren die Pharmaunternehmen synthetische Hormone, die patentierbar sind, weil sie eine von natürlichen menschlichen Körperhormonen und bioidentischen Hormonen leicht verschiedene molekulare Struktur haben. Die Unternehmen vermarkten synthetische Hormone mit einem Aufwand von mehreren Millionen Euro bei den Ärzten (durch Präsentationen, Foren und Meetings), sodass die Ärzte eher synthetische Hormone als bioidentische verschreiben. Die Unternehmen verdienen Milliarden Euro durch den Verkauf von synthetischen Hormonen.

Trotz zahlreicher glaubwürdiger klinischer Tests und Forschungsergebnisse, die die Sicherheit und Wirksamkeit von bioidentischen Hormontherapien belegen, sind viele Ärzte uninformiert über ihre positiven Auswirkungen auf die Gesundheit. Deshalb mögen viele Ärzte glauben, dass synthetische oder rezeptpflichtige Medikamente generell der beste Weg zur Bekämpfung der Symptome sind. Wie auch immer, viele Heilpraktiker konzentrieren sich nicht auf die Symptome, sondern auf die Heilung des Körpers. Deshalb erforschen sie die effektivsten natürlichen Methoden zur Heilung des Körpers. Das ist natürlich auch mein Ansatz. Andere glauben, dass die Universitäten und Forschungseinrichtungen, die Informationen über bioidentische Hormone veröffentlichen, nicht das Budget haben, um die Ergebnisse bei Ärzten zu bewerben und sie zu informieren.

Wie bioidentische Hormone im Kampf gegen Rundungen helfen

Durch die Verwendung bioidentischer Progesterone heben wir den Progesteronspiegel und neutralisieren die Östrogendominanz. Das richtige Gleichgewicht zwischen Östrogen und Progesteron hilft Ihrem Körper, die Nahrung effizient zu verdauen, was die Fettspeicherung verhindert. Außerdem wirkt Progesteron als natürliches harntreibendes Mittel, verkleinert Anschwellungen und Wassergewicht. Wenn Sie insulinresistent sind, wird es Sie freuen zu hören, dass ein besseres Gleichgewicht zwischen Östrogen und Progesteron die schnelle Ausschüttung von Insulin bremst, was die Fettspeicherung im Körper vermindert. Es gibt auch Studien, die zeigen, dass bioidentische Progesterone die Fähigkeit von Östrogen reduzieren können, das Zellwachstum zu stimulieren, welches Krebs auslösen kann. Bei jüngeren, menstruierenden Frauen werden bioidentische Progesterone bereits bei der Bekämpfung von prämenstruellen Symptomen eingesetzt.

Die Einnahme von bioidentischen Progesteronen

Bioidentische Progesterone können in Form von Cremes, Pillen, Kapseln oder Zäpfchen eingenommen werden. Doch es hat sich gezeigt, dass eine topische Anwendung der beste Weg ist. Wenn Sie Pillen nehmen, müssen Sie eine höhere Dosierung wählen, denn wenn sie verdaut werden, müssen sie die Leber passieren, um umgewandelt zu werden, wodurch viele der aktiven Wirkstoffe über die Fäkalien ausgesondert werden. So schaffen es nur einige aktive Wirkstoffe in den Blutkreislauf, um im Körper Verwendung zu finden. Wenn Sie die Creme in die Haut einreiben, werden sie direkt in den Blutkreislauf aufgenommen. Wenn sie einmal im Blutkreislauf sind, können sich die bioidentischen Progesterone auf den Weg zu den Hormonrezeptorstellen machen, um vom Körper auf dieselbe Weise genutzt zu werden wie menschliche Hormone. Daher ist nur eine niedrige Dosis nötig, wenn die topische Creme mit bioidentischen Hormonen benutzt wird.

Den größten Erfolg wird die bioidentische Hormenersatztherapie haben, wenn Sie einen ausgebildeten Gesundheitsberater zur Verfügung haben, der einen individuellen Ansatz zur Bekämpfung der hormonellen Ungleichgewichte hat. Sie sollten alle Symptome beschreiben, die Sie haben, wenn Sie bioidentische Hormone benutzen, sodass ihr Arzt die Hormondosis so lange anpassen kann, bis Ihre Hormone im Gleichgewicht sind.

Der Berater sollte mit Labortests über den Hormonspiegel beginnen (manchmal auch Hormonprofil genannt), um die aktuellen Hormonwerte zu verstehen. Die häufigsten Hormontests sind der Speicheltest und der Bluttest. Die korrekt vorgeschriebene Dosierung, die in der Apotheke abgefüllt wird, enthält dann individuelle bioidentische Hormone auf der Grundlage Ihrer Hormonwerte. Der Arzt wird Sie monatlich überwachen, um sicherzustellen, dass die Symptome zurückgehen. Folgetests können dann im Abstand von vier bis sechs Monaten überprüfen, ob das Gleichgewicht wiederhergestellt wurde.

Wenn Sie Schwierigkeiten haben, einen Arzt zu finden, der auf bioidentische Hormone spezialisiert ist, fragen Sie in Ihrer Apotheke, ob man Ihnen möglicherweise einen Arzt mit dieser Spezialisierung empfehlen kann. Die Apotheken, die die verschriebenen Medikamente mischen, werden von den Ärzten in Ihrer Region kontaktiert, um die für Sie individuell auf Grundlage Ihrer Bedürfnisse verschriebenen bioidentischen Hormone herzustellen. Sie können auch eine Google-Suche durchführen, um lokale Apotheken oder einen auf bioidentische Hormonersatztherapie spezialisierten Arzt in Ihrer Region zu finden.

Ihr Gesundheitsberater sollte Ihnen Hinweise auf die effektivste Einnahme von Progesteron geben. Bioidentische Progesteroncreme ist jedoch auch leicht ohne Verschreibung in den meisten Naturkostläden und im Internet erhältlich. Frauen, die sich dafür entscheiden, im Handel erhältliche bioidentische Hormone zu kaufen, sollten sich bewusst sein, dass nicht alle Progesteroncremes die gleiche Qualität haben. Unglücklicherweise gibt es keine Regulierungsbehörde, die die Produktion und Standardisierung von Naturheilprodukten überwacht. Achten Sie auf dem Etikett auf geprüfte Qualitätsmerkmale. Darüber hinaus bietet Dr. John Lee, der führende Autor und Pionier im Gebrauch natürlicher Progesteroncremes, eine Auflistung von qualitätsvollen Cremes an. Der Link zu dieser Auflistung findet sich auf www.johnleemd.com/store/resource_progesterone.html.

Mehr Informationen zur bioidentischen Hormonersatztherapie und andere Wege, um jung und energiegeladen zu bleiben, können Sie in diesen vier exzellenten Büchern finden: *Dr. John Lee's Hormone Balance Made Simple* von John R. Lee und Virginia Hopkins; *Ageless: The Naked Truth About Bioidentical Hormones* sowie *Sexy Years: Discover the Hormone Connection: The Secret to Fabulous Sex, Great Health, and Vitality for Women and Men,* beide Bücher von Suzanne Somers; und *Die Hormonrevolution: Spektakuläre Behandlungserfolge mit bioidentischen Hormonen bei: Schilddrüsenstörungen, Osteoporose, Migräne, ADHS, Gewichtsproblemen, PMS, Diabetes, Müdigkeitssyndrom, Fibromyalgie, Sexuellen Störungen, Wechseljahresbeschwerden u.v.a.m.,* von Michael E. Platt.

Ergänzungsmittel, die das Hormongleichgewicht stützen

Bei der Östrogendominanz sind die effektivsten Ergänzungsmittel jene, die dabei helfen, überschüssige Östrogene aus dem Körper zu bekommen, oder Östrogen umwandeln, sodass mehr »gutes Östrogen« vom Körper genutzt wird und mehr »böses Östrogen« eliminiert wird. Die Auswahl an folgenden Ergänzungsmitteln stellt nachweislich das Hormongleichgewicht wieder her, was Abnehmen und einen Rückgang von Stimmungsschwankungen, Hitzewallungen und anderen Symptomen von hormonellem Ungleichgewicht bedeutet. Sie sollten diese Empfehlungen mit Ihrem Gesundheitsberater durchgehen, um zu entscheiden, ob sie Ihnen hilfreich sein können.

Calcium-D-Glucarat

Calcium-D-Glucarat ist ein weit verbreiteter Nährstoff, der in vielen Obstsorten und Gemüsen zu finden ist. Es wird angenommen, dass der Nährstoff bei der Eliminierung einer Reihe schädlicher Toxine hilft und außerdem abnorm hohe Hormonwerte senkt, vor allem bei Östrogen. Calcium-D-Glucarat verhindert die Wiederaufnahme von Toxinen, die Östrogen nachahmen, in den Blutkreislauf, was ihre Ausscheidung aus dem Körper ermöglicht. Frauen, die mit Östrogendominanz kämpfen, nehmen normalerweise zweimal 1000 mg Calcium-D-Glucarat pro Tag.

Dehydroepiandrosteron (DHEA)

Dehydroepiandrosteron (DHEA) ist ein Steroidhormon, das von den Nebennieren erzeugt wird. DHEA ist die Vorstufe der Testosterone, der männlichen Sexualhormone, und der Östrogene, der weiblichen Sexualhormone. Bei den meisten Menschen geht die DHEA-Produktion mit dem Alter zurück, es wird angenommen, dass eine ergänzende Einnahme dieses Hormons im Falle des Rückgangs das Rad der Zeit zurückdrehen kann und die Fähigkeit des Körpers steigert, Fett zu verbrennen. DHEA führt durch einen Vorgang, der Thermogenese genannt wird, zu Gewichtsverlust, dabei geht es um die Erzeugung von Hitze auf Zellebene. Je mehr Thermogenese, desto höher ist das Stoffwechseltempo und desto mehr Fett wird verbrannt. Es wird empfohlen, 100 mg DHEA pro Tag zu nehmen.

Diindolylmethan (DIM)

Diindolylmethan (DIM) ist ein Phytonährstoff, ein Pflanzenwirkstoff ähnlich jenen, die in Kohlgemüsen wie Broccoli, Kohl, Rosenkohl und Blumenkohl zu finden sind. Da es nicht so einfach ist, täglich ausreichend Kohlgemüse auf den Speiseplan zu setzen (man müsste ein Kilogramm Broccoli pro Tag essen), um das schlechte Östrogen zu entfernen, nehmen wir ein Nahrungsergänzungsmittel, das unter dem Namen DIM (Diindolylmethan) bekannt ist, um ausreichende Mengen für das hormonelle Gleichgewicht zu bekommen. DIM eliminiert überschüssiges Östrogen durch die Änderung der Art, mit der Östrogen im Körper umgewandelt wird. DIM lässt mehr Metaboliten des »guten Östrogens« zu, was zur Eliminierung der Metaboliten des »bösen Östrogens« beiträgt. DIM wird den Östrogenspiegel im Körper nicht direkt senken, sondern die Umwandlung des Östrogens ändern, um mehr Metaboliten des »bösen Östrogens« zu eliminieren.

Das Essen von Gemüsen, die DIM enthalten, oder von DIM-Ergänzungsmitteln kann die Entwicklung bestimmter Krebsarten vermeiden helfen. DIM zerstört nachweislich Krebszellen und verhindert ihre Mutation. DIM soll Brust- und Prostatakrebs verhindern, indem es das Gleichgewicht von guten und bösen Östrogenen im Körper fördert.

Es hat sich gezeigt, dass die Verwendung einer bioidentischen Progesteroncreme in Kombination mit DIM effektiver Symptome von Östrogendominanz bekämpft als die Creme alleine. Ein Grund dafür ist, dass es keinen sicheren Weg gibt festzustellen, wie viel Progesteron tatsächlich durch die Creme in den Körper gelangt oder wie viel man aufnehmen kann. Wenn man sich die Zeit nimmt, die Symptome zu verfolgen und periodisch den Progesteronspiegel zu messen, dann macht das die Behandlung sehr langwierig. Verwenden Sie daher DIM gemeinsam mit der bioidentischen Progesteroncreme, um die Symptome schneller zu lindern.

Viele Heilpraktiker empfehlen die Einnahme von 200 oder 300 mg DIM pro Tag (das sind 100 bis 150 mg zweimal pro Tag). Da es schwer aufzunehmen ist, sollten Sie es in Form eines speziellen Wirkstoffes einnehmen, um die Bioverfügbarkeit zu erhöhen. Sie sollten DIM nicht ohne Bio-Enhancer nehmen. Es gibt sehr wenige Nebeneffekte bei der Einnahme von DIM-Ergänzungsmitteln. Es könnten jedoch Kopfschmerzen, ein unruhiger Magen und Blähungen auftreten. Ist das der Fall, sollten Sie DIM zusammen mit Nahrung einnehmen, die Dosierung vermindern und langsam bis zur empfohlenen Dosierung erhöhen.

Tipps zur Vermeidung von Gewichtszunahme während der Perimenopause und der Menopause

Zusätzlich zur Erforschung der BHET und der Einnahme von Nahrungsergänzungsmitteln wird Ihnen das richtige Essen und körperliche Aktivität helfen, das ideale Körpergewicht während der Phase der Perimenopause und der Menopause zu halten. Die Ratschläge, die im Rahmen des DHEMM-Systems erteilt wurden, sind besonders für Frauen in der Perimenopause und der Menopause hilfreich.

Es gibt acht Gebote, deren Befolgung Gewichtszunahme während der Perimenopause und der Menopause verhindert. Diese sind:

1. *Sorgen Sie für eine gute Leberfunktion* und regelmäßigen Stuhlgang, um die überschüssigen Östrogene aus dem Körper zu entfernen. In Kapitel 5 nennen wir bestimmte Kräuter und Ergänzungsmittel, die zur Reinigung und zum Schutz der Leber beitragen.
2. *Meiden Sie Alkohol.* Er fördert die Produktion schädlicher Östrogene. Tatsächlich kann schon ein Glas Alkohol pro Tag den Östrogenspiegel heben.
3. *Setzen Sie sich so wenig wie möglich Xenoöstrogenen aus.* Es handelt sich um Chemikalien in der Umwelt wie Pestizide, Plastik, einige Kosmetikmittel und Haushaltsreiniger, die in den Blutkreislauf gelangen und die Östrogenwerte erhöhen können.
4. *Streichen Sie Zucker und Stärke von Ihrem Speiseplan.* Wenn Sie Körperfett verlieren wollen, müssen Sie den Zucker von Ihrem Speiseplan streichen. Mit Zucker meine ich natürlich Süßspeisen jeglicher Art, aber tatsächlich alle stärkehaltigen, industriell verarbeiteten Speisen, die Insulinspitzen verursachen. Wenn Sie Erschöpfung und Gewichtszunahme verhindern wollen, versuchen Sie, nicht mehr als zwei Portionen stärkehaltiger Kohlenhydrate – wie Kartoffeln und Mais – pro Tag zu essen und stark zuckerhaltige Süßigkeiten ganz zu meiden.
5. *Essen Sie mehr Ballaststoffe.* Ballaststoffe von Vollkornprodukten, Obst und Gemüsen bringen Östrogene aus dem Körper, was die hormonelle Belastung für Ihr System verhindert.

6. *Essen Sie magere Proteine.* In einem vorhergehenden Kapitel habe ich bereits auf die Bedeutung von mageren Proteinen hingewiesen, aber sie helfen auch stark beim Ausgleich der Symptome von Perimenopause und Menopause, indem sie dabei helfen, die Muskelmasse zu halten, die mehr Kalorien verbrennt, als Fett das tut. Wenn Ihr Körper nicht genügend Proteine bekommt, werden Sie launisch, übertrieben emotional, gestresst und einfach müde. Empfehlenswerte Proteine sind Eier, Fisch, mageres Rind, Putenfleisch oder Huhn.
7. *Essen Sie mehr entgiftende Nahrungsmittel.* Setzen Sie reichlich entgiftende Kost auf den Speiseplan wie Broccoli, Blumenkohl, Rosenkohl, Grünkohl, Kohl, Rote Rübe, Karotten, Äpfel, Ingwer, Zwiebel und Sellerie. Speziell dunkle Blattgemüse wie Spinat, Blattkohl und Grünkohl sind ideal. Was das Obst betrifft: Je glänzender und tiefer die Farbe ist, desto besser; eine großartige Wahl sind Orangen, Brombeeren und Äpfel.
8. *Setzen Sie sich in Bewegung!* Die unerfreuliche Realität ist, dass Frauen in mittlerem Alter von Natur aus Muskelmasse verlieren. Wir legen nicht nur Fett zu und speichern es, wir verlieren auch magere Muskelmasse. Sie sollten daher körperlich aktiv werden, um magere Muskelmasse trotz des Alterungsprozesses zu erhalten, um den Stoffwechsel anzuregen. (Siehe Kapitel 12 für einige Ideen, wie Sie sich in Bewegung setzen können.)

Als ich dieses Buch geschrieben habe, befand ich mich in der Perimenopause. Ich musste sehr unangenehme Symptome der Östrogendominanz durchmachen wie Akne, Aufgedunsenheit, Depressionen, Hitzewallungen, schwere und schmerzvolle Perioden, unregelmäßige Perioden, Reizbarkeit, Verlust an Muskelmasse, Harninkontinenz und eine unerklärliche Gewichtszunahme. Es war die plötzliche Gewichtszunahme, die mich alarmierte und zum Überprüfen meines damaligen Lebensstils und meiner Essgewohnheiten brachte.

Ich forschte nach und griff die bioidentische Hormonersatztherapie sowie andere Nahrungsergänzungsmittel und Kräuter auf. Jetzt habe ich kein Problem mehr mit dem Alterungsprozess. Ich bin gerne in meinen Vierzigern und ich habe einen gesunden, jugendlichen und energiegeladenen

Körper. Ausgeglichene Hormone bringen Freude, Kraft und beachtliche körperliche und emotionale Gesundheit. Aus eigener Erfahrung weiß ich, dass eine gesunde Frau eine Frau ist, deren Hormone im Gleichgewicht sind.

Wenn Sie Ihr Fettbauch, Ihr birnenförmiger Körper oder Aufgedunsenheit und Wasserzurückhaltung frustrieren, dann nutzen Sie bioidentische Hormone und andere wesentliche Ergänzungsmittel, die das hormonelle Gleichgewicht und die Stoffwechselfunktionen im Körper wiederherstellen können. Die Fettverteilung wird sich normalisieren, und Sie werden sich wundern, wie Ihr Fett wegschmilzt.

Kapitel 16:

Sie mögen keinen Sport? Versuchen Sie es mit Sexercise!

Regelmäßiges Sexercise macht Sie nicht nur fit, Sie werden auch wieder sexy. Denken Sie daran, dass Männer visuelle Lebewesen sind, und etwas Sex-Appeal gibt Ihnen als Frau nicht nur Selbstvertrauen, sondern zieht auch Männer an. Es gibt vier populäre Sexercises: Stangentanz, Bauchtanz, Zumba und Striptease.

Stangentanz

Obwohl Stangentanz immer mehr als Gymnastik anerkannt wird, gibt es immer noch weit verbreitete Missverständnisse darüber, um was es dabei geht. Stangentanz erlaubt Frauen, ihr Selbstvertrauen und ihr Selbstwertgefühl zu verbessern, während sie gleichzeitig einen fitteren und straffferen Körper bekommen. Wenn Sie die alten Vorurteile über Stangentanz überwinden, werden Sie feststellen, dass er eine großartige Gelegenheit ist, unglaublich kräftig zu werden und dabei viel Spaß zu haben. Die Stange erfordert sehr kräftige Arme, um den ganzen Körper in die Höhe heben zu können. Es gibt eine große Bandbreite von Stangenübungen, um Gelenkigkeit und Muskelspannung zu erhöhen und die kräftigenden Tanzbewegungen ausführen zu können.

Obwohl Stangentanz mit Stripperinnen in Verbindung gebracht wird, gibt es keine Nacktheit in den Unterrichtsstunden, und auch keine Männer, die Sie während der Trainingsstunde anglotzen. Sie werden Frauen in jedem Alter sehen, die um die Stange herumtanzen, durch die Luft springen, sich vorwärts und rückwärts beugen und einander in den Pausen anstacheln. Im Unterricht lernen die Schülerinnen verschiedene Stangenbewegungen und erarbeiten sich schließlich ein ganzes Showprogramm. Viele nutzen die neu erlernten Künste für eine Sondervorstellung für den Liebhaber oder den Ehemann. Andere wollen nur fit sein, ihre Sexualität erforschen und mehr Selbstvertrauen bekommen. Aus welchem Grund auch immer – am Ende fühlen sie sich sexy, sinnlich und haben ein neues Vertrauen in ihren Körper. Stangentanz kann Ihre verborgene Sinnlichkeit befreien und Ihnen das Selbstvertrauen geben, Ihren neuen, femininen Körper herzuzeigen.

Bauchtanz

Bauchtanz macht nicht nur Spaß, sondern ist auch eine großartige Übung. Er verleiht den Armen Spannkraft, er stärkt und strafft die vorderen und die schrägen Bauchmuskeln, und er ist ein schöner, sinnlicher Tanz. Das Einmalige am Bauchtanz aber ist, dass er eine kulturelle Erfahrung ist; Sie lernen viel über die Kultur des Nahen Ostens, wo seine Wurzeln liegen, während Sie nebenbei Fett verbrennen, Ihre Gelenkigkeit und Haltung verbessern sowie Ihre Sexualität und Weiblichkeit stärken. Bauchtanz ist großartig für Frauen, die sexy Bauchmuskeln haben wollen, und er ist ein ideales Training für Ihre Bauchgegend, Hüfte und Mitte. Bauchtanz bringt eine neue Dimension in Ihre Trainingsroutine.

Zumba

Zumba ist eine Gymnastik, die sich großer Beliebtheit erfreut. Zumba festigt und spannt die Muskeln, Sie schwitzen gehörig, während Sie lebhafte, fröhliche Moves durchführen; Zumba kombiniert aerobes Intervalltraining mit Bewegungen des Latin Dance, eine willkommene Abwechslung zu den traditionellen aeroben Übungsprogrammen. Viele lieben Zumba heiß und innig, weil man Fett verbrennt, die Muskeln anregt und trotzdem Spaß hat. Zumbastunden dauern normalerweise eine Stunde, in dieser Stunde werden bis zu 500 Kalorien verbrannt und der Stoffwechsel angeregt.

Die Tanzbewegungen sind leicht erlernbar. Die Trainerinnen lehren zunächst die Grundbewegungen und fügen dann kompliziertere Tanzbewegungen hinzu. Die Schritte, die beim Zumba verwendet werden – Salsa, Merengue, Cha-Cha-Cha, Mambo und Zumba-Schritte –, regen allesamt die Muskeln an. In einer Zumbastunde hat man das Gefühl, in einem Latin-Dance-Club zu sein statt in einer Fitnessstunde.

Striptease

Striptease ist mehr als eine verführerische Tanznummer in Stöckelschuhen. Als ich einen Stripteasekurs besuchte, waren die Beuge- und Kreisbewegungen wirklich eine große Hilfe für die Straffung meiner Schenkel und Beine. Striptease und Stangentanz sind großartige Möglichkeiten, sich mit der eigenen Sexualität anzufreunden, sich sexy und begehrenswert zu fühlen. Es gibt auch Trainingsvideos wie Flirty-Girl-Fitness-DVDs, wenn Sie lieber zu Hause trainieren wollen, weil Sie in kein Tanzstudio gehen wollen.

Vielleicht wollen Sie Striptease lieber in den eigenen vier Wänden trainieren. Das macht es Ihnen leichter, Ihre Hemmungen abzulegen. Je mehr Sie üben, desto mehr werden Sie sich mit dem Gedanken anfreunden, Ihrer sinnlichen Seite freien Lauf zu lassen. Die Kreis- und Beugebewegungen, die Sie zur Musik Ihrer Wahl machen, sind tatsächlich ein sehr gutes Training. Wenn Sie mit den Bewegungen vertraut sind, werden Sie sie Ihrer besseren Hälfte zeigen wollen. Ich bin mir sicher, dass er Ihren schlanken, straffen Körper und Ihre Sinnlichkeit genießen wird. Sie werden sich mit einer wundervollen sexuellen Präsenz bewegen, die sowohl Ihnen als auch Ihrem Partner große Freude bereiten wird.

Kapitel 17:

Warum farbige Frauen mehr Gewicht zulegen als andere Frauen

Die Statistiken liegen auf dem Tisch: Das National Center for Health Statistics berichtet, dass mehr als die Hälfte der Amerikaner (54,3 Prozent) fettleibig ist, wobei farbige Frauen die Bevölkerungsgruppe mit dem größten Übergewicht darstellen, gefolgt von Lateinamerikanerinnen. Die Statistik legt nahe, dass 78 Prozent unserer Bevölkerungsgruppe übergewichtig sind – das sind vier Fünftel der schwarzen Frauen. Der Anteil der fettleibigen Afroamerikanerinnen ist alarmierend hoch im Verhältnis zu den Frauen anderer ethnischer Gruppen.

Wie ich bereits schrieb, ist Übergewicht oder Fettleibigkeit nicht immer eine Folge von übermäßigem Essen und wenig körperlicher Bewegung, aber bei schwarzen Frauen wird alles noch viel komplizierter. Es gibt viele Gründe, warum farbige Frauen übergewichtig oder fettleibig sind. Ich werde in diesem Abschnitt fünf davon beschreiben.

Farbige Frauen haben einen langsamen Stoffwechsel

Nach einer Studie, die im *American Journal of Clinical Nutrition* veröffentlicht wurde, tendieren Afroamerikanerinnen von ihrer genetischen Anlage her zu einem langsamerem Stoffwechsel. Eine Studie des University of Pennsylvania Medical Center stellte fest, das farbige Frauen einen »biologischen Nachteil« haben, der es schwieriger für sie macht, Gewicht zu verlieren. Forscher fanden heraus, dass farbige Frauen auch in einer Ruhephase an die 100 Kalorien täglich weniger verbrennen als übergewichtige weiße Frauen der gleichen Altersgruppe. Wenn sich diese Tatsache für farbige Frauen, die abnehmen wollen, jetzt wie ein Weltuntergangsszenario anhört, dann möchte ich Ihnen Mut machen, denn dies ist eine Herausforderung, die überwunden werden kann. Die Strategien für gesundes Essen und einen gesunden Lebensstil, die in diesem Buch bereits vorgestellt wurden, speziell die Möglichkeiten, den Stoffwechsel zu beschleunigen (siehe Kapitel 7), werden Ihnen dabei helfen, mehr Kalorien zu verbrennen.

Farbige Frauen sind anfälliger für Insulinresistenz, die die Ablagerung von überschüssigem Fett im Körper verursacht

Farbige Frauen weisen auch bei normalem Körpergewicht ein höheres Risiko für Insulinresistenz auf, ein Zustand, der mit Diabetes und hohem Blutdruck in Verbindung gebracht wird, wie ein Forschungsprojekt der Wake Forest University School of Medicine zeigte. Insulinresistenz bedeutet, dass der Körper das Hormon Insulin nicht effektiv dazu verwenden kann, Glucose zu verarbeiten, was die Bauchspeicheldrüse zwingt, mehr Insulin zu produzieren; ein erhöhter Insulinspiegel wiederum führt zu übermäßiger Fettablagerung im Körper. Nahezu die Hälfte der schlanken farbigen Frauen hatte Insulinresistenz, ein Wert, der doppelt so hoch ist wie bei hispanoamerikanischen Frauen und Kaukasierinnen. Die Studie zeigte, dass 47 Prozent der farbigen Frauen mit Normalgewicht an Insulinresistenz litten, verglichen mit weniger als 20 Prozent der hispanoamerikanischen Frauen und Kaukasierinnen.

Die Forscher untersuchten im Zuge der *Insulin Resistance Atherosclerosis Study (IRAS),* in welcher Relation Fettleibigkeit zu Insulinresistenz bei farbigen, kaukasischen und lateinamerikanischen Frauen steht. Die Ergebnisse legen nahe, dass die Zugehörigkeit zu einer bestimmten ethnischen Gruppe neben der Fettleibigkeit selbst ein wichtiger Faktor bei der Ausbildung von Insulinresistenz und Typ-2-Diabetes ist. Das bedeutet, dass farbige Frauen, selbst wenn sie schlank sind, ein höheres Risiko für die Entwicklung von Insulinresistenz eingehen, was zu übermäßiger Ablagerung von Fett im Körper führt, wenn sie nicht richtig behandelt wird.

Farbige haben das »sparsame Gen«, das sie mehr essen lässt

Das sogenannte »sparsame Gen« (thrifty gene) erlaubt dem Körper auch bei minimaler Aufnahme von Nahrung zu funktionieren. Forscher glauben, dass die Afroamerikaner ein derartiges Gen von ihren Vorfahren vererbt bekamen. Damals ermöglichte das Gen Afrikanern, während »Fasten- und Hungerzyklen« die von der Nahrung zur Verfügung gestellte Energie besser zu nutzen, wenn Essen Mangelware war. Menschen, die das sparsame Gen besitzen, haben das Problem, dass der dem Körper eigene Appetitunterdrücker (Leptin) nicht zu funktionieren scheint. Offensichtlich stammt dieses Gen aus Zeiten, in denen Nahrung nicht leicht zugänglich war. Diese Menschen wurden »leptinresistent«, was heißt, dass ihr Körper hormonelle Signale, mit dem Essen aufzuhören und kein weiteres Fett zu speichern, ignorieren. Das geschah, weil der Körper sich anpasste und an die Fettspeicher ranmachte, wenn keine Nahrung verfügbar war, um in den mageren Zeiten am Leben zu bleiben.

Farbige Frauen können dicker sein und trotzdem gesund bleiben

Nach einem Bericht von Reuters Health stellten Peter T. Katzmarzyk, stellvertretender geschäftsführender Direktor für Bevölkerungswissenschaften am Pennington Biomedical Research Center, und seine Kollegen in einer Studie aus dem Jahr 2011 fest, dass farbige Frauen mit mehr Gewicht als weiße Frauen trotzdem als gesund eingestuft werden können. Katzmarzyks Team berechnete den Körpermasseindex (kurz BMI) und maß den Bauchumfang von über sechstausend Männern und Frauen aller ethnischen Gruppen, um den Schwellenwert herauszufinden, an dem Gewicht signifikant mit dem Auftreten von Krankheiten in Verbindung gebracht werden muss. Nach den medizinischen Richtlinien der National Institutes of Health über die Erkennung, Evaluierung und Behandlung von Übergewicht und Fettleibigkeit bei Erwachsenen wird ein BMI über 30 mit vermehrtem Vorkommen von hohem Cholesterin, Diabetes und hohem Blutdruck in Verbindung gebracht. Aber Katzmarzyk kam zum Schluss, dass dieser Grenzwert für farbige Frauen nicht zuzutreffen scheint. Während bei Männern keine Unterschiede zwischen den Ethnien festzustellen waren, zeigte Katzmarzyk, dass das Risiko bis zu einem BMI-Wert von 33 für farbige Frauen nicht erhöht war. Seine Erklärung dafür könnte sein, dass bei verschiedenen Ethnien das Körperfett anders verteilt ist. Wenn jemand dünn ist (mit einem niedrigen BMI), muss er also nicht unbedingt gesund sein. Sprich, es sollte also die Gesundheit sein, wegen der wir abnehmen. Nur ein gesunder Körper ist ein schöner Körper.

Farbige Frauen haben eine Tendenz zu emotionalem Essen

Viele farbige Frauen waren gezwungen, einige Haushalte zu führen, mit mehreren Paralleljobs zurechtkommen und dazu noch die Kinder alleine aufzuziehen. Essen kann ein Ausweg sein, um mit dem Stress und den

Enttäuschungen des Lebens zurechtzukommen. Doch leider führt Gewichtszunahme zu chronischen Krankheiten. Die Sterblichkeitsrate farbiger Frauen ist höher als bei anderen ethnischen Gruppen, und zwar bei nahezu jeder Haupttodesursache wie Herzkrankheiten, Lungenkrebs und Brustkrebs. Wir schenken Leben, Fürsorge und glauben, dass wir uns um alle kümmern müssen außer um uns selbst. Selbstliebe heißt, sich zuerst um sich selbst zu kümmern, damit wir in der Folge bei anderen aus dem Vollen schöpfen können.

Viele farbige Frauen glauben, dass dick oder »phat« (pretty hot and tempting) zu sein niedlich oder sexy wirkt. Wie auch immer, wir müssen uns klarmachen, dass *phat* mit *Fett* gleichzusetzen ist, das verbrannt werden muss, um einen schlanken, gesünderen Körper zum Vorschein kommen zu lassen. Schwestern, es ist Zeit, euer Gewicht zu verlieren, um euer Leben zu retten; ihr habt sicher noch viel vor im Leben!

Kapitel 18:

Selbstvertrauen tanken mit einem neuen Körper und einem neuen Ich

Ich sah, wie Terrell »Null Gramm Körperfett« Owens an der Seitenlinie des Footballfeldes verzückt sagte: »Ich liebe mich wirklich sehr!« Er sagte es mit so viel Leidenschaft und Überzeugung, dass ich wusste, er meinte es auch so! Da musste ich darüber nachdenken, wie ich es zustande bringen könnte, »mich wirklich sehr zu lieben«. Ich glaube, der Schlüssel ist, die Beziehung zu sich selbst zu verbessern.

Wenn Sie sich selbst lieben und Vertrauen zu sich haben, dann senden Sie auch Signale an andere, dass Sie Wertschätzung und Respekt verdient haben. Liebe zu sich selbst sendet vor allem ein klares Signal aus, dass man Sie respektieren, feiern, schätzen und lieben muss. Manchmal wird Ihr Selbstwertgefühl von den Menschen beeinflusst, die Ihnen nahestehen. Manche haben Familienmitglieder und Freunde, die Ihr Selbstwertgefühl immer wieder von neuem zerstören. Selbst wenn sie Ihr Fleisch und Blut sind, sollten Sie sie so weit wie möglich von Ihnen fernhalten. Worte, die wehtun, zerstören jeden Fortschritt in Richtung Selbstwertgefühl und Selbstliebe.

Lassen Sie Selbstliebe den Verstand, den Körper und den Geist heilen

Selbstliebe ist der Schlüssel zur Erhaltung Ihres gesunden Idealgewichts. Der Körper hat eine natürliche Fähigkeit, ihr perfektes Gewicht zu finden und zu erhalten, solange Sie in Harmonie mit Ihrem wahren Ich sind. Denn in Ihrem wahren Ich ist alles enthalten, was gut und perfekt an Ihnen ist. Wenn Sie zu Ihrem wahren Ich zurückkehren, werden Sie an einen Punkt gelangen, wo das Gewicht zu schwinden beginnt. Nur die Macht der Liebe kann Ihnen helfen, Ihr wahres Ich zu finden. Sie müssen die Liebe verstehen lernen, eine Macht, die über uns hinausgeht. Sie ist in der Tat größer als jede Abhängigkeit oder Essstörung, die wir vielleicht haben mögen. Lieben zu lernen bedeutet, dass Sie die Macht des Hasses überwinden, denn die Wahrheit ist, dass ungesundes Essen ein Akt des Selbsthasses ist.

Die Macht der Liebe ist perfekt, gesund, allwissend, selbstheilend und im Überfluss vorhanden. Im Gegensatz dazu ist die Macht der Angst zerstörerisch, chaotisch und unvollständig. Wir können nicht anderen aus einer trockenen Quelle geben. Das ist nicht egoistisch oder maßlos. Wir müssen zuerst auf unsere eigenen Bedürfnisse Rücksicht nehmen, erst dann können wir für die anderen aus dem Vollen schöpfen. Sie müssen sich selbst und Ihren Körper lieben. Gleichgültig, ob Sie sich dick oder übergewichtig fühlen, Sie müssen Ihren Körper ab jetzt lieben, ohne Einschränkung. Wenn Sie Ihren Körper nicht lieben können, weil Ihnen sein Aussehen nicht gefällt, dann sollten Sie berücksichtigen, dass nicht Sie schuld sind, dass Sie übergewichtig sind. Doch nun, wo Sie mehr über das gesunde Essen wissen, ist es Zeit, sich selbst und anderen zu vergeben, damit Sie Ihren alten Körper loslassen und zu einem dünneren, gesünderen Körper gelangen.

Wenn Sie die Macht der Liebe verstanden haben, können Sie Essen zu einem Freund machen, anstatt es als Feind zu sehen. Nahrung nährt und erhält Sie; es festigt unsere Beziehung mit der Familie und den Freunden. Essen ist dazu da, gegessen und genossen zu werden … in Maßen allerdings. Sie sind kein Sklave des Essens. Sie essen, wenn Sie hungrig sind, aber Sie können auch ohne Essen auskommen, wenn Sie es nicht sind.

Der einzige Weg, eine gesunde Beziehung zum Essen aufzubauen, besteht darin, es lieben zu lernen und sicherzustellen, dass die Nahrung, die Sie Ihrem Körper zuführen, auch Sie liebt; sie gibt Ihnen Treibstoff, nährt Sie und gibt Ihnen optimale Gesundheit und Vitalität. Ein Schokoladeriegel liebt Sie nicht – er ist voll Zucker und industriell verarbeiteter Chemikalien, die Ihrem Körper schaden. Auch die Menschen, die ihn herstellten, lieben Sie nicht – sie wollen einfach Geld machen, indem sie Ihnen ein Produkt verkaufen. Chemikalien und verarbeitete Nahrung führen zu einer schlechten Gesundheit, Unwohlsein, Lebensmittelallergien, Krankheiten und anderen Leiden – nichts davon würde ich als »Liebes«-Beziehung bezeichnen. Wenn Sie also immer noch Lust auf Süßigkeiten haben, bedeutet das, dass Sie geistig noch wachsen und noch nicht Ihr wahres Selbst gefunden haben. Wenn Sie es finden, dann werden Sie keine Sehnsucht nach Speisen haben, die schlecht für Sie sind.

Die Speisen, die Sie lieben, sind diejenigen, die zu Ihrer Gesundheit und Ihrem Wohlbefinden beitragen, wie Obst, Nüsse, Keime und Gemüse. Die gesunden, natürlichen Nahrungsmittel machen Ihren Körper stärker und versetzen ihn in die Lage, Krankheiten und Leiden zu bekämpfen sowie schön und kräftig zu sein. Natürliche, gesunde Nahrung macht Ihren Körper stark, bekämpft Krankheiten, heilt den Körper, sorgt für eine schöne Haut, erneuert Ihren Geist, gibt Ihnen Energie, verlangsamt den Alterungsprozess und schmeckt viel, viel besser, als Sie sich jemals vorstellen konnten, wenn sich Ihre Geschmacksnerven erst einmal umgestellt haben. Sie müssen bewusst nach gesunder Nahrung suchen, denn die ungesunde Nahrung ist leicht erhältlich und zugänglich. Aber ich bin mir sicher, dass Sie schon an Bauernmärkten oder Naturkostläden vorbeigekommen sind. Es ist Zeit, dort anzuhalten und Ihr Leben zu ändern.

Machen Sie sich am Anfang des Abenteuers keinen Stress wegen der ungesunden Nahrung, die Sie essen. Sie durchlaufen einen Prozess, bei dem es darum geht, die Abhängigkeit von vielen ungesunden Nahrungsmitteln zu brechen, die Sie essen und von denen Sie glauben, dass Sie sie »lieben«. Achten Sie lediglich darauf, was Sie essen, und seien Sie sich bewusst, dass der Tag kommen wird, an dem Sie die Speisen nicht mehr lieben werden, die Sie jetzt noch bevorzugen.

Ich selbst überwand meine Abhängigkeit von Zucker, Süßigkeiten sowie Junkfood Schritt für Schritt über einen längeren Zeitraum hinweg. Statt regelmäßig Schokostückchen-Cookies mit raffiniertem weißem Zucker zu essen, aß ich zuckerfreie Cookies, die künstliche Süßstoffe enthielten. Obwohl sie wegen des Weißmehls, der Transfette oder der künstlichen Süßstoffe, die sie enthielten, nicht sehr gesund waren, halfen sie mir, meine Abhängigkeit von weißem, raffiniertem Zucker zu brechen. Als ich mich jedoch einige Monate später über die Gefahren der künstlichen Süßstoffe und Transfette informiert hatte, aß ich auch keine zuckerfreien Cookies mehr. Sie werden den Übergang zu einer gesünderen Ernährung so meistern, wie es für Sie persönlich am besten ist.

Für einige Menschen ist übermäßiges Essen ein Weg, mit schmerzhaften Gefühlen und Emotionen fertig zu werden. Übergewichtig zu sein und zu viel zu essen scheint mit den Beziehungen zusammenzuhängen. Sie verstecken sich hinter ihrem Übergewicht. Sie haben eine Mauer um sich herum hochgezogen, sie sind unerreichbar für Freundschaft und Liebe.

Um Ihren Körper und Ihr wahres Ich lieben zu lernen, schreiben Sie die folgenden positiven Gedanken auf Karteikarten und lesen Sie sie jeden Tag, bevor Sie aus dem Haus gehen:

1. Ich will eine Liebesbeziehung mit dem Essen aufbauen. Ich weiß, dass Nahrung ein Geschenk Gottes ist, für das ich dankbar bin, weil es meinen Körper nährt.
2. Ich bin dankbar für meinen Körper und freue mich auf einen dünneren, gesünderen Körper, wenn ich mehr über gesundes Essen weiß.
3. Ich werde keine Angst haben, auf die Waage zu steigen, weil das Gewicht, das ich habe, nicht so wichtig ist, wie einen rundum gesunden Körper zu haben. Ein gesunder Körper ist ein schöner Körper.
4. Ich will mich nicht für meinen Körper schämen, denn er ist nur die Wohnung meines Geistes und meiner Seele; er ist nicht mein wahres Ich.
5. Ich will mir selbst und den anderen vergeben. Kein Streit und keine Kämpfe mehr, ich schiebe den Stress, das Scheitern und die Enttäuschungen beiseite.

Der erste Schritt zur Selbstliebe ist die Evaluierung des Selbstbildes. Ihr Bild von sich selbst kommt von innen und wird reflektiert von den Gedanken und

Gefühlen, die Sie im Laufe Ihres Lebens geformt und verinnerlicht haben. Ein negatives Selbstbild führt zu einem erfolglosen, kontraproduktiven Verhalten, das Ihre Beziehungen und Ihre Gesundheit insgesamt schädigt. Wenn es Ihnen an Selbstliebe mangelt und Sie glauben, dass Sie unwichtig sind, dann werden Sie auch für andere unwichtig sein. Wenn Sie glauben, dass Sie nicht die Zeit und die Anstrengung wert sind, die das Abnehmen erfordert, dann ist es unwahrscheinlich, dass Sie gesünder und glücklicher werden.

Wenn Sie andauernd wegen Ihres Gewichts besorgt sind und negative Gedanken und Gefühle haben, die Sie unglücklich machen, dann ist es Zeit, aus dem Teufelskreis auszubrechen. Wenn Sie sich dabei erwischen, dass Sie negative Dinge zu sich oder über sich selbst sagen, halten Sie ein und ersetzen Sie diese Gedanken durch positive Gedanken. Sprechen Sie den positiven Gedanken laut aus. Wenn Sie zum Beispiel denken: »Mein Bauch ist riesig«, halten Sie ein und sagen Sie: »Ich freue mich schon darauf, wie schön mein Körper sein wird, wenn ich einige Kilogramm verloren habe.« Je häufiger Sie diese Methode anwenden, desto mehr wird sie Sie innerlich verändern.

Lassen Sie es nicht zu, dass negative Gedanken sich festsetzen. Achten Sie darauf, negative Gedanken zu vertreiben und sie sofort durch solche zu ersetzen, die Sie ermutigen und positiv sind. Machen Sie auch keine halben Sachen bei den positiven Gedanken. Sagen Sie nicht: »Ich hoffe, ich werde abnehmen« oder: »Ich werde versuchen 14 Kilogramm abzunehmen.« Sagen Sie stattdessen: »Ich *werde* 14 Kilogramm abnehmen. Ich *werde* einen schlanken Körper haben, mit dem ich mich sexy fühle.« Sie planen nicht, Sie wünschen oder hoffen nicht – Sie tun es! Gedanken und Gefühle haben eine Macht, die Ihnen sowohl helfen als auch schaden kann. Wenn Sie Ihre Gedanken modifizieren, ändern Sie Ihr Leben.

Vermeiden Sie emotionales Essen

Essen Sie, wenn Sie traurig, verletzt oder einsam sind? Emotionales Essen führt fast immer zu schlechten Essgewohnheiten. Ohne es zu bemerken, können Sie in einem Teufelskreis gefangen sein, in dem Sie »leben, um zu essen« und nicht »essen, um zu leben«. Wie ein Drogen- oder Alkoholabhängiger müssen Sie sicherstellen, dass Sie nicht essen, um Problemen auszuweichen. Essen sollte als das gesehen werden, was es ist: Treibstoff für den Körper, um ihm Energie und Vitalität zu geben.

Eine wichtige Waffe im Kampf gegen emotionales Essen ist es, den Unterschied zwischen emotionalem Hunger und physikalischem Hunger zu erkennen. Das ist essentiell. Manchmal ist unsere Beziehung zum Essen eher eine emotionale als eine physikalische. Manchmal essen wir, um eine emotionale Lücke oder andere negative Emotionen zu füllen. Aber kein Cracker, Kuchen, Eis oder Torte kann den emotionalen Hunger stillen.

Emotionaler Hunger kommt plötzlich – *Ich muss auf der Stelle irgendetwas essen.* Aber Sie fühlen sich nur selten befriedigt oder satt, und so essen Sie weiter und essen Sie weiter, bis die ganze Packung Chips oder die Packung Eiscreme leer ist. Wenn sich der Hunger nach einem Streit oder negativen Gefühlen einstellt, dann handelt es sich um emotionalen Hunger. Sie müssen lernen, sich den Emotionen direkt zu stellen.

Physikalischer Hunger meldet sich langsam alle drei, vier Stunden. Sehen Sie auf die Uhr. Wenn Sie eine Mahlzeit vor einer Stunde aßen und satt waren, aber plötzlich etwas essen wollen, dann leiden Sie wahrscheinlich unter emotionalem Hunger.

Wenn Sie sich mit Ihren emotionalen Problemen beschäftigen, hilft Ihnen das, Ihr Verhältnis zum Essen zu verbessern. Wenn Sie sich mit Ihren Gefühlen auseinandersetzen, müssen Sie verstehen lernen, dass negative Ereignisse in Ihrem Leben wahrscheinlich lange Jahre in Ihrem Geist herumspukten, dass sie aber niemals richtig verarbeitetet wurden, da Sie diese Gefühle unterdrückten.

Wenn wir auf die traurigen Ereignisse unseres Lebens fixiert bleiben, dann brennen sie sich in unserem Geist und in unserem Körper fest und lasten emotional schwer auf uns. Wir müssen diese Erfahrungen verarbeiten und loslassen. Wenn wir das nicht tun, dann werden diese negativen Emotionen toxisch für unseren emotionalen und unseren physikalischen Körper sein. Traurige oder schmerzhafte Erfahrungen sollen uns eine Lektion sein, die wir lernen mussten, um zu wachsen und als Mensch zu reifen – sie sind nicht dazu da, um uns über Jahre im Wege zu stehen.

Genauso wie wir toxische Abfälle im Körper loswerden, können wir auch toxische Emotionen loswerden. Anstatt zu essen, um uns von negativen Gefühlen abzulenken, müssen wir sie verarbeiten und eliminieren – gerade wie es der Körper mit der Nahrung tut: Er nimmt die Nährstoffe, die er braucht, und stößt den Rest aus.

Für die Vertreibung negativer Emotionen ist Vergeben notwendig, sich selbst und anderen. Die Autoren Stephen Kendrick und Alex Kendrick diskutieren Vergeben in ihrem Buch *40 Tage Liebe wagen: Eine Anleitung, wie Du Deine Partnerschaft positiv verändern kannst,* auf folgende Weise:

»Doch Vergebung spricht niemanden von seiner Schuld frei. Ihre Rechnung mit Gott bleibt offen. Doch du erhältst die Freiheit, dir keine Gedanken mehr machen zu müssen, wie du diesen Menschen bestrafen könntest. Wenn du jemandem vergibst, überlässt du ihn nicht sich selbst, sondern übergibst ihn Gott, der sich ganz sicher auf seine Weise mit ihm auseinandersetzen wird. Du ersparst dir weitere Diskussionen und weiteren Streit. Es geht nicht mehr darum, ob man gewinnt oder verliert. Es geht um Freiheit. Es geht um Loslassen.«

Tipps, um motiviert zu bleiben

Um Ihren Erfolg mit dem DHEMM-System sicherzustellen, sollten Sie die folgenden Tipps beachten, um motiviert und zielgerichtet zu bleiben.

Vergeben Sie sich selbst. Sie müssen sich die schlechten und zerstörerischen Essgewohnheiten vergeben, die Sie so viele Jahre lang hatten. Wie viele andere Menschen folgen Sie der amerikanischen Standardkost. Wie auch immer, Sie können keine Fortschritte machen, dauerhaft abnehmen und eine optimale Gesundheit aufbauen, wenn Sie sich nicht selbst vergeben. Darüber hinaus müssen Sie auch Freunden, der Familie und anderen vergeben, die Sie jahrelang mit ungesundem Essen ernährten, da sie es wahrscheinlich nicht besser wussten. Sie werden bisweilen die falsche Entscheidung in Bezug auf Ihr Essen treffen. Wir alle verlieren manchmal die Kontrolle und treffen eine schlechte Wahl, aber es ist wichtig zu wissen, dass aus einer falschen Entscheidung nicht zwei oder drei werden müssen. Der Schlüssel zum Abnehmen und zum Selbstvertrauen ist es, die Zahl der falschen Entscheidung täglich zu verringern.

Geben Sie Ihrer Gesundheit Vorrang. Sie müssen anders denken. Zunächst müssen Sie die bewusste Entscheidung treffen, dass Gesundheit eine der wichtigsten Prioritäten in Ihrem Leben ist. Sie müssen wissen, dass Ihr Körper von Natur aus dünn ist. Wenn Sie sich geistig vorbereiten und das Wissen, das Ihnen in diesem Buch vermittelt wird, aufnehmen, dann haben Sie alle Instrumente an der Hand, um Ihr Leben in jeder Hinsicht zu verändern. Auch wenn Sie eine vielbeschäftigte Mutter oder eine energische Karrierefrau sind, kann schon heute die Reise zu einem wundervollen, schönen Ich beginnen. Es ist Zeit, den Körper als das größte Geschenk, das Sie jemals bekamen, zu behandeln. Es ist Zeit, dass die Person in Erscheinung tritt, die Sie immer sein wollten. Wenn Sie gesunde und positive Energie im Leben haben, dann kommen andere wundervolle Dinge wie Liebe, Freude, Erfolg und Reichtum hinzu. Jedes Treffen bei der Arbeit, in der Kirche, zu Hause oder auf der Straße kann unwiderstehlich auf die anderen wirken. Werden Sie gesund, verlieren Sie Gewicht und erleben Sie, wie Ihr Leben sich zum Besseren verändert.

Listen Sie zehn Gründe auf, warum Sie abnehmen wollen. Denken Sie ernsthaft über die Liste nach und stellen Sie sicher, dass jeder Grund Ihre wahren Ziele und Wünsche widerspiegelt. Die Gründe sollten sehr persönlich sein und niemand anderem gefallen als Ihnen selbst. Sie sind Ihre individuelle Motivation. Lesen Sie sie jeden Tag. Sie werden Sie auch in der Arbeit aufhängen oder auf Karteikarten in Ihrer Handtasche oder Brieftasche mit sich führen.

Visualisieren Sie Ihre Ziele. Wie wird Ihr Leben sein, wenn Sie dünner und gesünder sind? Stellen Sie sich Ihren perfekten Körper bildlich vor und freunden Sie sich mit der Idee an, dass das am Ende des Programms Ihr Körper sein wird. Alles im Leben ist Energie, inklusive Ihrer Gedanken. Positive Gedanken rufen positive Energie hervor. Negative Gedanken rufen negative Energie hervor. Sie werden sein, was Sie denken. Wenn Sie sich schlank und gesund in Ihrer Fantasie vorstellen, werden Sie sich in die Richtung Schlankheit und Gesundheit bewegen. Denken Sie nicht, dass Sie übergewichtig sind; stellen Sie sich stattdessen vor, dass Sie dünn sind. Denken Sie, dass Sie einen attraktiven, sexy und energiegeladenen Körper haben. Erlauben Sie Ihren Gedanken, Sie bei Ihren Versuchen zu unterstützen, Ihre Essgewohnheiten zu ändern, und Sie werden die Fortschritte beschleunigen, da alles in Ihrem Leben für Sie, nicht gegen Sie arbeitet.

Beeinflussen Sie sich selbst positiv. Aus Gedanken und Gefühlen erwächst die Handlung, und die Handlung schafft Realität. Denken Sie daran, dass Sie ein neues Kapitel in Ihrem Leben aufschlagen. Ich will Sie jetzt auf der Stelle dazu ermutigen, mit der Reise zu beginnen. Viele fragen: »Wie fange ich an?« oder: »Wie komme ich ans Ziel?« Nun, es beginnt mit positiver Selbstbeeinflussung. Sie müssen aufhören, negative Dinge über sich selbst zu denken und zu sagen. Sie sind nicht dick, faul, hässlich oder krank. Ihr wahres Ich ist von Natur aus dünn, schön und gesund. Wenn Sie negative Gedanken über sich selbst haben, werden Sie negative Menschen und negative Resultate in Ihrem Leben anziehen. Wenn Sie sich sagen, dass Sie niemals Gewicht verlieren werden, dann haben Sie vermutlich recht: Sie werden nicht abnehmen. Wenn Sie sagen, dass Sie es können, wird Ihr Unterbewusstsein es glauben und beginnen, Ihre Handlungen in Richtung Abnehmen zu steuern.

Fixieren Sie sich nicht darauf, sich täglich zu wiegen. Lassen Sie sich nicht durch die Waage die Laune verderben. Häufiges Wiegen kann irritierend sein, konzentrieren Sie sich daher darauf, wie sich Ihre Kleidung am Körper macht und aussieht. Waagen sind auf lange Sicht verlässlich, geben Ihnen jedoch auf täglicher Basis ungenaue Ergebnisse. Gewichtsschwankungen, die durch hormonelle Veränderungen oder Flüssigkeit verursacht werden, können Enttäuschungen auslösen. Die Waage zeigt ohne Grund mehr oder weniger Gewicht an, weil normale Waagen nicht zwischen Fett, Muskeln und Wassergewicht unterscheiden können. Außerdem verändert sich Ihr Gewicht im Laufe des Tages um mehrere Kilogramm, wenn Sie sich also zu häufig wiegen, ist das nur verwirrend und demotivierend. Wiegen Sie sich einmal pro Woche zur gleichen Tageszeit mit derselben oder gar keiner Bekleidung (nackt ist am besten). Konzentrieren Sie sich auf die Zentimeter, die Sie verlieren wollen und darauf, wie Sie sich fühlen. Mit diesem Programm tun Sie großartige Dinge für Ihren Körper und Ihre Gesundheit. Die niedrigere Zahl auf der Waage wird sich von selbst ergeben. Seien Sie zufrieden, wenn Sie pro Woche ein halbes oder ein ganzes Kilogramm abnehmen. Wenn Sie das zwei Monate lang tun, dann werden Sie um die sieben Kilogramm abnehmen.

Konzentrieren Sie sich darauf, Körperfett zu verlieren, nicht nur Gewicht. Es ist in Ordnung, wenn Sie ein bestimmtes Gewicht als Richtlinie anstreben, aber konzentrieren Sie sich auch darauf, das gesamte Körperfett in Prozent zum Gesamtgewicht zu messen und zu verfolgen. Das stellt sicher, dass Sie Fett verlieren, nicht Muskeln. Ein gesunder Fettanteil für Männer beginnt bei 8 Prozent, bei Frauen bei 22 Prozent. Diese Anteile halten Sie in einer gesunden, sicheren Zone, die Krankheitsrisiken verringert. Wenn Sie nur eine normale Waage haben und eine detaillierte Körperfettmessung vornehmen wollen, können Sie in eine Heim-Körperfettwaage investieren. Gute Waagen kosten um die 90 bis 180 Euro. Ich habe eine von Tanita, um mein Gewicht, meinen Körperfettanteil und meine Muskelmasse zu messen, was mir hilft, ein vollständigeres Bild von meiner Gesundheit zu bekommen. Wenn Sie einmal begonnen haben, Ihr Körperfett zu messen, werden Sie sehen, was Sie wirklich verlieren wollen.

Machen Sie ein Foto! Das Betrachten von Fotos, die den Zustand vor dem Programm und danach zeigen, kann sehr motivierend sein. Sie werden natürlich von Freunden, Familie und Kollegen Kommentare und Komplimente zu hören bekommen, aber nichts ist besser, als ihren neuen, gesunden und schönen Körper mit eigenen Augen zu sehen. Gesundheit ist wichtig, aber ich verstehe Ihr Bedürfnis, dass Sie auch Ihr körperliches Aussehen verbessern wollen. Nehmen Sie daher den Fotoapparat zur Hand und machen Sie Fotos im Laufe Ihrer Reise zum Gewichtsverlust.

Die Ursache dafür, dass manche Menschen besser aussehen als andere, liegt darin, dass sie daran arbeiten. Warum, glauben Sie, sehen Stars trotz Ihres Alters so fantastisch aus? Weil Sie fortwährend an ihre Erscheinung denken und ihr Lebensunterhalt davon abhängt, wie gut sie aussehen. Doch jeder kann sich dazu entschließen, immer fantastisch auszusehen. Sie können die Wahl treffen, gesunde Vollkornprodukte statt Junkfood zu essen, aktiv zu bleiben, viel Wasser zu trinken und ausreichend Ruhe und Entspannung zu haben. Ja, es erfordert mehr Arbeit und Disziplin, großartig auszusehen, wenn Sie älter werden, aber Sie werden die Früchte dafür ernten.

Kapitel 19:

Ihr Blitzstart zum Abnehmen durch die 10-Tages-Detox-Kur mit grünen Smoothies

Wenn Sie abnehmen wollen, werden Sie angenehm überrascht sein zu hören, dass Sie Ihren Körper mit grünen Smoothies in Form bringen können. Tausende hatten Erfolg mit der von mir entwickelten 10-Tage-Detox-Kur mit grünen Smoothies (siehe mein Buch *Grüne Smoothies*, erschienen im riva Verlag).

Es stimmt, grüne Smoothies sind eine einfache Methode zum Abnehmen: In einem einzigen Glas liefern sie notwendige Nährstoffe ohne leere Kalorien. (Grüne Smoothies haben wenige Kalorien und sind reich an Nährstoffen, was bedeutet, dass Sie viel davon trinken können, ohne zuzunehmen.) Grüne Smoothies haben eine gute Nährstoffbasis, da sie eine ausgewogene Mischung aus Proteinen/Aminosäuren, guten Kohlenhydraten und gesunden Fetten enthalten. Und sie enthalten viele wertvolle Vitamine, Mineralstoffe, Antioxidantien, entzündungshemmende Substanzen und vieles andere. Sie sind außerdem reich an Ballaststoffen, sodass das Sättigungsgefühl länger anhält und Heißhungerattacken seltener auftreten. Die Süße der Früchte mindert den herben Geschmack der grünen Blattgemüse und macht die Smoothies so zu einer leckeren und sättigenden Mahlzeit, mit der Sie Ihrem Ziel abzunehmen näherkommen.

Wenn Sie sich jünger fühlen und jünger aussehen wollen, sollten Sie sich darüber bewusst werden, dass Sie ungeachtet Ihres Lebensalters ein strahlendes Aussehen haben werden, wenn Sie sich so ernähren, dass Ihre Zellen entlastet und gesund erhalten werden. Wenn Sie grüne Smoothies trinken, werden Sie zunächst feststellen, dass Ihr Hautbild sich verbessert. Eine gesunde Ernährungs- und Lebensweise wird Sie um Jahre jünger erscheinen lassen, lindert Falten, lässt Altersflecken verblassen und schenkt Ihnen eine »zweite Jugend«. Ihre Haut wird geschmeidig und Unreinheiten verschwinden. Die Augen beginnen zu strahlen. Augenringe und Schwellungen gehen ebenso zurück wie die Gelbfärbung im Weiß des Auges. Im Körper werden die Zellen erneuert, was eine effektivere Arbeit der Organe fördert.

Ein überraschender Vorteil von grünen Smoothies ist ihr positiver Einfluss auf die Verdauung. Unsere heutige Ernährungsweise verursacht eine Reihe von Verdauungsproblemen wie Sodbrennen, Dickdarmentzündung, Morbus Crohn und Reizdarmsyndrom, um nur einige wenige zu nennen. Die Ursache der meisten Verdauungsprobleme ist die zu geringe Produktion von Chlorwasserstoffsäure im Magen. Wenn während der Verdauung nicht genug Magensäure entsteht, passiert ein Großteil der Nahrung den Verdauungstrakt unverdaut und erzeugt Blähungen, Völlegefühl und andere Verdauungsstörungen. Sobald sich unverdaute Nahrungspartikel als Belag an der Darmwand ansammeln, sind Krankheiten vorprogrammiert. Industriell verarbeitete Lebensmittel, ein hoher Gluten- und Proteinanteil, frittierte Nahrung und ungesunde Fette sind die Hauptursachen für Verdauungsprobleme. Da grüne Smoothies im Mixer püriert werden, ist der Großteil der Arbeit, die das Verdauungssystem zu bewältigen hat, bereits geleistet. Der Körper kann die Nährstoffe, die er für eine optimale Gesundheit benötigt, leichter aus der Nahrung gewinnen.

Wie grüne Smoothies den Körper entgiften

Grüne Smoothies helfen großartig beim Entgiften des Körpers. Sie weisen einen hohen Gehalt an Chlorophyll auf, das eine ähnliche Struktur wie das

Hämoglobin im menschlichen Blut besitzt. Daher hat das Trinken von grünen Smoothies eine ähnlich stark reinigende Wirkung wie eine Bluttransfusion oder ein Blutreinigungsverfahren.

Sie können Ihren Körper bei der Ausscheidung der Toxine, die eine Gewichtszunahme verursachen und die Gesundheit beeinträchtigen, unterstützen. Sie können und sollten Ihren Körper entgiften und reinigen, wenn Sie besser und länger leben wollen. Wenn sich der Körper die Nährstoffe zunutze gemacht hat, die wir ihm mit unserer Kost zuführen, muss er die unverwerteten Nahrungsbestandteile und die Stoffwechselendprodukte, die durch den Verdauungsprozess entstehen, ausleiten. Ohne eine vollständige Eliminierung können sich unverdaute Nahrungspartikel ansammeln und Toxine im Körper zurücklassen. Doch dank der grünen Smoothies nehmen Sie die Ballaststoffe auf, die Sie für die innere Reinigung des Körpers, die Sanierung des Verdauungssystems und die Ausleitung der Gift- und Schadstoffe benötigen.

Viele Faktoren tragen zur Gewichtszunahme bei, und einer der Faktoren, der am häufigsten übersehen wird, ist die Ansammlung von Toxinen im Körper. Einfacher gesagt: Menschen tun sich schwer mit dem Abnehmen, weil ihr Körper voll von Toxinen ist. Je mehr Toxine Sie aufnehmen, desto eher speichert der Körper sie in den Fettzellen. Der Abbau von Fettzellen allein durch eine Diät ist schwierig. Sie müssen Ihren Körper erst entgiften. Ist der Körper mit Toxinen überlastet, wird Energie, die eigentlich zum Verbrennen der Kalorien gebraucht würde, umgeleitet, um Schwerstarbeit zu leisten und den Körper von Schadstoffen zu befreien. Der Körper hat also nicht genug Energie, um Kalorien zu verbrennen. Kann sich der Körper jedoch wirksam von den Toxinen befreien, lässt sich die Energie für die Fettverbrennung nutzen.

Folgende Symptome deuten auf eine Überbelastung mit Toxinen hin: Blähungen, Verstopfung, Verdauungsstörungen, Kraftlosigkeit, Erschöpfung/kognitive Dysfunktion, Depressionen, Gewichtszunahme, chronische Schmerzen, Infektionen, Allergien, Kopfschmerzen.

Der erste Schritt zur Gewichtsreduzierung ist die Entgiftung des Körpers. Wenn Sie abnehmen und schlank bleiben wollen, müssen Sie nachhaltig auf das Essen verzichten, das Sie übergewichtig und krank macht. Herkömmliche Reduktionsdiäten werden immer zu dem Ergebnis führen, dass Sie hinterher wieder zu Ihren alten Essgewohnheiten zurückkehren und somit wieder zunehmen. Das Ziel ist also, die Essgewohnheiten so umzustellen, dass Sie nicht länger das Verlangen nach ungesunden Lebensmitteln haben. Grüne Smoothies sind hervorragend geeignet, Heißhunger zu zügeln und um ungesunden Lebensmitteln Lebewohl zu sagen.

Herkömmliche Diäten erzielen selten die gewünschte langfristige Wirkung, weil sie die toxischen Abfallprodukte im Körper außer Acht lassen. Kalorien zählen ist kein Entgiftungs- und Entschlackungsprozess. Der Gewichtsverlust wird nicht dauerhaft sein, wenn die Körpersysteme nach wie vor träge arbeiten oder mit Toxinen und Schlacken überlastet sind. Zuerst müssen die Gift- und Schadstoffe ausgeleitet werden, um zu gewährleisten, dass der Körper die zugeführte Nahrung bestmöglich verstoffwechselt.

Grüne Smoothies: Ein Rezept zum Einstieg

Um Ihnen zu zeigen, wie einfach es ist, grüne Smoothies zuzubereiten, will ich Ihnen ein tolles Rezept vorstellen. Für die Zubereitung brauchen Sie nur fünf Minuten oder weniger (und auch die anschließende Reinigung der Geräte geht schnell und einfach).

Cremiger Pfirsich-Ananas-Mix

- 3 Handvoll Spinat
- 2 Tassen Wasser
- 2 Tassen Ananasstücke
- 2 Tassen Pfirsichstücke
- 2 Portionstütchen Steviapulver
- 2 Esslöffel Leinsamen, gemahlen

Zubereitung:
Blattgemüse und Wasser in den Mixer geben und pürieren, bis die Mischung eine saftähnliche Konsistenz hat. Das Gerät ausschalten, die restlichen Zutaten zufügen und alles noch einmal durchmixen, bis der Smoothie cremig ist.

Schlusswort

Ich gratuliere Ihnen, dass Sie sich entschlossen haben, die Kontrolle über Ihre Gesundheit zurückzugewinnen und Ihrem Körper die Nahrungsmittel zuzuführen, die er braucht, um schlank, gesund und dynamisch zu sein! Sie werden bald die Früchte Ihrer Entscheidung ernten, denn Sie haben einen Lebensstil angenommen, der Ihnen Gesundheit und Glück schenkt. Mit Hilfe des DHEMM-Systems genießen Sie gesunde Nahrung, stützen Ihren Körper durch Nahrungsergänzungsmittel, reinigen ihn durch verschiedene Entgiftungsmethoden und bleiben körperlich aktiv. Sorgen Sie dafür, dass Sie immer die Zeit finden, Geist und Seele die Ruhe und die Entspannung zu gönnen, die sie brauchen, um stark und gesund zu bleiben. Sie haben sich selbst ein wundervolles Geschenk gemacht.

Die folgenden Punkte sind Ihre Richtschnur für ein langes und gesundes Leben:

1. Entgiften Sie wöchentlich, um Toxine zu eliminieren, die Fettzellen verursachen.
2. Essen Sie reine und ausgewogene Nahrung und eliminieren Sie zuckerhaltige Nahrungsmittel.
3. Nehmen Sie die nötigen Nahrungsergänzungsmittel ein.
4. Werden Sie körperlich aktiv und bewegen Sie sich täglich.
5. Trinken Sie viel Wasser.
6. Schlafen und entspannen Sie, so viel Sie können!

Ich halte unerschütterlich an meinem neuen Lebensstil fest, weil ich die erstaunlichen Ergebnisse am eigenen Leib erlebt habe. Mein über vierzig Jahre alter Körper fühlt sich einfach wunderbar jugendlich und dynamisch an. Ich muss keine Angst haben, dass ich zunehme oder wieder in einen so schlechten gesundheitlichen Zustand zurückfalle wie in meinen Zwanzigern und Dreißigern. Ich würde genauso zunehmen wie jeder andere Mensch auch, wenn ich meinen gesunden Lebensstil aufgeben würde. Dieser Lebensstil ist es, der auch meinen Kunden guttut und sie haben großen Erfolg damit. Ich weiß, dass auch Sie Ihr Idealgewicht und einen gesunden Körper erreichen können und erreichen werden!

Machen Sie sich klar, dass Sie es in der Hand haben, Ihr Leben zu ändern, und dank dieses Buches auch die Werkzeuge, um Ihre Träume tatsächlich Realität werden zu lassen. Jeder neue Tag ist der Beginn des restlichen Lebens. Träumen Sie von einem sexy und schönen Körper und lassen Sie den Traum Wirklichkeit werden. Sie bestimmen über Ihren Körper und Ihr Leben, leben Sie es daher mit Leidenschaft, denn Sie haben nur eines!

Zum Abschluss will ich Ihnen, wie es auch am Ende meiner Teleseminare tue, meine zehn Gebote mit auf den Weg geben. Damit schaffen Sie es, jung auszusehen und sich großartig zu fühlen.

1. *Du sollst dich selbst lieben.* Selbstliebe ist wesentlich für das Überleben. Es gibt keine authentische Beziehung zu anderen Menschen ohne Selbstliebe. Wir können das Land nicht aus einer trockenen Quelle gießen. Selbstliebe ist nicht egoistisch oder maßlos. Wir müssen uns zunächst um unsere eigenen Bedürfnisse kümmern, um für andere aus dem Vollen schöpfen zu können.
2. *Du sollst die Verantwortung für deine Gesundheit und dein Wohlergehen selbst übernehmen.* Wenn Sie gesund sein, mehr Energie haben und sich großartig fühlen wollen, müssen Sie sich die Zeit nehmen herauszufinden, was Sie dafür tun sollten, und es in Ihrem täglichen Leben auch umsetzen. Sie sollten darauf achten, was Sie in den Mund nehmen, wie viel Sie trainieren oder sich körperlich bewegen und was Sie denken.
3. *Du sollst schlafen.* Schlaf und Ruhe geben dem Körper die Chance, sich zu regenerieren. Schlaf ist die einfachste Methode, den Körper zu heilen. Schlafmangel zehrt an Ihren Kräften und lässt Sie auf der Stelle alt erscheinen durch die geschwollenen, roten Augen und die dunklen Ringe unter ihnen.

4. *Du sollst deinen Körper entgiften und reinigen.* Entgiftung des Körpers heißt, ihn von Giften und Toxinen zu befreien, damit Sie den Gewichtsverlust beschleunigen und wieder eine gute Gesundheit erlangen können. Ein reiner Körper ist ein gesunder Körper!
5. *Du sollst daran denken, dass ein gesunder Körper ein sexy Körper ist.* Authentische Frauen sind auch schön! Es geht darum, gesund zu sein, Stil zu haben, Selbstbewusstsein auszustrahlen und Kleidung zu tragen, die zu Ihrem Körpertyp passt.
6. *Du sollst mehr gesunde, natürliche und vollwertige Kost essen.* Gesundes Essen kann das Rad der Zeit zurückdrehen und dem Körper seine Jugendlichkeit zurückgeben. Wenn Sie natürliche Nahrung zu sich nehmen, dann fühlen Sie sich besser und sehen auch besser aus. Sie halten damit den Körper auf Zellebene rein und sehen trotz Ihres Alters prächtig aus. Gesunde Ernährung sollte Bestandteil Ihres zukünftigen Lebens sein.
7. *Du sollst gesund altern.* Ziel ist nicht, den Alterungsprozess zu stoppen, sondern sich mit ihm anzufreunden. Gesundes Altern heißt, dass Sie trotz des natürlichen Alterungsprozesses gesund bleiben, was zur Folge hat, dass Sie auch im Alter großartig aussehen und sich wohlfühlen.
8. *Du sollst deinen Lebensstil ändern.* Langfristiger Gewichtsverlust setzt die Bereitschaft zu Änderungen voraus … in Ihrem Denken, in Ihrem Lebensstil und in Ihrer Einstellung. Er erfordert die Aneignung von Wissen und dauerhafte Veränderungen in Ihrem Leben zum Besseren!
9. *Du sollst die Reise lieben lernen.* Wir sprechen von einer Reise, die Ihr Leben verändern wird; es handelt sich nicht um eine Diät, sondern um einen Lebensstil! Seien Sie nachsichtig mit sich und denken Sie positiv. Lernen Sie, sich auch über Ihre kleinste Leistung zu freuen. Und wenn Sie einmal über die Stränge schlagen, dann ist das in Ordnung; wir sind ja auch nur Menschen.
10. *Du sollst leben, lieben und lachen.* Lachen ist immer gut für die Seele. Leben Sie Ihr Leben mit Leidenschaft! Geben Sie niemals Ihre Träume auf! Und, das Wichtigste ist die … Liebe! Denken Sie daran: »Die Liebe hört niemals auf!«

Teilen Sie Ihre Erfolgsgeschichte mit anderen und helfen Sie ihnen, ihre Gesundheit und ihre Vitalität zurückzugewinnen.

Anhang

Menüplan und Rezepte für sieben Tage

Dieser Menüplan für sieben Tage mit Rezepten ist ein einfacher Plan, der als Anfangspunkt der dreiwöchigen Detox-Phase des DHEMM-Systems dienen soll. Dieser Plan und diese Rezepte helfen Ihnen, sich auf Speisen zu konzentrieren, die den Körper reinigen und entgiften, wobei parallel Ihre Geschmacksnerven umprogrammiert werden, um Appetit auf natürliche, gesunde Speisen zu haben, die Ihnen helfen, schlank und gesund zu werden!

Menüplan für sieben Tage

Tag eins

Frühstück:

- Mandelbutter in Haferflocken

Mittagessen:

- Quinoa-Pilaw

Abendessen:

- Spinatsalat mit Walnüssen und Äpfeln

Snacks:

- 1 Apfel
- Leicht gesalzenes Popcorn

Tag zwei

Frühstück:

- Hüttenkäse und Beeren

Mittagessen:

- Weiße Bohnen in Gerstensuppe
- Vollkorncracker

Abendessen:

- Spinatsalat mit Vinaigrette-Dressing

Snacks:

- 1 Tasse Erdbeeren
- Ungesüßte Haselnussbutter mit Sellerie

Tag drei

Frühstück:

- Müsli-Beeren-Parfait

Mittagessen:

- Quinoa-Salat mit schwarzen Bohnen

Abendessen:

- Augenbohnen und Paprika mit Gemüsefüllung

Snacks:

- 1 Tasse Heidelbeeren
- 1 Joghurt pur mit Beeren

Tag vier

Frühstück:

- Heiße oder kalte Vollkornfrühstücksflocken
- Ungesüßte Mandelmilch

Mittagessen:

- Gedünstete Tomaten und Spinat

Abendessen:

- Blattgemüsepfanne

Snacks:

- 1 Orange
- 1 hartgekochtes Ei

Tag fünf

Frühstück:

- Grundrezept gesunde Haferflocken mit Garnierung

Mittagessen:

- Einfacher Caesar Salad

Abendessen:

- Marinierte Gemüsepfanne mit braunem Reis

Snacks:

- 1 Apfel
- Leicht gesalzenes Popcorn

Tag sechs

Frühstück:
- Zimtmüsli

Mittagessen:
- Gurken- und Tomatensalat

Abendessen:
- Geschmorter Tofu
- Frittierte Süßkartoffeln
- Salat als Beilage

Snacks:
- 1 Tasse Himbeeren
- 1 Tasse Karotten

Tag sieben

Frühstück:
- Heiße oder kalte Vollkornfrühstücksflocken
- Ungesüßte Mandelmilch

Mittagessen:
- Blattkohleintopf mit Augenbohnen

Abendessen:
- Marinierte Gemüsepfanne mit braunem Reis

Snacks:
- 1 Birne
- Ungesüßte Mandelbutter mit Sellerie

Die Rezepte für den siebentägigen Menüplan

Mandelbutter in Haferflocken

Zutaten:

- 1 Tasse gekochte Haferflocken (gekocht in ungesüßter Mandelmilch)
- 2 EL Mandelbutter
- 1 TL Zimt
- 1 TL Honig

Zubereitung:

1. Haferflocken aufwärmen, damit alles richtig schmilzt.
2. Alle Zutaten in eine Schüssel geben und gut umrühren.

Quinoa-Pilaw

Zutaten:

- 1 Tasse ungekochte Quinoa
- 1 Tasse rote Linsen
- 1 mittelgroße rote Paprika, gehackt
- ¼ Tasse Rosinen
- 2 EL natives Olivenöl extra
- ¼ Tasse Orangensaft (frisch gepresst ist am besten)
- ¼ Tasse Apfelweinessig
- 2 Knoblauchzehen, geschält und fein gehackt
- 2 EL Tamari
- 1 TL Kümmelsamen
- ½ TL Flocken von rotem Pfeffer
- ½ TL Meersalz
- ½ Tasse geröstete Cashewnüsse, gehackt

Zubereitung:

1. Quinoa waschen und in zwei Tassen Wasser 10 Minuten lang kochen; trocknen und abkühlen lassen.
2. Alle Zutaten außer den Cashewnüssen in einer großen Schüssel vermengen.
3. Cashewnüsse vor dem Anrichten hinzufügen.

Spinatsalat mit Walnüssen und Äpfeln

Zutaten:

- ½ Tasse Walnüsse
- 2 EL natives Olivenöl extra
- 2 EL weißer Essig
- 1 EL Honig
- ½ TL Meersalz
- ½ TL gemahlener schwarzer Pfeffer
- 3 EL gehackte rote Zwiebeln
- 2 große grüne Äpfel, in dünne Scheiben geschnitten
- 2 EL Sultaninen
- 170 g Babyspinat, gewaschen
- 85 g fettreduzierter, zerbröckelter Ziegenkäse

Zubereitung:

1. Walnüsse in einer antihaftbeschichteten Bratpfanne bei mittlerer Hitze rösten, alle 3 bis 4 Minuten wenden. Auf einem Teller auskühlen lassen.
2. Öl, Essig, Honig, Meersalz und Pfeffer in einer Salatschüssel verquirlen.
3. Zwiebeln, Äpfel und Sultaninen einrühren, zuletzt Spinat hinzufügen und in der Pfanne schwenken, um ihn gleichmäßig zu verteilen.
4. Vor dem Servieren die Walnüsse und den Ziegenkäse darüberstreuen.

Hüttenkäse und Beeren

Zutaten:

- ½ Tasse fettarmer oder fettloser Hüttenkäse
- ¼ Tasse frische Heidelbeeren
- ¼ Tasse frische Erdbeeren, gehackt
- ¼ Tasse Walnüsse

Zubereitung:

1. Mischen Sie alle Zutaten in einer Schüssel und servieren Sie.

Weiße Bohnen in Gerstensuppe

Zutaten:

- 8 Tassen Gemüsebrühe
- 4 TL frischer Oregano
- 4 Stangen Sellerie
- 3 große Karotten
- ½ kg gefrorene Erbsen
- 2 Dosen weiße Bohnen (je 400 Gramm)
- ½ Tasse gekochte Gerste
- Meersalz

Zubereitung:

1. Gemüsebrühe, Oregano, Sellerie, Karotten und gefrorene Erbsen in einen Topf geben und zum Kochen bringen.
2. Wenn das Gemüse gar ist (gibt bei Berührung nach), die weißen Bohnen hinzufügen und auf der Flamme lassen, bis sie warm sind.
3. Gerste in eine Schüssel geben und Suppe darübergießen. Nach Geschmack Meersalz hinzufügen.

Spinatsalat mit Vinaigrette-Dressing

Zutaten:

- 6 Tassen lose gebundener Babyspinat
- 1 Tasse Erdbeeren (ohne Strünke)
- ¼ Tasse geröstete Kürbiskerne

Vinaigrette-Dressing:

- ¼ Tasse natives Olivenöl extra
- 2 EL roter Essig
- 1 TL Dijonsenf
- 1 TL Agavendicksaft
- 1 Prise Meersalz

Zubereitung:

1. Spinat und eine halbe Tasse Erdbeeren in eine große Schüssel geben.
2. In einer Schüssel die Zutaten des Vinaigrette-Dressings vermengen.
3. Über den Salat gießen und wenden, um das Dressing gleichmäßig zu verteilen.
4. Zum Abschluss als Garnierung die verbliebenen Erdbeeren und Kürbiskerne platzieren.

Müsli-Beeren-Parfait

Zutaten:

- 1 Banane, geschnitten
- ½ Tasse Heidelbeeren
- ½ Tasse Himbeeren
- 1 Becher Sojajoghurt
- 1½ Tassen Müsli

Zubereitung:

1. Banane, Heidelbeeren, Himbeeren, Joghurt und Müsli in Schichten in zwei große Gläser geben.
2. Sofort servieren.

Quinoa-Salat mit schwarzen Bohnen

Zutaten:

- 1 rote Paprika, in schmale Stücke geschnitten
- 1 Tasse Frühlingszwiebeln, gehackt
- 1 Mango, geschält und in schmale Stücke geschnitten
- 1 Tasse frische Petersilie, gehackt
- 2 EL roter Essig
- 2 EL Traubenkernöl
- ¼ TL Meersalz
- 2 Tassen gekochte Quinoa
- 1 Dose schwarze Bohnen (400 Gramm)

Zubereitung:

1. Paprika, Frühlingszwiebeln, Mango und Petersilie in eine Schüssel geben.
2. Essig, Öl und Salz dazugeben und vermischen.
3. Quinoa hinzugeben und umrühren.

Augenbohnen und Paprika mit Gemüsefüllung

Zutaten:

- 4 große Paprika, der Länge nach in die Hälfte geschnitten
- 2 EL natives Olivenöl extra
- 1 mittelgroße gelbe Zwiebel, fein gehackt
- 1 Tasse in Scheiben geschnittene Karotten
- 2 Jalapenos, fein geschnitten
- 4 Knoblauchzehen, fein gehackt
- 2 getrocknete Lorbeerblätter
- 1 TL getrockneter Oregano
- 1 TL getrocknetes Basilikum
- 2 TL Paprika
- 3 frische Thymiansprösslinge
- 1 Dose geschnittene Tomaten (400 Gramm)

- 2 Dosen Augenbohnen, gespült und getrocknet (je 400 Gramm)
- ¼ Tasse frische Petersilie, gehackt

Zubereitung:

1. Den Backofen auf 175 Grad Celsius erhitzen und 1 EL Öl in einer 20 x 30 cm Backform verteilen.
2. Einen großen Topf Wasser zum Kochen bringen und die Paprika hinzufügen. 5 Minuten kochen; dann abgießen und auskühlen lassen.
3. 1 EL Öl in einer großen Pfanne auf mittelgroßer Flamme erhitzen und die Zwiebel, Karotten und Jalapenos 5 Minuten anbraten. Knoblauch hinzufügen und weitere 5 Minuten anbraten.
4. Die anderen Kräuter, Gewürze sowie das Meersalz hinzufügen und eine weitere Minute anbraten.
5. Tomaten und Bohnen dazugeben, umrühren, zudecken und 10 Minuten kochen, dann Petersilie daruntermischen.
6. Lorbeerblätter und Thymiansprösslinge entfernen und wegwerfen. Löffeln Sie eine halbe Tasse der Gemüsefüllung in jede Paprikahälfte.
7. Paprikahälften in die 20 x 30 cm Kastenform legen und 25 Minuten lang backen.

Gedünstete Tomaten und Spinat

Zutaten:

- 1 kleine Zwiebel, fein gehackt
- 2 EL Traubenkernöl
- 2 TL frisch geriebener Ingwer
- 3 Knoblauchzehen, gehackt
- ½ TL Meersalz
- 2 Pflaumentomaten, entsamt und geschnitten
- 1 Bund Spinat (lose etwa 6 Tassen)
- ½ Zitrone

Zubereitung:

1. Eine große Pfanne bei mittlerer Hitze erhitzen und die Zwiebel im Öl 2 Minuten lang andünsten.
2. Ingwer, Knoblauch und Meersalz hinzufügen und weitere 30 Sekunden dünsten.
3. Tomaten hinzufügen und weitere 2 Minuten dünsten.
4. Spinat hinzufügen und kochen, bis der Spinat weich wird; mit Wasser bespritzen, damit der Spinat nicht anbrennt.
5. Mit Zitronensaft übergießen und servieren.

Blattgemüsepfanne

Zutaten:

- ½ kg dunkles Blattgemüse (wie Blattkohl, Grünkohl, Spinat, Senfblätter, Löwenzahnblätter usw.)
- 2 EL Erdnussöl
- 3 Knoblauchzehen, fein gehackt
- 1 Zentimeter großes Stück Ingwer, geschält und gerieben

Zubereitung:

1. Blattgemüse waschen und trocknen. Gemüse schneiden im Abstand von zweieinhalb Zentimetern.
2. In einer großen antihaftbeschichteten Pfanne das Erdnussöl bei mittlerer Flamme erhitzen, Gemüse, Knoblauch und Ingwer hinzufügen.
3. Einige Minuten kochen, bis die Stängel weich werden.

Grundrezept gesunde Haferflocken mit Garnierung

Zutaten:

- ¼ Tasse Wasser
- Eine Prise Meersalz (optional)
- 1 Tasse Haferflocken
- ¼ bis ½ TL Steviapulver (oder nach Geschmack)

- Garnierung (ungesüßte Mandelmilch, Beeren, Mandeln, Rosinen, Zimt)

Zubereitung:

1. Wasser in einen mittelgroßen Topf schütten, zum Kochen bringen und die Haferflocken einrühren.
2. Hitze auf mittlere Stufe zurückschalten und 5 Minuten oder mehr kochen, wenn nötig, umrühren.
3. Vom Feuer nehmen, zudecken und 4 bis 5 Minuten setzen lassen.
4. Mit Stevia bestreuen und beliebig Garnierung hinzufügen.

Grundrezept Caesar Salad

Zutaten:

- 2 Knoblauchzehen, zerdrückt
- 1 TL Meersalz
- ¼ Tasse natives Olivenöl extra
- 1 EL frischer Zitronensaft
- 1 TL Apfelessig
- 1 TL Senfmehl
- 1 TL Worcestershiresauce
- 1 TL Sardellenpaste
- 1 Kopf Römersalat, in mundgerechte Stücke zerteilt
- ½ Tasse geriebener Parmesankäse
- Weizenvollkornbröckchen (optional)

Zubereitung:

1. In einer großen Salatschüssel Knoblauch, Meersalz, Öl, Zitronensaft, Essig, Senf, Worcestershiresauce und Sardellenpaste mischen.
2. Salat hinzufügen und gleichmäßig vermengen.
3. Mit Parmesankäse bestreuen.
4. Die Weizenvollkornbröckchen hinzufügen.

Marinierte Gemüsepfanne mit braunem Reis

Zutaten:

- 3 EL natives Olivenöl extra
- ¼ Tasse Balsamico
- 1 TL Oregano, gehackt
- 1 Knoblauchzehe, fein gehackt
- ¼ TL gemahlener Koriander
- ¼ TL gemahlener Kreuzkümmel
- ¼ TL Meersalz
- ¼ TL gemahlener schwarzer Pfeffer
- 1 TL Agavensirup
- 1 große Zwiebel, in schmale Scheiben geschnitten
- 4 mittelgroße Karotten, in schmale Scheiben geschnitten
- 2 mittelgroße Zucchini, in schmale Scheiben geschnitten
- 2 mittelgroße gelbe Sommerkürbisse, in schmale Scheiben geschnitten
- 2 große rote Paprika, in kleine Stücke geschnitten
- 2 Tassen gekochter brauner Reis

Zutaten:

1. 1 EL Öl, Essig, Oregano, Knoblauch, Koriander, Kümmel, Meersalz, Pfeffer und Agavensirup in eine große Schüssel geben.
2. Alle Gemüse hinzufügen und 30 Minuten einziehen lassen.
3. Gemüse trocknen und Marinade aufbewahren.
4. In einer großen Pfanne die verbleibenden 2 EL Öl erhitzen.
5. Zwiebeln und Karotten unter ständigem Umrühren 5 bis 7 Minuten braten.
6. Zucchini und Kürbis hinzufügen und unter ständigem Umrühren 2 bis 3 Minuten braten.
7. Paprika hinzufügen und eine weitere Minute unter Umrühren braten.
8. Dem Gemüse 2 bis 3 EL der verbliebenen Marinade hinzufügen, unter Umrühren 1 bis 2 Minuten länger braten, bis Gemüse und Marinade heiß sind.
9. Auf braunem Reis servieren.

Zimtmüsli

Zutaten:

- 2 TL Zimt
- 3 Tassen Haferflocken
- ½ Tasse gehackte Walnüsse
- ½ Tasse ungesüßtes Apfelmus
- ¼ Tasse Agavensirup

Zubereitung:

1. Backofen auf 160 Grad Celsius vorheizen.
2. Zimt, Haferflocken und Walnüsse in eine Schüssel geben und vermischen.
3. Apfelmus und Agavensirup in die Schüssel mit Haferflocken gießen und gut untermischen, bis sie gleichmäßig verteilt sind.
4. Die Mischung auf einem mit Backpapier ausgelegten Backblech verteilen und 45 bis 60 Minuten backen, alle 10 bis 15 Minuten umrühren, um das Anbrennen zu verhindern.
5. Wenn sich das Müsli trocken anfühlt und eine goldbraune Farbe angenommen hat, ist es fertig. Vor dem Servieren auskühlen lassen.

Gurken- und Tomatensalat

Zutaten:

- 5 Tassen alte Tomatensorten
- 2 kleine Gurken
- 1 Avocado, geschält und entkernt
- ¼ Tasse rote Zwiebel, fein gehackt
- ¼ Tasse frisches Basilikum, gehackt
- 1 EL roter Essig
- 2 EL natives Olivenöl extra
- Meersalz und frisch geriebener schwarzer Pfeffer

Zubereitung:

1. Tomaten, Gurken und Avocado in kleine, mundgerechte Stücke zerhacken und auf einen Servierteller geben.
2. Zwiebel, Basilikum, Essig, Öl, Salz und Pfeffer nach Geschmack in einer getrennten Schüssel vermischen.
3. Über die Tomaten, Gurken und Avocado gießen und servieren.

Geschmorter Tofu

Zutaten:

- ½ kg extrafester Tofu
- ¼ Tasse Wasser
- 2 Knoblauchzehen, fein gehackt
- 3 EL frischer Zitronensaft
- 2 EL Sojasauce
- Olivenöl-Kochspray

Zubereitung:

1. Den Backofen auf Grillen stellen.
2. Tofu pressen (es ist nicht notwendig, ihn ganz auszupressen, es reicht, etwas Flüssigkeit zu entfernen).
3. Den Tofu in Dreiecke schneiden (ungefähr 16 Dreiecke).
4. Die anderen Zutaten in einer kleinen Schüssel vermengen.
5. Olivenöl auf eine Backform oder ein Backblech sprühen, Tofustücke in die Schmorsauce tauchen und auf der Form oder dem Blech platzieren.
6. Die Form in den Backofen schieben und 10 Minuten backen, bis die Tofustücke leicht angebräunt sind.
7. Die Form aus dem Ofen nehmen und einige Löffel Schmorsauce über die Tofustücke schütten, in den Ofen zurückschieben und 3 weitere Minuten backen lassen. Solange wiederholen, bis die Tofustücke goldbraun sind. Aus dem Ofen nehmen und servieren.

Frittierte Süßkartoffeln

Zutaten:

- 1 TL gehackte frische Rosmarinblätter
- 1 EL natives Olivenöl extra
- 3 mittelgroße Süßkartoffeln
- ¼ TL Meersalz

Zubereitung:

1. Den Ofen auf 220 Grad Celsius vorwärmen.
2. In einer kleinen Schüssel Rosmarin und Öl mischen und zur Seite stellen.
3. Süßkartoffeln sauber schrubben und der Länge nach in ein Zentimeter dicke Scheiben schneiden. Zwei Scheiben übereinanderlegen und in einen Zentimeter dicke Streifen schneiden.
4. Süßkartoffelstreifen in einer Schüssel mit der Rosmarinmischung vermischen, bis sie gleichmäßig von der Mischung getränkt sind.
5. Die Süßkartoffeln in einer einzigen Schicht auf einem großen, mit Backpapier ausgelegten Backblech verteilen.
6. 30 bis 35 Minuten backen, bis sie leicht braun sind, nach der Hälfte der Backzeit wenden.
7. Aus dem Ofen entfernen, mit Salz bestreuen und warm servieren.

Blattkohleintopf mit Augenbohnen

Zutaten:

- 4 Tassen salzarme Gemüsebrühe
- 8 Tassen Blattkohl, gehackt
- 1 Dose salzlose Tomaten in Würfelform (400 Gramm)
- 1 Dose gekochte Augenbohnen, gespült und getrocknet (400 Gramm)
- Geriebener schwarzer Pfeffer, nach Geschmack

Zubereitung:

1. In einem großen Kochtopf 2 Tassen Wasser mit hoher Hitze zum Kochen bringen.
2. Blattkohl hinzufügen, bedecken und 15 Minuten köcheln lassen.
3. Tomaten hinzufügen und wieder zum Köcheln bringen.
4. Bedecken und köcheln lassen, bis die Tomaten weich sind.
5. Die Augenbohnen einrühren und ungefähr 2 Minuten kochen, bis die Bohnen gut warm sind.
6. Mit Pfeffer würzen und sofort servieren.

Glossar

Kalorie

Kalorien sind Energieeinheiten, die dem Körper Treibstoffe geben, genauso wie Benzin Autos Treibstoff gibt. Wir erhalten den Treibstoff durch die Nahrung, die wir zu uns nehmen. Wenn wir essen, zerlegt der Körper die Nahrung und verwandelt sie in Energie. Eine wissenschaftlichere Definition besagt, dass eine Kalorie die Energiemenge ist, die notwendig ist, um die Temperatur von einem Gramm Wasser unter Labortestbedingungen um ein Grad Celsius zu heben.

Kohlenhydrate

Kohlenhydrate, vor allem in natürlicher Form, enthalten den Großteil der Nährstoffe, die Sie gesund halten, Ihnen Energie verleihen und den Stoffwechsel anregen. Sie sind etwa in Obst, Gemüse, Vollkornprodukten, Bohnen, Nüssen und Kernen enthalten.

Es gibt zwei Haupttypen von Kohlenhydraten:

- Komplexe Kohlenhydrate sind in Gemüse, Nüssen, Obst, Kernen und Getreide zu finden, enthalten Stärke und Ballaststoffe. Der Körper benötigt mehr Zeit, um sie zu zerlegen, als bei einfachen Kohlenhydraten, was dem Körper hilft, einen stabilen Blutzuckerspiegel zu halten.

- Raffinierte Kohlenhydrate (auch als einfache Kohlenhydrate oder Zucker bekannt) sind Obst, Gemüse und Getreide, deren natürliche Form durch Verarbeitung verändert wurde, wie etwa gebleichtes Weißmehl. Die meisten Vitamine und Mineralien wurden aus den raffinierten Kohlenhydraten bei der Verarbeitung entfernt.

Ballaststoffe

Eine Verbindung, die in pflanzlichen Lebensmitteln zu finden ist. Ballaststoff ist der nicht verdauliche Bestandteil von Obst, Gemüse und Getreide. Es gibt zwei Arten von Ballaststoffen:

- Wasserlösliche Ballaststoffe lösen sich und zerfallen in Wasser, wobei sie ein dickes Gel bilden. Lösliche Ballaststoffe enthalten unter anderem Apfel, Orange, Pfirsich, Nuss, Gerste, Rübe, Karotte, Preiselbeere, Linse, Hafer, Kleie und Erbse. Wasserlösliche Ballaststoffe verlangsamen die Verarbeitung von Nahrung nach der Mahlzeit und helfen dadurch, den Blutzucker- und Insulinspiegel zu regulieren, was die Fettspeicherung im Körper reduziert. Sie entfernen auch unerwünschte Toxine, senken das Cholesterin und reduzieren das Risiko von Herzkrankheiten und Gallensteinen.
- Wasserunlösliche Ballaststoffe lösen sich nicht in Wasser auf und werden nicht durch das Verdauungssystem zerlegt. Unlösliche Ballaststoffe passieren den Magen- und Darmtrakt beinahe unversehrt. Unlösliche Ballaststoffe enthalten Blattgemüse, Kerne und Nüsse, Obstschalen, Kartoffelschalen, Gemüseschalen, Weizenkleie und Vollkorngetreide. Unauflösliche Ballaststoffe erleichtern nicht nur das Abnehmen und helfen bei Verstopfung, sie assistieren auch bei der Entfernung von krebserregenden Substanzen von der Dickdarmwand. Sie verhindern Gallensteine durch die Bindung mit Gallensäure und den Abtransport von Cholesterin, bevor sich Steine bilden können. Deshalb sind wasserunlösliche Ballaststoffe vor allem für Menschen mit Diabetes und Dickdarmkrebs gut.

Grüner Drink

Eine Bezeichnung für einen Drink, der sich vor allem aus grünem Blattgemüse zusammensetzt. Ein grüner Drink ist reich an Ballaststoffen und an Vitaminen, aber dennoch kalorienarm. Grüne Drinks helfen bei der Entgiftung und Reinigung unseres Systems, beim Abnehmen; sie verleihen Energie und machen den Körper basischer. Wenn Sie sie trinken, gelangen die Nährstoffe sehr schnell zu den Zellen und geben dem Körper Schwung.

Proteine

Proteine werden für den Aufbau, die Funktion und die Regulierung der Körperzellen, Gewebe und Organe benötigt. Proteine sind aus Aminosäuren aufgebaut, die unersetzliche Aufgaben haben und wesentliche Bestandteile für Muskeln, Haut, Knochen und den Körper insgesamt liefern. Proteinquellen sind Bohnen, Eier, Nüsse, Samen, mageres Geflügel, Rind, Fisch und Meeresfrüchte. Der Konsum von ausreichend Proteinen trägt zur Bewahrung der Muskelmasse bei, je mehr magere Muskeln Sie haben, desto mehr Kalorien verbrennen Sie, auch im Ruhezustand. Das Essen von Proteinen gleicht den Blutzuckerspiegel aus, sodass Sie keine Energiespitzen während des Tages haben.

Zucker

Auch als raffinierter Zucker bekannt, durchläuft Zucker einen »Raffinierungs«-Prozess, um Saccharose (Zucker) aus Pflanzenmaterial zu gewinnen. Raffinierter Zucker wird nach der Einnahme schnell absorbiert und trägt zu einer Reihe Krankheiten und Gesundheitsrisiken bei. Obwohl weithin angenommen wird, dass es sich beim raffinierten Zucker um den klassischen Tafelzucker handelt, gibt es tatsächlich eine Reihe verschiedener Typen von raffiniertem Zucker wie den Maissirup, der einen hohen Fructoseanteil aufweist, Dextrose (Maiszucker), Maltose (Malzzucker), Laktose (Milchzucker), Maissüße, Rohrzucker, braunen Zucker, Staubzucker und Melasse.

Toxine

Jede Substanz, die den Körper oder Geist stört und schädliche Folgen für sie hat, wird Toxin genannt. Sie sind überall, und ohne unser Wissen nehmen wir sie täglich in unseren Körper auf. Es gibt zwei Typen Toxine: Umwelttoxine und endogene Toxine.

- Umwelttoxine sind außerhalb des Körpers/Geistes und in Schadstoffen, Smog, Medizin, Hormonen/Antibabypillen, Haushaltsreinigern, Lebensmittelzusatzstoffen und Pestiziden enthalten.
- Endogene Toxine sind innerhalb des Körpers/Geistes bei: bakteriellen/Hefe-/Pilzwucherungen, Infektionen durch Parasiten, chronischer Sorge und Angst, Lebensmittelallergien, Zahn- und anderen medizinischen Implantaten, künstlichen Gelenken oder Quecksilberzahnfüllungen.

Bibliografie

Peter Bach: Postmenopausal Hormone Therapy and Breast Cancer. In: JAMA 304/15 (2002), S. 1719–1720.

Paula F. Baillie-Hamilton: Chemical Toxins: A Hypothesis to Explain the Global Obesity Epidemic. In: The Journal of Alternative and Complementary Medicine 8/2 (2002).

Denise E. Bonds, Daniel J. Zaccaro, Andrew J. Karter, Joe V. Selby, Mohammed Saad, David C. Goff: Ethnic and Racial Differences in Diabetes Care: The Insulin Resistance Atherosclerosis Study. Wake Forest University School of Medicine, Medical Center Boulevard, Winston-Salem 2009.

Barry Braun: Low Intensity Ambulation. In: American College of Sports Newsletter, Februar 2010.

Stanley Burroughs: The Master Cleanser: With Special Needs and Problems. Reno, NV, Burroughs Books 1976.

Timothy S. Church, Conrad P. Earnest, James S. Skinner, Steven Blair: Effects of Different Doses of Physical Activity on Cardiorespiratory Fitness Among Sedentary, Overweight or Obese Postmenopausal Women with Elevated Blood Pressure. In: JAMA 297/19 (2007), S. 2081–2091.

John Cloud: Why Exercise Won't Make You Thin. In: Time. August 2009.

Peter Glickman, Carlos Garcia: Lose Weight, Have More Energy and Be Happier in 10 Days: Take Charge of Your Health with the Master Cleanse. Clearwater, FL, Peter Glickman 2011.

James O. Hill u. a.: Obesity and the Environment: Where Do We Go from Here? In: Science 299/5608 (2003), S. 853–855.

Patrick Holford, Fiona McDonald Joyce: The 9-Day Liver Detox Diet: The Definitive Diet that Delivers Results. New York, Crown Publishing Group 2010.

P. Imbeault: Weight-Loss induced in plasma pollutant is associated with reduced skeletal muscle oxidative capacity. In: American Journal of Physiology-Endocrinology and Metabolism 282/3 (2002), E754–779.

Peter T. Katzmarzyk: Black women can carry more weight than white women and still be considered healthy. In: Reuters Health, 2011.

Alex Kendrick, Stephen Kendrick: 40 Tage Liebe wagen: Eine Anleitung, wie Du Deine Partnerschaft positiv verändern kannst. LUQS Verlag 2009.

Pauline Koh-Banerjee: Whole grains and less weight gain. In: American Journal of Clinical Nutrition, 80 (2004), S. 1237–1245.

Jennifer Kuk, Peter T. Katzmarzyk, Milton Z. Nichaman, Timothy S. Church, Steven N. Blair, Robert Ross: Visceral Fat Is an Independent Predictor of All-cause Mortality in Men. In: Obesity (2006).

Dr. John Lee, Virginia Hopkins: Dr. John Lee's Hormone Balance Made Simple: The Essential How-to Guide to Symptoms, Dosage, Timing, and More. New York, Grand Central Life & Style 2006.

M. Lenoire, F. Serre, L. Cantin, S. H. Ahmed: Intense sweetness surpasses cocaine reward. In: PloS ONE 2 (2007), e698.

C. Ogden, C. Fryar, M. Carroll, K. Flegal: Mean body weight, and body mass index in the United States, 1960–2002: Advanced Data from Vital and Health Statistics. National Center for Health Statistics 2004.

C. Pelletier, E. Douet, P. Imbeault, A. Tremblay: Associations between weight-loss induced changes in plasma organochlorine concentrations, serum t3 concentration, and resting metabolic rate. In: Toxicological Sciences (2002).

Monit J. Pestic: Environmental Protection Agency National Human Adipose Tissue Survey. In: National Human Adipose Tissue Survey Specimens Vol. III, September 6/2 (1986), S. 84–88.

Michael B. Platt: Die Hormonrevolution: Spektakuläre Behandlungserfolge mit bioidentischen Hormonen bei: Schilddrüsenstörungen, Osteoporose, Migräne, ADHS, Gewichtsproblemen, PMS, Diabetes, Müdigkeitssyndrom, Fibromyalgie, Sexuellen Störungen, Wechseljahresbeschwerden u.v.a.m., Kirchzarten bei Freiburg, VAK Verlags GmbH 2009.

Mahbubur Rahman, Abbey Berenson: Accuracy of current body mass index obesity classification for white, black and Hispanic reproductive-age women. In: Obstetrics Gynecology 115/5 (2010), S. 982–988.

Jo Robinson: Why Grassfed is Best! The Surprising Benefits of Grassfed Meats, Eggs, and Diary Products WA, Vashon Island Press 2000.

Suzanne Somers: Ageless: The Naked Truth About Bioidentical Hormones. New York, Crown Publishing Group 2006.

Suzanne Somers, Robert A. Greene: The Sexy Years: Discover the Hormone Connection: The Secret to Fabulous Sex, Great Health, and Vitality for Women and Men. New York, Crown Publishing 2005.

R. J. Wurtman, J. Wurtman: Brand serotonin, carbohydrates, obesity, and depression. In: Obesity Research 3, Suppl 4 (November 1995), S. 477–480.

Danksagungen

Mama, Papa, ich danke euch dafür, dass ihr mir alle Chancen eröffnet habt, um im Leben Erfolg zu haben. Ihr habt mir mit eurer Weisheit, Stärke, eurem Zuspruch geholfen, und ihr habt mir Gott nahegebracht, als ich klein war. Mama, du bist mir täglich ein leuchtendes Vorbild für eine schöne, majestätische Erscheinung. Bleib wie du bist!

Papa, mein bester Freund, ich liebe dich so sehr. Kein anderer Mann hat mich jemals so geliebt wie du. Wenn es eine große Liebe im Leben gibt, dann bist du es!

An meine Brüder, Jay und Johnny, und an meinen Cousin, Troy: Ich danke euch, dass ihr mich immer beschützt habt im Leben. Jay, ich bin dir besonders dankbar dafür, dass du mich bei allen meinen Plänen ermutigt hast; du hast mich immer unterstützt, niemals verurteilt. Und ich hatte wirklich ziemlich verrückte Ideen!

An meine Onkel Thomas, Edward und Spencer – ihr habt mir gezeigt, was es bedeutet, für seine Familie zu sorgen.

An meine Tanten Elsie, Aggie, Sandy, Maggie, Connie, Theresa und Judy – ihr habt mir gezeigt, wie man einen Mann liebt und für ihn sorgt. Meine Tanten und Onkel liebten mich ab dem Tag, an dem ich geboren wurde.

Ich denke an meine Cousinen, die wie Geschwister für mich waren – Karen, Tina, Vickie, Darlene, Tiffany, Lashanda, Rhonda, Cheryl und Cassandra. Ich teile einige meiner schönsten Erinnerungen mit euch. Dank auch an meine anderen Cousins und Cousinen, vor allem an zwei, Kenny und Kathy, die mich mein ganzes Leben lang liebten, stützten und ermutigten.

Dank an meine »Kollegen«, die jeden Tag in der Arbeit zur Freude machen: Eric B., Mike C., Russ B., Jesse K. und Bruce T. Ich danke euch für eure Freundschaft. Ihr unterhaltet mich und achtet auf mich buchstäblich an jedem einzelnen Tag. Ihr seid wirklich wie eine zweite Familie für mich.

An meine beste Freundin Bridget. Du hast mir die Lebensreise die ganzen Jahre über lustig und freudvoll gestaltet. Alles in meinem Leben wurde von dir beeinflusst und durch dich besser.

An meine ganze Familie von »Intact« – ich habe Glück, dass ich die Chance hatte, mit einigen der cleversten Menschen zusammenzuarbeiten, die ich kenne – Todd, Jesse, Derek, Sherrie, Brandon und alle anderen Mitgliedern des Intact-Teams.

Danke an meine jugendliche, talentierte Lektorin, Carrie Cantor, die immer einen Schritt voraus war und meine Erwartungen übertraf. Meine Wertschätzung geht auch an die talentierte Buchumschlag- und Seitendesignerin Irene Archer. An Roy Cox, meinen unglaublichen Fotografen, der nicht einfach Fotos machte, sondern mir das Gefühl gab, ein Supermodel zu sein. Danke dafür, dass du die Fotoaufnahmen zu einem denkwürdigen Ereignis gemacht hast.

An die Frauen, die ich niemals persönlich traf, die mich aber Tag für Tag inspirieren – Oprah Winfrey, Michelle Obama und Hillary Clinton.

Und zu guter Letzt danke ich Dir, mein Herr und Retter Jesus Christus, für das reiche Leben, das Du mir zugeteilt hast!

Über die Autorin

JJ Smith ist Ernährungsberaterin und diplomierter Gewichtscoach, passionierte Beziehungs- und Lebensberaterin sowie inspirierte Rednerin. Sie hatte Auftritte in *The Steve Harvey Show, The View, The Jamie Foxx Show* und bei NBC, FOX, CBS sowie bei den TV-Stationen des CW Network und in den Zeitschriften *Glamour, Essence, Heart and Soul* und *Ladies' Home Journal*. Seit sie ihre Gesundheit zurückeroberte, abnahm und in den Vierzigern eine »zweite Jugend« durchmachte, wurde Bestsellerautorin JJ Smith die Stimme und Inspiration für all jene, die Gewicht verlieren, gesund und auch wieder sexy sein wollen! Wenn Sie mehr erfahren wollen, sehen Sie auf www.jjsmithonline.com nach.

JJ Smith hat ihr Leben dem gesunden Essen und Leben gewidmet. JJs Leidenschaft ist es, mit Ihnen die natürlichen Heilmittel zu teilen, die die Gesundheit wiederherstellen und Sie besser aussehen und sich besser fühlen lassen. JJ studierte viele philosophische Werke der Naturheilkunde und lernte von einigen der größten Lehrer der Gegenwart. Nach der Aneignung und Anwendung des Wissens über das Heilen des Körpers und den Gewichtsverlust machte sie auch ein paar Diplome – eines als zertifizierte Ernährungsberaterin und eines als zertifizierter Gewichtscoach. JJ erhielt ihre Zertifizierung als Ernährungsberaterin vom International Institute of Holistic Healing. Ihre Zertifizierung als Gewichtscoach erhielt sie von der National Exercise and Sports Trainers Association (NESTA). Darüber hinaus ist sie Mitglied der American Nutrition Association (ANA).

JJ ist auch Autorin des Bestsellers *Why I Love Men: The Joys of Dating*. In ihm finden sich unwiderstehliche und witzige Geschichten, die sie im Verlauf von fünfzehn Jahren – inklusive dreier Heiratsangebote – erlebte. Sie wendet sich von Schwester an Schwester, von Frau zu Frau, und teilt die Freuden und Leiden von Rendezvous und die Lektionen, die sie daraus lernte. Sie gibt auch jede Menge Tipps, wie Frauen ihre Beziehungen mit Männern verbessern können und mehr Spaß beim Ausgehen haben können. *Why I Love Men* ist letztlich ein Tribut an die Männer und erzählt, wie diese ihr Leben formten und ihr halfen, sich als Frau zu entwickeln und zu reifen.

JJ hält einen Bachelor of Arts in Mathematik von der Hampton University in Virginia. Im Anschluss daran schloss sie das Wharton Business School Executive Management Certificate Program ab. Derzeit ist sie stellvertretende Vorsitzende und Teilhaberin einer IT Consulting-Firma, Intact Technology, Inc., in Greenbelt, Maryland. JJ war die jüngste Afroamerikanerin, die in einem Unternehmen, das in der Fortune-Global-500-Liste geführt wurde, stellvertretende Vorsitzende wurde. Zu ihren Hobbys zählen Lesen, Schreiben und als DJ zu agieren.